AF300173

BIBLIOTHÈQUE
DE PHILOSOPHIE CONTEMPORAINE

LE PROBLÈME

DE

LA MÉMOIRE

ESSAI DE PSYCHO-MÉCANIQUE

PAR LE

Dʳ PAUL SOLLIER

PARIS

ANCIENNE LIBRAIRIE GERMER BAILLIÈRE ET Cⁱᵉ

FÉLIX ALCAN, ÉDITEUR

108, BOULEVARD SAINT-GERMAIN, 108

LE PROBLÈME

DE

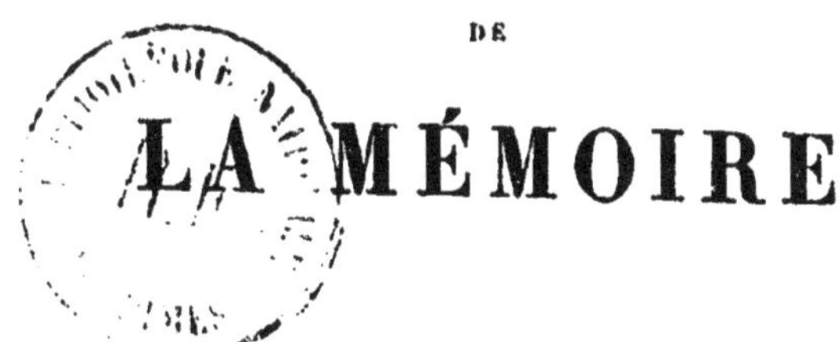 LA MÉMOIRE

DU MÊME AUTEUR

Le sens musculaire, in *Arch. de Neurolog'e*, 1887. — *Traduit en Italien*, in *Giornale de Neuropatologia*. Naples, 1887.

Du rôle de l'hérédité dans l'alcoolisme, 1 vol. de 210 pages, DELAHAYE et LECROSNIER, Paris, 1888. — Couronné par la Société médico-psychologique. — *Traduit en anglais*, in *Wood's medical and surgical monographs*. New-York, 1890.

Cours d'hygiène (*Manuel pratique de la garde-malade et de l'infirmière*), 1 vol. de 164 pages, au *Progrès médical*. Paris, 1888, 4° édition.

Psychologie de l'idiot et de l'imbécile, 1 vol. in-8° de 276 pages, avec 12 planches hors texte, in *Bibliothèque de philosophie contemporaine*. F. ALCAN, Paris, 1891. — *Traduit en allemand* par P. BRIE, avec une préface du professeur PELMAN. Hambourg, 1891. — *Traduit en polonais*, par GOLDBAUM. Varsovie, 1893. — *Épuisé*.

Les troubles de la mémoire, 1 vol. in-12° de 262 pages, avec 36 figures, *Bibliothèque médicale Charcot-Debove*. — RUEFF, Paris, 1892. — 2° *édition*, 1900.

Guide pratique des maladies mentales (Séméiologie, pronostic, indications), 1 vol. de 511 pages. G. MASSON, Paris, 1893.

Idiocy, in *Twentieth century practice of medicine*. WOOD et C¹ᵉ, New-York, 1897.

Traitement de l'idiotie, in *Traité de Thérapeutique* de A. Robin. RUEFF, Paris, 1897.

Genèse et nature de l'hystérie (Recherches cliniques et expérimentales de psycho-physiologie); 2 vol. in-8° de 526 et 333 pages. F. ALCAN, Paris, 1897.   20 fr.

Etudes sur la morphinomanie et son traitement. — 1894-1899. — *Traduites en russe*, 1899.

LE PROBLÈME

DE

LA MÉMOIRE

ESSAI DE PSYCHO-MÉCANIQUE

(Leçons faites à l'Université Nouvelle de Bruxelles, 1898-99)

PAR LE

Dr PAUL SOLLIER

PARIS

ANCIENNE LIBRAIRIE GERMER BAILLIÈRE ET Cie

FÉLIX ALCAN, ÉDITEUR

108, BOULEVARD SAINT-GERMAIN, 108

1900

PROBLÈME DE LA MÉMOIRE

PRÉAMBULE

La mémoire est un des problèmes les plus importants et les plus captivants de la psychologie. Elle est comme la clef de voûte de l'édifice intellectuel. Considérée autrefois comme une faculté spéciale et autonome de ce qu'on appelait l'âme, elle est devenue aujourd'hui une propriété de la matière vivante : du domaine purement psychique elle est passée dans celui de la physiologie. Je crois qu'on peut aller plus loin et qu'elle nous permet de ramener les phénomènes psychiques aux lois de la physique générale en les considérant comme une forme spéciale d'énergie. M. Ribot, dans ce petit chef-d'œuvre de concision et de clarté qu'est son livre sur les *Maladies de la Mémoire*, ne semble-t-il pas avoir ouvert la voie dans cette direction, en insistant si justement sur l'importance, négligée jusqu'à lui, des associations *dynamiques* dans le mécanisme de la mémoire ?

Loin de moi la prétention d'avoir formulé une théorie mécanique de la mémoire, ce qui équivaudrait presque à une théorie générale de l'esprit. Je me suis borné dans ce simple essai de psycho-mécanique à montrer les analogies qui peuvent s'établir entre les divers phénomènes constituant un acte mnésique et certains autres d'ordre purement physique et produits par de simples transformations de forces.

Ce volume représente, sous une forme un peu différente et avec certaines amplifications, des leçons faites pendant le semestre d'hiver 1898-99 à l'Institut des Hautes-Études de l'Université Nouvelle de Bruxelles. Je saisis avec une vive satisfaction cette occasion d'adresser aux vaillants initiateurs de cette œuvre de haute indépendance intellectuelle l'expression de ma plus sincère sympathie, et tout particulièrement à MM. De Greef et Paul Janson.

PAUL SOLLIER

CHAPITRE PREMIER

IDÉES ACTUELLES SUR LE MÉCANISME DE LA MÉMOIRE

Chercher à résoudre un problème psychologique, c'est ins-
truire un véritable procès où l'accusé est l'esprit et le délit un
phénomène psychique dûment constaté. Pour établir dans
quelles conditions l'esprit a produit ce phénomène, il faut
recourir à l'examen d'autres faits capables de l'expliquer, lesquels doivent être établis et contrôlés, et à des témoignages
d'ordres divers — anatomiques, physiologiques, pathologiques, psychologiques — qu'il faut aussi vérifier et confron-
ter entre eux.

C'est l'instruction d'un semblable procès que je vais essayer
d'entreprendre pour la mémoire. La mémoire est un fait psychologique indéniable. La conservation des impressions est
admise comme expliquant seule la possibilité de leur reproduction ultérieure, et enfin la reconnaissance de ces impressions reproduites comme appartenant au passé est un des
caractères mêmes de la mémoire. Tant qu'il s'agit de constater ces faits, de décomposer le phénomène de mémoire en ces
éléments, tout le monde est d'accord. Mais dès qu'il s'agit de
savoir où et comment se fait cette conservation, par quel mécanisme cette reproduction est possible, et à quoi tient son
corollaire, la reconnaissance, les difficultés surgissent, les
hypothèses s'accumulent, et l'on s'aperçoit que ce phénomène,

si simple en apparence, est en réalité d'une complexité telle,
que résoudre cette question c'est presque résoudre le problème
de l'esprit lui-même. Comme l'a dit avec une grande justesse
Ch. Richet, « de toutes les fonctions psychiques, la mémoire
est la plus importante. Sans mémoire il n'y a rien dans l'intelligence, ni imagination, ni jugement, ni langage, ni conscience. On peut dire de la mémoire que c'est la clef de voûte de
l'édifice intellectuel [1] ».

Je n'ai donc pas la prétention d'arriver à la solution d'un
si vaste problème. Mais nous vivons actuellement sur un certain nombre d'idées, admises d'une façon tellement courante,
que personne ne songe à se demander si elles sont toujours
bien d'accord avec les nouvelles données de l'anatomie normale et pathologique du cerveau, et toute une série de faits
nouveaux mis en évidence par la psycho-pathologie.

C'est d'ailleurs à l'aide des données de cette dernière qu'on
a le plus étudié le mécanisme de la mémoire. Il est remarquable, en effet, que l'espace consacré à la mémoire dans la
plupart des traités de psychologie est extrêmement restreint.
On ne trouve même pas une ligne dans le *Dictionnaire de philosophie* de Franck, qui renvoie aux articles : association des
idées, attention, etc. Spencer ne lui consacre que onze pages,
Maudsley une dizaine, pleines de remarques ingénieuses
d'ailleurs, Wundt une quinzaine, dont le plus grand nombre
sont employées à la détermination de la durée des reproduc-
tions et à la découverte de la vitesse des images de souvenir.

Quant aux auteurs plus récents tels qu'Ebbinghaus, Binet,
Wolf (mémoire des sons), Beaunier (mémoires des sensations
musculaires), Bourdon (influence de l'âge sur la mémoire immédiate), Bigham, Kirpatrick, Smith (recherches sur la réten-

---

[1] *Les origines et les modalités de la mémoire.* Rev. Phil., 1886, I, p. 861.

tivité), W. Lewy (mémoire des longueurs, des sensations tactiles), Bernardini, Ferrari (mémoire musicale), G. Müller,
G. Schumann, etc., etc., leurs travaux portent presque exclusivement sur les conditions qui influencent les qualités de la
mémoire et surtout la rétentivité. Mais ils laissent presque
complètement dans l'ombre la question du mécanisme et de
la nature de la mémoire. C'est précisément ce que j'ai l'intention d'étudier ici.

Rappelons brièvement d'abord les principales théories
actuelles de la mémoire. L'école d'Herbart admet que les perceptions persistent dans l'esprit et ne disparaissent qu'en
apparence. La reproduction n'est que le retour des perceptions de l'état obscur à l'état conscient. Pour expliquer cette
persistance, Luys [1], admet une sorte de phosphorescence organique des éléments nerveux. « Eux aussi, dit-il, sont capables
de vibrer et d'emmagasiner des impressions extérieures, de
persister pendant un certain temps, comme dans une sorte
de catalepsie passagère, dans l'état vibratoire où ils ont été
incidemment placés, et de faire revivre à distance les impressions premières. » Cette phosphorescence se réduit en somme
à la persistance des impressions de l'école d'Herbart.

Bain admet aussi cette persistance, qu'il appelle *retentive-
ness*, des impressions dans le cerveau. De plus, il les localise
dans le même point où elles ont été produites par les excitations extérieures. Les centres de perception sont donc en
même temps les centres de conservation des images, les
centres de mémoire.

Ch. Richet paraît admettre que la conservation de l'image
tient à une irritation indéfiniment persistante dans la cellule

____

[1] *Les fonctions du cerveau*, p. 106.

corticale. La cellule cérébrale différerait en cela des autres. Tandis que la cellule musculaire, par exemple, après s'être contractée sous l'influence d'une excitation, revient exactement à son état primitif, la cellule cérébrale, au contraire, excitée ne fût-ce qu'une fois, garde pendant toute la vie l'irritation produite par le stimulant.

D'autres psychologues expliquent la mémoire non plus par la persistance de l'excitation première, plus ou moins affaiblie bien entendu, mais par la persistance de modifications laissées par cette excitation dans la cellule cérébrale. Ils désignent ces modifications sous le nom de *traces* ou *résidus*. Ce qui persiste donc pour eux, ce n'est pas la *vibration* moléculaire produite par un stimulant dans la cellule cérébrale, c'est l'état moléculaire déterminé par cette vibration passagère. Cette théorie est celle de Maudsley [1], Delbœuf [2], Ribot [3] en particulier. « Quand on parle d'idées emmagasinées dans la mémoire, dit Maudsley, on parle naturellement au figuré ; en réalité il n'y a point de dépôt où les idées attendent qu'on aille les chercher ; lorsqu'une idée, que nous avons eue précédemment, devient de nouveau active, c'est simplement que le même courant nerveux se reproduit, plus la conscience que ce n'est qu'une reproduction : c'est la *même* idée, plus la conscience qu'elle *est* la même. Quelle est la condition de cette conscience ? » Le problème est remarquablement posé. C'est bien en effet cette reconnaissance qui est la caractéristique psychologique de la mémoire. Et Maudsley répond qu'on peut supposer que la première production de l'idée a laissé après son passage une modification de l'élément nerveux grâce à laquelle celui-ci demeure prédisposé à repro-

(1) *Physiologie de l'Esprit.*
(2) *Théorie générale de la Sensibilité.*
(3) *Maladies de la Mémoire.* (Paris, F. Alcan.)

duire la même activité ; et que cette disposition apparaît dans la conscience comme une recognition ou comme mémoire. La seconde activité est une reproduction de la première, plus ce qu'elle contient des effets restés après la première. « La condition physiologique de la mémoire est donc le processus organique, au moyen duquel les expériences s'enregistrent dans les centres nerveux, et se *rappeler* veut dire *ressusciter* les expériences dans les centres supérieurs dont l'activité est accompagnée de conscience. »

Hering[1] croit aussi à la persistance d'une modification matérielle du système nerveux. « Même, dit-il, quand la sensation et la perception sont éteintes depuis longtemps, il reste cependant dans notre système nerveux une trace matérielle, une modification de la disposition moléculaire et atomique, par laquelle la substance nerveuse est rendue capable de reproduire les processus physiques et par là même les processus psychiques qui constituent la sensation et la perception. »

Delbœuf dit aussi : « Une première impression laisse une empreinte qui va en s'effaçant, mais ne disparaît jamais. C'est là une remarque de la plus haute importance et que les faits viennent confirmer. » Ce qui prédispose la cellule cérébrale à fonctionner de nouveau de la même manière qu'antérieurement, c'est une modification dans l'équilibre des molécules. « Le résidu de l'action extérieure, dit-il, consiste simplement en un nouvel arrangement imposé aux molécules. »

Van Biervliet a repris cette thèse[2]. « Toute image cérébrale est un mouvement d'une allure particulière modifiant momentanément certaines cellules de l'écorce cérébrale. Chaque image

(1) *Ueber das Gedächtniss.* p. 8.
(2) *La mémoire*, p. 19.

simple, c'est-à-dire chacune des composantes du mouvement complexe qui constitue l'image composée, déforme pendant un temps plus ou moins long la structure moléculaire naturelle des cellules affectées. Les molécules vibrent dans un sens donné et gardent, après le passage du mouvement, une orientation déterminée, produisant une déformation constante de la cellule, qui rendra plus aisée la répétition de la déformation considérable qui constitue l'image. Si la répétition de la modification est fréquente, la déformation résidu ira en s'accentuant, si bien que la moindre impulsion réflexe suffira à reproduire le mouvement habituel. Parfois, grâce à des conditions exceptionnellement favorables, la première modification aura été tellement profonde, que tout choc quelconque retentissant sur la cellule suffira pour reproduire l'image première. » C'est la théorie de la *trace-disposition*, basée sur ce fait que « la trace du passage de tout mouvement déformant, dans un corps solide, constitue une *trace-disposition* ».

M. Ribot admet aussi cette trace, ce résidu. « Il est impossible, dit-il, de dire en quoi consiste cette modification. Ni le microscope, ni les réactifs, ni l'histologie, ni l'histochimie ne peuvent nous l'apprendre ; mais les faits et le raisonnement nous démontrent qu'elle a lieu. » Mais à côté de l'existence, non contestable pour lui, de ces résidus, de ces modifications permanentes des cellules cérébrales, il met en relief pour la première fois, comme condition de la mémoire, l'établissement d'associations stables entre divers groupes d'éléments nerveux. « La mémoire organique ne suppose pas seulement une modification des éléments nerveux, mais la formation entre eux d'associations déterminées pour chaque événement particulier, l'établissement de certaines associations dynamiques qui, par la répétition, deviennent aussi stables que les connexions anatomiques primitives. A nos yeux, ce qui importe comme base de la mémoire, ce n'est pas seulement la modification imprimée à chaque élément, mais la manière dont plusieurs éléments se groupent pour former un complexus. » Toute la théorie de la mémoire se trouve condensée en ces quelques lignes de la façon la plus nette. Par la mise en évidence de cette seconde condition de la mémoire, M. Ribot se rapproche de Wundt et de Sergi qui représentent une troisième théorie de la mémoire, mais qui, à la vérité, pourrait se confondre avec la précédente.

Wundt [1], en effet, rejette la théorie de l'école d'Herbart, et celle qui admet des résidus et des traces. Il admet : 1° un organe général d'aperception occupant le lobe frontal, et 2° des centres particuliers qui, incapables d'emmagasiner des images, conservent cependant des dispositions à les reproduire. Cette disposition à la représentation se réduit à une tendance fonctionnelle des éléments nerveux centraux qui ont déjà subi une modification par l'exercice et à une appropriation à la fonction psychique. Tout en rejetant la théorie des résidus on voit qu'implicitement il l'admet puisque c'est la modification des éléments nerveux qui amène la tendance fonctionnelle.

Sergi [2] rejette les théories précédentes et toutes celles qui admettent la persistance des impressions. Il admet bien la persistance de l'excitation dans les éléments nerveux, mais d'une façon assez courte, car si elle était plus longue elle épuiserait les éléments nerveux. Il admet que les excitations externes ne sont pas aptes d'abord à donner une sensation définie ; il faut qu'elles se répètent et que les éléments sen-

(1) *Psychologie physiologique*, II. (Paris, F. Alcan.)
(2) *Ibid.*, p. 258 et suiv.

sibles des centres et de la périphérie *s'adaptent* aux excitations mêmes. Il se produit ensuite une localisation cérébrale
et une localisation périphérique. En d'autres termes, un élément nerveux, indifférent tout d'abord à une fonction psychique, finit, quand l'excitation s'est répétée, et qu'il s'est
adapté à ce mode spécial d'excitation, par se spécialiser
dans sa fonction. De là dérive la localisation cérébrale. Sergi
admet qu'il y a association des perceptions et associations des
voies habituelles de manifestation. Avec Bain [1] il croit que le
sentiment renouvelé occupe la même place et de la même
façon que le sentiment original et nulle autre partie ni d'aucune autre manière. Mais au lieu de penser comme lui que
c'est dû à la persistance d'une excitation primitive, il croit
au contraire que cela a lieu par le fait d'une nouvelle excitation, mais interne, centrale, et non plus externe.

« Ce processus spécial à la reproduction, dit-il, qui au
moyen d'une perception provoquée directement rappelle un
groupe de perceptions associées, je le nomme *induction*, et la
loi : *loi de l'induction de la perception*, qui repose sur : 1° voies
habituelles de manifestations psychiques ; 2° par suite, localisation de l'élément fonctionnant ; 3° association des éléments
fonctionnels, correspondant à l'association des perceptions ;
4° provocation périphérique ou centrale d'une des perceptions du groupe associé ou excitation d'un élément fonctionnel du groupe associé. » « Les voies habituelles une *fois*
formées ne peuvent être déplacées sous peine de les détruire.
Les mouvements dérivés de sensations ou de perceptions
reproduites doivent aussi suivre le même ordre qu'avec les
perceptions primitives. » « Dans la reproduction (qui comprend la mémoire, la réminiscence et le rêve, et aussi,

[1] *Les Sens et l'Intelligence*, p. 275-301. (Paris, F. Alcan.)

d'après lui, l'hallucination, l'illusion et le somnambulisme, *l'excitation* est, de règle, plus faible que dans le phénomène primitif ; aussi ces états originairement faibles, ne peuvent être rappelés par des excitations encore plus faibles. » Il remarque aussi que la perception induite n'a pas le cours de la perception originelle, mais un cours en retour analogue.

Si j'insiste autant sur la théorie de Sergi c'est qu'elle me semble condenser tout ce que l'on admet le plus couramment aujourd'hui en ce qui concerne la mémoire.

Je dois dire cependant quelques mots de la théorie spiritualiste que M. Bergson [1] a essayé de ressusciter récemment en s'appuyant en apparence sur la physiologie et la pathologie du système nerveux. Dans la théorie physiologique, celle qui réunit aujourd'hui la majorité des psychologues, la mémoire n'est qu'une fonction du cerveau et il n'y a qu'une différence d'intensité entre la perception et le souvenir. A cette théorie, M. Bergson oppose celle-ci : la mémoire est autre chose qu'une fonction du cerveau et il n'y a pas une différence de degré, mais de nature entre la perception et le souvenir. « Tous les arguments de fait qu'on peut invoquer, dit-il, en faveur d'une accumulation probable des souvenirs dans la substance corticale se tirent de maladies localisées de la mémoire. Mais si les souvenirs étaient réellement déposés dans le cerveau, aux oublis nets correspondraient des lésions du cerveau caractérisées. Or dans les amnésies où toute une période de notre existence passée, par exemple, est brusquement et radicalement arrachée de la mémoire, ou n'observe pas de lésion cérébrale précise ; et, au contraire, dans les troubles de la mémoire où la localisation cérébrale est nette, certaine, c'est-à-dire dans les aphasies diverses et dans les

____

(1) *Matière et Mémoire.* (Paris, F. Alcan.)

maladies de la reconnaissance visuelle ou auditive, ce ne sont pas tels ou tels souvenirs déterminés qui sont comme arrachés du lieu où ils siègeraient, c'est la faculté de rappel qui est plus ou moins diminuée *dans sa vitalité*, comme si le sujet avait plus ou moins de peine à amener les souvenirs au contact de la situation présente. C'est donc le mécanisme de ce contact qu'il faudrait étudier, afin de voir si le rôle du cerveau ne serait pas d'en assurer le fonctionnement, bien plutôt que d'emprisonner les souvenirs eux-mêmes dans ses cellules. »

Mais, comment pourrait-il y avoir une lésion localisée du cerveau quand toute une période de notre existence disparaît de notre mémoire ? Est-ce que notre existence n'est pas remplie par des impressions multiples qui atteignent tous les centres du cerveau, est-ce que nous n'avons pas des impressions visuelles, auditives, gustatives, olfactives, tactiles, cénesthésiques, simultanées ? Notre existence, à aucun moment, n'est remplie par une seule espèce d'impressions. Le souvenir que nous en avons est donc composé de souvenirs visuels, auditifs, gustatifs, olfactifs, tactiles et cénesthésiques. Si on n'observe pas de lésion localisée dans les cas de perte de mémoire portant sur toute une période de notre existence cela n'a donc rien d'étonnant, car il faudrait supposer une lésion généralisée atteignant tous les centres de perception qui ont été mis en jeu pendant cette période. L'absence de lésion localisée dans ce cas, loin de servir la thèse de M. Bergson, va donc à l'encontre. Mais il y a plus. M. Bergson *suppose* qu'on n'observe pas de lésion localisée dans les cas de perte du souvenir d'une période de l'existence. Il y a une excellente raison pour qu'on n'ait pas observé de lésion ni localisée ni généralisée, c'est que ces amnésies sont purement fonctionnelles, que les modifications qui les entraînent sont physiologiques, dynamiques si l'on veut, mais non anatomiques. Si donc on faisait l'examen nécropsique d'un cerveau atteint d'une pareille amnésie on n'y trouverait pas plus de lésion localisée que généralisée. Pour supposer l'existence possible d'une lésion localisée du cerveau en cas d'amnésie systématisée d'une période de l'existence, il faudrait admettre que les impressions qui, à chaque instant, se succèdent pour constituer notre personnalité, se font en bloc dans un point du cerveau, et que ce ne sont pas des centres spécialisés qui recueillent séparément chaque espèce d'impressions, se combinant entre elles au moyen des fibres d'association qui réunissent ces centres? Il faut, pour admettre cela, faire table rase des notions les plus élémentaires et les plus formellement établies de l'anatomie et de la physiologie du cerveau. Il se réfute d'ailleurs lui-même dans un autre passage. Il y dit, en effet, que dans tous les cas où une lésion du cerveau atteint une certaine catégorie de souvenirs, les souvenirs atteints ne se ressemblent pas, par exemple, en ce qu'ils sont de la même époque, ou en ce qu'ils ont une parenté logique entre eux, mais simplement parce qu'ils sont tous auditifs, ou tous visuels, ou tous moteurs. Ce qui paraît lésé ce sont donc les diverses régions sensorielles ou motrices, ou, plus souvent encore, les annexes qui permettent de les actionner de l'intérieur même de l'écorce, bien plutôt que les souvenirs eux-mêmes.

En ce qui concerne l'argument tiré des aphasies il faudrait distinguer entre les cas. De quelles variétés d'aphasies s'agit-il? Dans les aphasies motrices ou sensorielles la mémoire n'est pas en jeu. Des centres chargés de mettre en mouvement certains organes sont détruits et ne répondent plus à l'excitation qu'ils reçoivent; d'autres également détruits ne perçoivent plus les impressions du dehors. La mémoire n'a rien

à voir là dedans. Où elle paraît intéressée, et c'est un point
sur lequel nous aurons à revenir plus loin, c'est dans certaines
formes d'aphasies, dites aphasies de conductibilité, ou d'association, dans les paraphasies. Or, ces cas sont encore sujets à
de grandes contestations, non seulement en ce qui regarde
leurs diverses variétés, mais encore au sujet des lésions qui
les accompagnent. Si on peut les admettre à la discussion
c'est donc sous toutes réserves, et on ne saurait en faire état
d'une façon positive.

Maintenant qu'est-ce que la vitalité de la faculté de rappel;
qu'est-ce que c'est que cette nouvelle faculté; qu'est-ce que
c'est que la vitalité d'une faculté? Tout cela n'est-il pas que
des mots destinés à masquer notre ignorance, et n'y en a-t-il
pas déjà assez qui nous donnent l'illusion d'explications,
pour n'en pas introduire de nouveaux, ne correspondant
d'ailleurs à rien de réel ni de démontré; et sous prétexte de
porter la lumière dans une question assez complexe et obscure
par elle-même, n'est-ce pas la compliquer et l'obscurcir davantage encore?

M. Bergson soutient qu'il ne peut rien rester d'une image
dans la substance cérébrale et qu'il ne saurait exister non
plus un centre d'aperception, comme le prétend Wundt, mais
qu'il y a simplement dans cette substance des organes de perception virtuelle, influencés par l'intention du souvenir,
comme il y a à la périphérie des organes de perception réelle,
influencés par l'action de l'objet.

Donc, d'une part les images de souvenir ne restent pas dans
le cerveau, et d'autre part il n'y a pas de centre d'aperception? Mais alors où donc les perceptions vont-elles former de
quoi se reproduire sous forme de souvenirs, et d'où part donc
l'*intention* de souvenir? Sous quelle forme sont donc conservés les souvenirs? Car ils doivent être conservés quelque part

pour que le sujet puisse les *amener au contact* de la situation présente ? Ils ont donc une existence réelle ? Mais s'ils ne sont pas dans le cerveau, que ce soit d'ailleurs sous une forme ou sous une autre, dans les centres de perception ou en dehors d'eux, où donc peuvent-ils bien être ? « L'esprit, dit-il, emprunte à la matière les perceptions d'où il tire sa nourriture et les lui rend sous forme de mouvement, où il a imprimé sa liberté. »

De sorte que voilà des perceptions qui se font dans le cerveau, et des souvenirs de ces perceptions qui se constituent en dehors de lui ; ils n'en vont pas moins être pris par le sujet pour se mettre au contact de la situation présente, et agir sur le cerveau, dont ils se sont détachés, pour y déterminer des mouvements. Où siège cet *esprit*, cette conscience, ce moi, en dehors du cerveau, l'auteur oublie malheureusement, avec tous les spiritualistes d'ailleurs, de nous le dire. Ce n'est pourtant pas une abstraction, car il nous parle quelque part de l'*intérêt* qu'aurait la *conscience* à laisser échapper entre deux sensations les intermédiaires par lesquels la seconde se déduit de la première. Une abstraction n'a pas d'intérêt, et ne fait pas de choix. Cet esprit, qui emprunte à la matière sa nourriture sous forme de perceptions et les lui rend sous forme de mouvement, a donc une existence concrète, et quelque chose de concret doit se loger quelque part. Si ce n'est pas dans le cerveau où cela peut-il bien être ? Pour agir sur les centres moteurs, puisque les perceptions sont restituées par l'esprit sous forme de mouvement, il faut atteindre ces centres, soit directement par des excitations portées sur l'écorce, soit indirectement par des stimulations des fibres nerveuses qui y aboutissent. L'auteur oublie encore de nous expliquer, avec les spiritualistes, sous quelle forme et par quelle voie l'esprit vient exciter les centres moteurs. Ce doit être en tout cas un excitant physiologique et même physique. L'esprit, « qui a l'intention du souvenir et qui fait choix entre ses souvenirs », est donc un excitant physique, et nous avons vu tout à l'heure qu'il doit avoir une existence concrète. Voilà un esprit qui a des attributs singulièrement matériels et que je suis en droit de soupçonner, ne le trouvant nulle part ailleurs, de siéger et de faire corps avec la matière cérébrale, c'est-à-dire en somme de n'en être qu'une propriété, et d'en représenter tout simplement, non pas même toute la fonction, mais une partie des fonctions, la fonction psychique.

Un mot encore pour en finir avec ces théories spiritualistes qui, ne pouvant se concilier avec les données de l'anatomie et de la pathologie, les déforment, les dénaturent, pour donner l'illusion de s'appuyer sur quelque chose de solide et de scientifique. « La vérité, dit M. Bergson, est que la mémoire ne consiste pas du tout dans une régression du présent au passé, mais au contraire dans un progrès du passé au présent. C'est dans le passé que nous nous plaçons d'emblée. Nous partons d'un état « virtuel », que nous conduisons peu à peu, à travers une série de *plans de conscience* différents, jusqu'au terme où il se matérialisera dans une perception actuelle. » Les spiritualistes ne se contentent pas de la difficulté qu'il y a à comprendre comment un phénomène physiologique devient psychique, et, pour parler leur langage, comment un phénomène matériel se spiritualise, ils imaginent encore une nouvelle difficulté, celle d'expliquer comment un « état virtuel » se matérialise. Pour moi j'avoue que la première difficulté me suffit et je m'y tiens.

Laissons donc de côté toute cette métaphysique et étudions purement et simplement les faits. Résumons tout d'abord les points essentiels sur lesquels l'accord paraît fait aujourd'hui entre les psychologues.

Tous les auteurs s'accordent en somme pour admettre qu'à la suite d'une excitation des cellules de l'écorce, ayant déterminé une sensation, une perception, il subsiste une modification permanente permettant la reproduction de cette perception à un moment donné. Ce fait étant admis, les avis diffèrent sur deux points : Sous quelle forme cette empreinte subsiste-t-elle et dans quel point du cerveau se fait-elle ?

Les uns pensent que c'est la vibration elle-même produite par l'excitation initiale qui se prolonge indéfiniment, plus ou moins affaiblie, opinion presque unanimement rejetée aujourd'hui ; les autres, qu'il y a une modification de l'état moléculaire de la cellule et la création d'associations dynamiques entre les centres intéressés ; d'autres enfin que cette modification n'est qu'une tendance, une disposition à reproduire les impressions déjà reçues, par suite d'une différenciation fonctionnelle. Il est naturellement impossible de prouver l'une ou l'autre de ces assertions. Ce sont des hypothèses plus ou moins vraisemblables, mais que nous n'avons aucun moyen de contrôler.

Sur le second point il y a deux opinions en présence : ou les images de souvenir se reproduisent dans les centres mêmes de perception, ou elles ne siègent pas dans les centres de perception et sont recueillies dans d'autres points du cerveau, centre d'aperception qui n'est autre que le lobe frontal, ou centres d'associations interposés entre les centres perceptifs ou de projection. Dans cette question nous avons le moyen de nous éclairer à la lumière de la clinique et de l'anatomie pathologique, et aussi, comme j'espère le montrer, de la psycho-pathologie expérimentale.

Voyons maintenant à quelles conclusions arrivent les physiologistes et les pathologistes. Leurs travaux n'éclairent guère que deux points : celui du siège de la mémoire et avec elle de l'intelligence, et celui de la pluralité des mémoires, basée surtout sur l'étude des variétés de l'aphasie.

Discuter le siège de la mémoire, c'est d'admettre implicitement que les images de souvenir sont conservées dans le cerveau. Hitzig, l'initiateur de la doctrine des localisations cérébrales, soutient que l'intelligence ou la pensée, en un mot les fonctions psychiques et par conséquent la mémoire, possèdent dans le cerveau des organes particuliers, des centres ou un siège circonscrits, et que ces organes ou ce siège sont localisés dans le lobe frontal, que Ferrier considère aussi comme le centre de l'idéation. Il y aurait donc des centres différents pour les perceptions et pour les souvenirs.

Flechsig [1], dont les recherches remarquables ont eu déjà une influence considérable sur notre conception du fonctionnement cérébral, tant au point de vue physiologique que psychologique, admet qu'il y a bien en réalité dans le lobe frontal un centre psychique, mais qu'il existe, en outre, d'autres organes de la pensée, dont un particulièrement étendu se trouve localisé sous les bosses pariétales. C'est le grand centre d'association postérieur. « Chez les animaux, dont l'écorce cérébrale est surtout composée de sphères de sensibilité, il existe de la mémoire, c'est-à-dire des représentations associées. » Flechsig remarque lui-même que sur certains points de l'écorce de ces mammifères, les sphères sensorielles et les sphères d'association empiètent les unes sur les autres, en s'engrenant, suivant l'expression de Luciani, et se continuent insensiblement. Ces zones marginales des

---

(1) *Gehirn und Seele.*

sphères sensorielles appartiennent donc déjà aux centres d'association, et Flechsig leur donne une importance capitale pour les « traces » de la mémoire. Ces « traces » des impressions des sens laissées dans la mémoire doivent donc être très probablement cherchées dans les centres d'association, où retentissent tous les états d'excitation des centres de sensibilité ou de projection. Flechsig admet donc en somme que la conservation des souvenirs se fait en dehors des centres de perception. Les centres de mémoire sont les centres d'association, et il existe en outre un organe de psychicité dans le lobe frontal.

C'est aussi l'avis de Bianchi [1], qui suppose qu'en vertu des lois de l'association, les processus de plus en plus complexes de coordination des fonctions psychiques (perceptions, images, etc.), ont pour siège un organe distinct des organes de perceptions simples, en d'autres termes distinct des zones sensitives et sensorielles de l'écorce. Cet organe, siège des plus vastes associations intellectuelles et des plus délicates coordinations psychiques, recevrait des centres de sensibilité générale et spéciale les matériaux de ses élaborations supérieures. Ce centre ce serait les lobes frontaux.

Pitres [2], dans ses pénétrantes études sur l'aphasie amnésique et les paraphasies, admet aussi implicitement que la mémoire se forme en dehors des centres de perception. « La mémoire, dit il, n'a pas dans le cerveau une localisation étroite. Elle ne s'accomplit pas dans un centre unique, autonome, anatomiquement distinct. L'évocation part des neurones de la psychicité ; la reviviscence est fonction des neurones sensoriels ; la reconnaissance s'opère dans des éléments anatomiques

(1) *Fonctions des lobes frontaux. Bia'n*, 1895.

(2) *L'aphasie amnésique et ses diverses variétés*. Progrès médical, 1898. *Études sur les Paraphasies*. Revue de médecine, 1899.

autres que ceux qui servent aux perceptions simples ou à l'élaboration des idées ; si bien qu'un nombre immense de cellules disséminées dans des régions très différentes de la masse cérébrale participent à des titres divers à l'exécution des actes mnésiques les plus simples, sans qu'aucun d'eux ait le monopole exclusif de la mémoire. »

Tout le monde s'entend donc aujourd'hui pour admettre que la mémoire se forme en dehors des centres de perception, contrairement à la loi de Bain, adoptée par un grand nombre de philosophes. Wundt, nous l'avons vu, place aussi dans le lobe frontal l'organe de l' « aperception ». Il avait été frappé de ce fait que tout le segment du lobe frontal situé en avant de la limite antérieure de la zone motrice semble, sous le rapport des symptômes de sensation et de mouvement, absolument indifférente aux lésions. Mais il remarquait, avec Meynert, que dans les cas pathologiques, les altérations du cerveau qui accompagnent l'abaissement de l'intelligence et de la volonté atteignaient surtout les lobes frontaux, et qu'en outre on observait souvent dans les lésions de ces lobes des modifications du caractère et de l'intelligence, de l'incapacité de fixer l'attention et de l'affaiblissement de la mémoire. Il invoquait aussi le parallélisme dans la série a   le entre le développement intellectuel et l'évolution du cerveau antérieur. Il n'en conclut pas d'ailleurs que les fonctions intellectuelles ont leur siège dans la région frontale du cerveau, mais que nous pourrions considérer cette région comme le facteur des phénomènes physiologiques qui accompagnent l'aperception des représentations sensorielles. Et il fait alors cette supposition : « Les impressions sensorielles arrivent purement à la perception, tant que les excitations centrales restent limitées aux centres sensoriels proprement dits ; mais leur appréhension par l'attention ou « l'aperception » est constamment liée à une excitation simultanée des éléments de la région frontale. » « Le phénomène physiologique accompagnant l'aperception, dit-il encore, n'est nullement concentré dans, une partie du cerveau. Mais les éléments de l'organe d'aperception doivent être considérés dans un sens analogue à ce qui a lieu pour les centres du langage, purement comme des anneaux intermédiaires indispensables... Son extirpation supprime tous les processus émanant des autres centres, tandis que l'ablation de quelque autre centre coopérateur empêche seulement une partie des aperceptions de se produire. » Ces vues se trouvent confirmées par les découvertes de Flechsig.

Il ressort de ce qui précède que l'opinion générale est que les perceptions se font en des points déterminés du cerveau, et que la mémoire de ces perceptions a lieu dans d'autres régions, que ce soit le lobe frontal ou les centres d'association reliés eux-mêmes à ce lobe, peu importe.

L'étude des aphasies, qui élucide la formation du langage, est loin d'apporter la même clarté dans la question de la mémoire. Et cela tient pour une part à la confusion de certains termes et au sens détourné de sa vraie signification qu'on a donné au mot « amnésie verbale ». Au lieu d'indiquer la perte ou la difficulté anormale de l'évocation des mots, il signifie un affaiblissement de l'excitabilité des centres corticaux des images verbales. Comme le remarque très judicieusement Pitres, au lieu de désigner un processus mental, il s'applique maintenant à un simple phénomène sensoriel ou moteur. Si, par exemple, la surdité verbale est complète on dit qu'il y a surdité verbale, mais si elle est incomplète on dit qu'il y a une amnésie verbale auditive. Autant dire quand on n'a qu'une hémiparésie et non une hémiplégie complète, qu'on a de l'amnésie motrice. Dans une remarquable étude sur les paraphasies, Pitres a montré récemment que dans les cas de troubles de la parole où la mémoire était intéressée ce n'étaient pas les centres moteurs ou sensoriels qui étaient atteints, mais les voies de transmission réunissant ces centres. A côté de ces voies dont il distingue quatre principales : acoustico-phonétique, acoustico-graphique, opto-phonétique et opto-graphique, il est amené à admettre des voies de communication formées par les associations mnémotechniques, qui pourraient seules expliquer certains phénomènes des paraphasies. Ces associations mnémotechniques utiliseraient d'autres voies que celles par où passent les incitations idéo-motrices directes et les excitations sensorio-motrices ordinaires. On ne sait d'ailleurs pas comment se créent ces voies nouvelles, quels neurones elles mettent en jeu. L'anatomie pathologique nous révélera sans doute un jour l'explication des troubles de mémoire constatés dans les paraphasies d'association. Les observations anciennes sont trop incomplètes et prises à des points de vue trop différents pour qu'on en puisse tirer parti.

D'ailleurs, même dans les paraphasies, il n'est pas encore prouvé que ce soit la mémoire qui est intéressée, ou pour mieux dire les centres de conservation des images.

La doctrine psychologique du langage, telle que l'a énoncée Charcot, et concluant à l'existence de quatre voies différentes, — auditive, visuelle, motrice d'articulation et motrice graphique — par lesquelles nous prenons connaissance des mots, et de quatre centres distincts dans l'écorce où se conserveraient les images transmises par ces voies, a contribué plus que toute autre à faire admettre l'existence de mémoires partielles.

Ce terme est tout à fait impropre. Qu'il y ait chez les hommes prépondérance dans la facilité plus ou moins grande avec laquelle s'impriment certaines images, cela est de toute évidence. Ce qui a conduit à cette notion des mémoires partielles, de la pluralité des mémoires, ce sont les amnésies, lesquelles peuvent être générales ou partielles. Mais encore y aurait-il lieu de préciser ce qu'il faut entendre par cette épithète : une amnésie systématisée portant sur une période plus ou moins longue et la perte du souvenir des images visuelles des mots sont deux amnésies partielles, l'une portant sur une portion de la série des souvenirs, l'autre sur un des éléments seulement de ces souvenirs. Ce sont deux choses tout à fait différentes, et l'on voit de suite que l'épithète de partielle appliquée à la mémoire comme pendant à l'amnésie ne signifie plus rien du tout.

Pour dire qu'il y a des mémoires partielles il faudrait que la destruction des centres sensoriels ou moteurs amenât non seulement la perte de la perceptivité ou de la motricité, mais encore la perte des images anciennes. Or il n'en est rien. Outre que l'on ne possède pas de cas de perte de la mémoire gustative ou olfactive, la destruction des centres de la vision ou de l'audition n'entraîne nullement la perte des souvenirs visuels ou auditifs. Ce n'est en réalité que pour le langage qu'on a introduit la notion des amnésies et, en conséquence, des mémoires partielles.

Mais, comme le dit justement Pitres, « il n'y a pas plus des mémoires partielles qu'une mémoire générale. Il y a une fonction mnésique, qu'on désigne par abstraction sous le nom de mémoire, et qui comprend tous les phénomènes par lesquels s'opèrent la fixation et la recollection des images sensorielles. Elle s'exerce par l'intermédiaire d'organes divers dont certains ont pour mission de conserver les images-sensations et de les reproduire sous la forme d'images-souvenirs. Si ces organes sont altérés ou détruits, la reproduction des images qu'ils étaient chargés d'opérer est impossible ; mais la perte d'une ou plusieurs images n'implique pas plus la perte de la fonction mnésique que l'oblitération de quelques alvéoles pulmonaires n'implique la perte de la fonction respiratoire, ou la destruction d'une glande salivaire la perte de la fonction digestive ». Et ailleurs : « Quand un centre sensoriel est désorganisé par un ramollissement ou un foyer hémorragique, le malade atteint d'une telle lésion ne peut pas davantage puiser dans les cellules détruites les images qui y étaient conservées, qu'un négociant ne pourrait tirer de ses magasins ravagés par un incendie les marchandises qu'il y avait préalablement accumulées. Mais il ne s'ensuit pas que ce centre était l'origine autonome d'une mémoire propre, indépendante de la fonction mnésique générale. A ce compte-là, il n'y aurait pas seulement autant de mémoires distinctes que de centres sensoriels corticaux ; il y en aurait autant que de cellules à images, car chaque cellule peut être détruite isolément, et la désorganisation de chacun des éléments jouissant de la propriété de revivabilité entraîne fatalement la perte de la reviviscence des images qu'il avait enregistrées et qu'il était seul capable de reproduire.

Donc pas de mémoires partielles. Leur création n'est due qu'à une confusion dans les termes et à une interprétation erronée des faits cliniques. Je les avais moi-même admises en 1892[1], mais les recherches que j'ai poursuivies depuis lors dans cette direction me les ont fait rejeter complètement.

Voilà tout ce que les psychologistes, les physiologistes et les cliniciens nous fournissent de renseignements sur la survi-

____

(1) *Les troub'es de la Mémoire.*

vance et la localisation des impressions dans le cerveau. On ne s'accorde en réalité que sur un point, qu'il *doit* y avoir conservation de ces impressions sous forme d'images. Mais on ne peut déjà plus s'entendre sur la question de savoir sous quelle forme, ni même en quelles régions du cerveau ces images persistent. Cela justifie presque Ebbinghaus qui dit que la mémoire reproduit soit librement soit spontanément des états psychiques antérieurs, et que c'est à peu près tout ce que nous savons de positif au sujet de cette faculté.

Sur les deux opérations qui complètent la conservation, à savoir la reproduction et la reconnaissance, il règne une plus grande incertitude encore. Nous sortons presque du domaine des faits pour entrer dans celui des théories et des hypothèses.

D'après Wundt, pour que la mémoire se produise il faut que l'on admette l'effet associatif émanant des représentations actuelles, et l'entrée d'une représentation donnée est constamment occasionnée par l'état de la conscience elle-même.

Böhm [1], partisan de la théorie de Wundt en ce qui concerne le rôle de l'association des idées dans l'évocation des représentations, se demande en quoi consiste et où siège la « disposition » admise par Wundt. Il ne voit d'autre issue aux difficultés du problème que dans l'hypothèse des représentations inconscientes, en désaccord sur ce point avec Wundt, pour qui le concept de perception inconsciente est un concept contradictoire. Les représentations se conserveraient inconscientes dans les divers centres où elles ont pris naissance. Leur réapparition dans la conscience dépendrait de certaines conditions physiologiques ou anatomiques. Il faut en effet que la communication des centres inférieurs de l'encéphale

---

[1] *Théorie de la Mémoire et du Souvenir*. Philosophische Monatshefte, 1877.

et des hémisphères cérébraux, centre de la conscience proprement dite, ne soit pas interrompue. Et Böhm conclut que la
reproduction des souvenirs n'est pas autre chose qu'un phénomène réflexe.

Ribot voit dans l'état de la circulation et de la nutrition la
cause de la reproduction des souvenirs. « D'une manière
générale, dit-il, la reproduction des souvenirs paraît dépendre
de l'état de la circulation. » Mais le problème est des plus
obscurs. « Une première difficulté vient de la rapidité des
phénomènes et de leurs perpétuels changements. Une seconde
vient de leur complexité : la reproduction, en effet, ne dépend
pas seulement de la circulation générale ; elle dépend aussi
de la circulation particulière du cerveau, et il est vraisemblable qu'il y a, même dans celle-ci, des variations locales
qui ont une grande influence. Ce n'est pas tout : il y a à
tenir compte de la qualité du sang tout aussi bien que de la
quantité. » « Dans les cas de perte complète de la mémoire,
le retour dépend de la circulation et de la nutrition. Est-il
brusque (ce qui est rare), l'hypothèse la plus probable est
celle d'un arrêt de fonction, d'un état « d'inhibition » qui
cesse tout d'un coup : ce problème est l'un des plus obscurs
de la physiologie nerveuse. S'il résulte d'une rééducation (ce
qui est l'ordinaire), le rôle capital paraît dévolu à la nutrition. » Celle-ci assure d'ailleurs aussi la conservation.

Il n'est pas douteux en effet que l'état de la circulation et
de la nutrition, tant générales que locales, aient une influence
considérable sur la mémoire. Mais cela n'a rien de spécial à
la mémoire et s'applique à toutes les autres fonctions cérébrales. Mais en admettant même que cette influence s'exerce
spécialement sur la mémoire d'une façon générale, cela ne
nous explique pas comment se fait le passage d'une image de
l'état passif à l'état actif, de l'état de perception latente à

celui de représentation consciente. Si j'évoque un souvenir très limité, on ne peut guère admettre que ma circulation cérébrale soit modifiée à ce moment d'une façon générale ; et comment le serait-elle localement puisque chaque souvenir est toujours composé d'un nombre plus ou moins grand d'images correspondant à des perceptions différentes et ayant dans le cerveau des centres distincts plus ou moins éloignés les uns des autres ? Le souvenir d'une orange, par exemple, est composé d'images visuelles, tactiles, olfactives et gustatives, provenant d'impressions qui vont atteindre des centres distincts dans l'écorce cérébrale. Pour admettre une influence de la circulation locale sur l'évocation de ce souvenir il faudrait donc supposer qu'elle se modifie sur quatre points différents à la fois. J'aurai d'ailleurs l'occasion de revenir sur ce point important.

Pour Maudsley, qui distingue une mémoire passive et une active, « le vrai procédé de reproduction appartient à la mémoire passive. Nous pouvons par l'attention la préparer, mais nous la gênons si nous ne laissons pas les idées s'associer spontanément. » Il est utile de faire observer ici, ajoute-t-il, la certitude que nous avons, pendant que nous cherchons à nous rappeler une chose, de posséder la chose cherchée, quoique nous n'en ayons pas conscience. « Et il se demande comment il se fait que nous puissions être si sûrs de l'existence d'une chose dont nous n'avons pas conscience. » Cela appuie, selon lui, la théorie du résidu laissé en nous. Puis il y a les idées associées qui sont actives et occupent l'attention, et qui éveillent l'idée absente.

La conscience de cette idée ou de cet effort donnerait lieu à la certitude de posséder l'idée oubliée. On *produit* la mémoire quand on s'efforce ainsi de reproduire une idée oubliée, tandis que les idées associées sont présentes à la conscience, car on s'efforce de renouveler le lien organique encore incomplet entre les idées présentes et l'idée absente.

La base de la reproduction, dit Sergi [1], est une propriété des éléments nerveux, la retentivité ou la persistance des impressions diverses. Elle peut se faire automatiquement sans participation de la volonté, ou bien, ainsi mise en train, nous pouvons nous y arrêter volontairement et la diriger de telle sorte qu'elle serve de point de départ aux associations. Enfin nous pouvons volontairement susciter un certain ordre dans les idées ou les perceptions qui doivent se développer. Mais il ajoute que cette direction consiste seulement à maintenir l'ordre des idées sur un seul objet, tandis que les perceptions qui se développent sont suscitées automatiquement par l'association. Si chaque idée avait besoin de la volonté pour être rappelée, il faudrait un temps très long. C'est ce qui arrive quand il y a un ordre d'idées dont nous n'avons pas une association ordonnée. Si l'association se fait plus vite dans la jeunesse, c'est que l'état physique des éléments nerveux supplée à la faible ordonnance des associations.

La reproduction, d'après lui, est le résultat d'une excitation centrale plus faible que le phénomène primitif ordinairement. On peut, par la volonté, accroître l'énergie de cette excitation, en s'arrêtant sur l'état psychique provoqué par ce qu'il a appelé l'induction. Alors l'excitation peut arriver jusqu'à la périphérie localisée que nous pouvons nous représenter avec une grande clarté et sentir distinctement.

Pitres [2] a mis remarquablement en relief la différence qu'il y a entre la mémoire et la *revivabilité*. « Il y a entre ces deux termes la même différence qu'entre les mots contraction mus-

---

(1) *Op. cit.*
(2) *Op. cit.*

culaire et contractilité. L'accomplissement de tout acte mnésique implique nécessairement la mise en jeu de la propriété
générale de la revivabilité, comme celui de toute contraction
musculaire met nécessairement en jeu la propriété de contractilité. Mais un acte mnésique complet est plus qu'un
simple phénomène de reviviscence d'images ; de même que
la contraction d'un groupe de muscles, synergiquement
associés en vue d'un mouvement volontaire déterminé, est
plus qu'un simple phénomène de contractilité. » Il différencie non moins heureusement les termes de mémoire et de
souvenir qui expriment en effet des choses différentes. « Un
souvenir est une image revivisceute, ou tout au moins susceptible de reviviscence ; la mémoire est la fonction complexe
qui assure la fixation et la recollection des souvenirs. » Je
m'associe complètement à cette manière de voir, mais j'ajou-
terai qu'il y a lieu de distinguer entre la reproduction et la
reviviscence. Un souvenir est une image (je me sers provisoirement de ce terme) reproduisant une impression passée.
La reviviscence est quelque chose de plus : c'est non seulement l'apparition dans la conscience d'une image, d'une impression ancienne, mais avec une telle netteté, et de plus
accompagnée de la reproduction si précise et intense de tout
l'état de personnalité du sujet au moment de l'impression
première, que ce sujet croit de nouveau traverser les mêmes
événements qu'autrefois ; et il le croit avec une telle réalité
qu'il ne reconnaît pas avoir déjà éprouvé ces impressions,
qu'il les considère comme actuelles, et qu'il semble ignorer tout ce qui leur est postérieur. Je n'insiste pas autrement sur ce point en ce moment. J'aurai l'occasion de m'y
étendre longuement plus tard, mais je tenais à établir dès
maintenant cette distinction que je crois utile, pour analyser
avec le plus de précision possible le problème de la mémoire,

où la confusion des termes n'a pas été sans amener une certaine confusion des idées. Quant à la reviviscence, dans le sens de Pitres, elle serait, d'après lui, la fonction des neurones sensoriels, l'évocation partant des neurones de la psychicité. Le mécanisme de la reproduction est en somme fort peu défini. Tout se borne pour ainsi dire à constater que certaines conditions sont indispensables pour qu'elle soit possible et que dans d'autres elle ne l'est plus, et à noter les circonstances qui peuvent influer sur sa rapidité et sur son intensité. Mais on fait intervenir là d'autres phénomènes psychiques non encore déterminés eux-mêmes, l'attention et la volonté, soit pour évoquer la reproduction, soit pour diriger les associations au cours de cette reproduction. On ne saurait donc en tirer aucun enseignement sûr pour le mécanisme lui-même de la reproduction.

Reste un troisième élément de l'acte mnésique à examiner. C'est la reconnaissance, c'est la localisation dans le temps (Ribot), c'est le report dans le passé, comme je l'ai appelé moi-même. C'est le caractère propre de la mémoire psychique. « La mémoire de fixation, la mémoire de reproduction, dit van Biervliet [1], sont des propriétés de la matière, reconnaître est le fait de l'esprit. »

Reconnaître et localiser ne sont pas deux choses identiques, qui peuvent être substituées l'une à l'autre. Parlant de la reconnaissance je disais en 1892 [2] : « C'est ce dernier élément qui permet de distinguer immédiatement un fait de mémoire d'un fait d'imagination : Mais par localisation dans le passé, il faut, je crois, entendre, non pas comme M. Ribot, la posi-

(1) *Op. cit.*
(2) *Op cit.*

tion plus ou moins précise d'un souvenir entre tel et tel autre souvenir, mais seulement le fait qu'on sait, aussitôt que le souvenir se présente, qu'il s'agit d'une image *passée*, quelle qu'en soit la position entre les images qui lui ont été autrefois contiguës dans le temps. Ce *report dans le passé* d'une image implique la conscience. » « On constate d'autre part que, contrairement à cet éminent philosophe (M. Ribot), disais-je encore, ce n'est pas la localisation dans le temps qui constitue le caractère propre de la mémoire psychique, cette localisation, d'après lui, impliquant, en outre, la conscience. Or, d'une part, la mémoire psychique peut être et est souvent en réalité automatique et inconsciente, et, d'autre part, c'est le fait de percevoir les images constituant le souvenir comme des images, c'est-à-dire comme la reproduction de perceptions passées, et non comme des perceptions nouvelles, qui caractérise le fait de mémoire. Appelons cela, si l'on veut, localisation dans le *passé*, mais non localisation dans le *temps*, car dans un fait d'imagination on localise également dans le temps, mais dans le temps futur, ou dans un temps qui n'a jamais existé. Disons donc localisation ou mieux *report dans le passé*, si nous ne voulons pas conserver le vieux mot de « reconnaissance » qui exprime bien la chose cependant. Il y a pour moi cette différence capitale entre la localisation véritable dans le temps et le report dans le passé, que la première opération nécessite la mise en jeu de plusieurs souvenirs, tandis que la seconde n'implique qu'un seul souvenir et se confond avec la conscience même qui accompagne ce souvenir. Pour localiser un souvenir, il faut forcément que je le place entre deux autres contigus dans le temps ; pour que je sache que l'image qui se présente à moi est un souvenir, je n'ai pas besoin de la placer entre d'autres souvenirs. L'état de conscience spécial dont elle s'accompagne indique qu'elle n'est pas nouvelle, et par conséquent appartient au passé ».

Cette distinction étant établie, je laisserai de côté pour le moment tout ce qui touche aux procédés de cette localisation dans le temps, qui nous importe relativement peu au point de vue du mécanisme de la mémoire, et qui est surtout le fait de l'association, pour ne m'occuper que du phénomène de la reconnaissance.

Ribot pense qu'on arrive à la reconnaissance immédiate, instantanée, par suite de la répétition de la localisation, qui s'est faite primitivement grâce à des points de repère et des raisonnements, lesquels par une sorte d'habitude, finissent par disparaître. La série de ces points intermédiaires entre le souvenir actuel et la perception ancienne se trouve simplifiée et réduite à deux termes.Grâce à ce procédé abréviatif la localisation dans le temps devient très rapide, et, « dès que l'image surgit, elle comporte une première localisation tout instantanée, elle est posée entre deux jalons, le présent et un point de repère quelconque ».

Cela peut être vrai pour un souvenir qu'on *cherche* à préciser volontairement et qu'ensuite, quand il reparaît, on place immédiatement à sa date réelle. Mais quand c'est un souvenir qui reparaît *spontanément*, avant qu'on ait pensé à le localiser plus ou moins loin dans le passé, il vous apparaît instantanément comme la représentation d'un événement passé. Ce sentiment immédiat que cette représentation correspond à quelque chose qui a existé déjà, et que ce n'est pas un phénomène nouveau, c'est là ce qui constitue à proprement parler la reconnaissance.

Ce phénomène, les théories courantes ne peuvent l'expliquer.

Höffding [1] soutient qu'il est immédiat et dû à « une qualité

(1) *Philosophische Studien*, t. VII.

de familiarité » qui appartient à une sensation par suite de la répétition, et qui correspond physiologiquement à la facilité plus grande avec laquelle les molécules du cerveau peuvent répondre à un stimulus répété.

Pour Lehmann, au contraire, la reconnaissance est due aux idées reproduites qui accompagnent la sensation répétée, idées que l'observation intérieure peut découvrir quelquefois, et qui, dans d'autres cas, n'entrent pas dans la conscience. La thèse de Höffding est donc celle d'une association par ressemblance, et celle de Lehmann d'une association par contiguïté.

Bourdon[1] combat l'hypothèse par laquelle la reconnaissance se ferait par la comparaison entre un souvenir de l'objet et sa perception actuelle. Pour lui, dans la reconnaissance, il y a simplement une perception plus rapide, plus facile, avec accompagnement d'un « sentiment intellectuel *sui generis* » qu'on appelle sentiment de reconnaissance, et qui entre dans le groupe auquel appartiennent la certitude, le doute, le sentiment de savoir, celui de comprendre ou de ne pas comprendre. Il repousse l'hypothèse des représentations latentes surgissant quand arrive une nouvelle perception ou représentation.

Margahet Washburn[2] considère la reconnaissance comme un fait irréductible. Il consisterait simplement dans la conscience qui accompagne les sensations provenant d'une excitation centrale. On peut supposer que ce sentiment est lié non au processus nerveux des centres eux-mêmes, mais au processus du courant nerveux qui relie les centres entre eux.

Sergi rapporte à la différence d'intensité entre l'excitation induite, toujours plus faible, et l'excitation originelle, qu'on ne fasse pas confusion entre la perception reproduite

(1) *Revue philosophique*, 1895, t. II.

2) *Le processus de la reconnaissance*. The Philos. Review, 1897.

et la sensation excitée directement par la périphérie. Quand par exception, dans des cas pathologiques, l'excitation induite l'emporte sur l'intensité originelle, alors on a l'hallucination.

Pour Bergson[1], « la reconnaissance ne se fait pas par un réveil mécanique de souvenirs assoupis dans le cerveau. Elle implique, au contraire, une tension plus ou moins haute de la conscience, qui va chercher dans la mémoire pure les souvenirs purs pour les matérialiser progressivement au contact de la perception présente ». Je me borne à citer textuellement, n'ayant pas la prétention de discuter ce que sont des souvenirs *purs* et comment une conscience plus ou moins *éten-due* peut aller les *chercher* dans une mémoire *pure* et les *matérialiser* au contact d'une perception.

Quant au siège anatomique du phénomène, je ne vois guère que Pitres[2] qui en ait parlé en « disant que la reconnaissance s'opère dans des éléments autres que ceux qui servent aux perceptions simples ou à l'élaboration des idées », sans d'ailleurs en apporter de démonstration positive.

Nous voyons que plus nous nous élevons dans l'étude d'un phénomène mnésique, plus grandes sont les difficultés et les obscurités, plus nous en sommes réduits aux hypothèses.

Je terminerai l'exposé de ce que nous savons, ou pour mieux dire admettons sur la mémoire, en indiquant aussi rapidement que possible les différents points de vue auxquels on s'est placé et qui ont donné lieu à des subdivisions, ayant d'ailleurs leur intérêt, car elles touchent à la nature même de la mémoire que nous aurons à examiner à la fin de ce travail.

(1) *Op. cit.*
(2) *Op. cit.*

Nous avons vu ce qu'on devait penser de la pluralité des mémoires, et qu'il ne fallait pas plus admettre une mémoire générale — point sur lequel je fais des réserves que j'espère justifier plus loin — que des mémoires partielles. Je ne ferai que signaler la mémoire héréditaire, que rien jusqu'ici n'a encore démontrée.

Tous les psychologues ont été frappés de ce fait qu'il y avait deux éléments dans la mémoire : l'un physiologique, l'autre psychologique, l'un inconscient, l'autre conscient. Il est évident en effet que la fixation et la conservation des images dans le cerveau est un phénomène essentiellement physiologique qui se passe sans participation de notre volonté et même de notre conscience. Par contre la reconnaissance est d'ordre psychologique et ne saurait se comprendre sans la conscience. Quant à la reproduction, elle tient à la fois des deux, car la reviviscence des images, si elle se fait souvent volontairement et avec conscience, peut se produire d'une façon tout automatique, inconsciemment, et est dans ce cas d'ordre manifestement physiologique, car elle dépend d'associations subordonnées aux connexions anatomiques et physiologiques des centres cérébraux.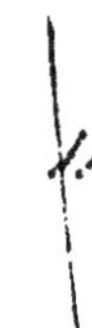

Les auteurs ont traduit cette distinction en termes qui, au fond, sont semblables. C'est ainsi que Ribot distingue la mémoire *organique* et la mémoire *psychique*, suivant qu'il y a reconnaissance et conscience ou non, en considérant comme bases *statiques* de la mémoire les modifications spéciales des éléments nerveux gardant les empreintes des perceptions, et comme bases *dynamiques*, les associations dynamiques qui s'établissent entre ces éléments. Pitres a de même adopté cette terminologie en appelant statique la mémoire d'acquisition et de fixation, et dynamique la mémoire de répétition et de recollection. A ce propos il fait remarquer qu'avec William

Hamilton, Charlton Bastian, etc., il conviendrait de réserver le nom de *mémoire* à la propriété qu'ont les éléments nerveux de conserver, en dehors de l'intervention de la conscience, les images des impressions, et d'appeler *recollection* la propriété par laquelle le retentum est extrait des profondeurs du cerveau et se présente à la conscience.

Van Biervliet[1] admet également les deux formes de mémoire fondamentales, tout en ayant l'air de faire trois subdivisions. Pour lui en effet la mémoire de fixation et la mémoire de reproduction sont des propriétés de la matière, et la mémoire d'identification — avec reconnaissance et conscience — est la mémoire intelligente, psychique.

M. Dugas[2]. en distinguant la mémoire brute et la mémoire organisée, mérite de nous arrêter un peu plus longtemps. La mémoire brute est la répétition pure et simple de la sensation et est comme elle un état passif. L'esprit n'est pour rien dans ses acquisitions. La mémoire organisée, au contraire, est l'interprétation du passé ; elle n'en est pas la reproduction intégrale, mais une sélection. Elle implique l'activité de l'esprit. La mémoire brute se forme d'emblée et sans raison apparente. On pourra en donner une explication physiologique, mais non psychologique. La seule cause psychologiquement admissible de la formation des souvenirs, c'est l'attention. L'écolier qui répète dix fois sa leçon pour l'apprendre, met en œuvre la mémoire brute : celui qui l'apprend en une fois en s'appliquant fait œuvre de mémoire organisée, intelligente. La mémoire organisée est celle qui consiste à retenir les choses en y pensant et à force d'y penser. La mémoire brute est toujours facile et instantanée; elle est fugitive. Si

(1) *Op. cit.*

(2) *La mémoire brute et la mémoire organisée.* Rev. Philos., 1894, t. II, p. 449.

les souvenirs anciens sont plus stables que les nouveaux, c'est qu'ils ont eu le temps de s'organiser. Pour la mémoire brute il n'y a pas de degrés entre l'oubli total et la conservation complète. Au contraire, la mémoire organisée est un sauvetage partiel des impressions du passé. Dans le cas de mémoire brute, le retour des images dépend uniquement de l'état cérébral ; dans la mémoire organisée, le rappel est volontaire. Les souvenirs bruts reviennent tous en masse ; les souvenirs organisés forment un cortège et défilent en bon ordre chacun à son tour. En somme il n'y a entre ces deux formes de mémoire qu'une différence de degrés. L'organisation des souvenirs consiste à les classer d'une part par rapport aux impressions présentes, de l'autre par rapport aux autres impressions passées : la mémoire n'est pas une image mais une reconstruction du passé.

Je ne veux pas discuter en ce moment bien des points qui méritent de l'être et le seront plus tard. Je me borne en effet à exposer les doctrines et les idées pour pouvoir les comparer ensuite. La façon dont M. Dugas envisage la question de la mémoire est intéressante et diffère un peu des autres auteurs.

Maudsley distingue la mémoire active et la mémoire passive qui correspondent à la mémoire psychique et à la mémoire organique.

Ch. Richet[1] prend ces deux termes dans un sens un peu différent. Il y a deux parties dans la mémoire, dit-il : une active, nécessitant une certaine activité cérébrale, et de l'attention ; une passive, tantôt consciente, tantôt inconsciente. L'une retient, l'autre a retenu. Cela correspond plutôt à ce que M. Dugas entend par mémoire organisée et par mémoire brute.

Ce rôle de l'attention dans la mémoire active est encore

---

(1) *La mémoire élémentaire.* Rev. Philos., 1881, t. I, p. 540.

relevé par les auteurs qui ont étudié la mémoire immédiate
et la mémoire médiate, tels que Bourdon[1] et Danieh[2]. Par
mémoire *immédiate* (Erinnerungsnachbild de Fechner, mémoire primaire d'Exner) il faut entendre la persistance plus
ou moins grande d'une impression sur le cerveau. Bourdon a
montré qu'elle croît un peu de huit à vingt ans, progressant
surtout de huit à quatorze et insensiblement de quatorze à
vingt, et qu'entre ce qu'on appelle vulgairement l'intelligence et la mémoire immédiate il y a un rapport incontes-
table, les plus intelligents étant au-dessus de la moyenne
comme mémoire immédiate. Danieh a fait remarquer que
dans cette forme de mémoire, l'image s'évanouit en quelques
secondes si elle n'est pas fixée par l'attention. Quant à la
mémoire *médiate*, c'est en somme la mémoire ordinaire, puisqu'elle consiste dans l'évocation des impressions à une plus
ou moins longue échéance.

Il résulte de tout ce qui précède que les psychologues sont
actuellement d'accord pour admettre deux parties dans la
mémoire : l'une essentiellement organique, physiologique,
l'autre psychologique, et pour y distinguer en outre deux
formes, suivant que l'attention intervient ou n'intervient
pas, organisée ou brute quand il s'agit d'apprendre, active
ou passive, quand il s'agit de se rappeler.

En partant de ces données nous allons pouvoir aborder
maintenant la discussion du problème de la mémoire à l'aide
du raisonnement, de l'anatomie, de la physiologie, de la
pathologie et de l'expérimentation.

(1) *Influence de l'âge sur la mémoire immédiate*. Rev. Philos., 1894, t. II,
p. 148.

(2) *Amer. Jour. of Psychol.*, 1895, p. 558.

CHAPITRE II

ANALYSE DE L'ACTE MNÉSIQUE
(FIXATION. — CONSERVATION)

Nous venons de voir que la mémoire comprend trois opérations essentielles : la conservation de certains états dans le cerveau, leur reproduction et leur reconnaissance. Mais ces trois opérations peuvent et doivent se subdiviser elles-mêmes. Non seulement le raisonnement, mais l'observation et la clinique nous y obligent.

Dans la conservation il y a en effet deux stades : la pénétration, la fixation de l'impression dans la substance nerveuse, et sa conservation. Dans la reproduction il y a lieu également de considérer deux stades : l'évocation de l'image conservée, et la reproduction de cette image. Dans la reconnaissance enfin il faut également considérer deux choses : la reconnaissance proprement dite, qui fait que nous savons immédiatement qu'une image évoquée appartient au passé, — c'est ce que j'ai appelé le report dans le passé, — et la localisation dans le passé entre deux autres souvenirs contigus.

On remarque immédiatement que l'enchaînement de ces diverses opérations est absolument rigoureux. Elles peuvent se succéder avec une rapidité trop grande pour que nous y prenions garde, mais elles se produisent quand même. Pour qu'il y ait conservation il est de toute évidence qu'il

doit y avoir eu pénétration préalable ; et nous avons des cas
où il y a amnésie par défaut de pénétration. Pour qu'il y ait
reproduction il faut qu'il y ait eu conservation de l'image à
reproduire. Mais cela ne suffit pas, et entre la conservation et
la reproduction il faut qu'il y ait possibilité d'évocation de
cette image. Ce pouvoir d'évocation peut manquer et l'amnésie en découle. C'est donc bien une opération indispensable
dans l'acte mnésique. De même, pour qu'il y ait localisation
dans le passé. il faut d'abord qu'il y ait reconnaissance, report
dans le passé. et cette reconnaissance ne peut évidemment
s'exercer que si toutes les opérations précédentes ont eu lieu.
De sorte qu'en somme un acte mnésique complet comprend
six opérations : pénétration ou fixation, conservation, évocation, reproduction, reconnaissance et localisation. Nous
allons les étudier successivement.

Fixation. — La fixation d'une impression dans le cerveau
dépend de conditions anatomiques, physiologiques et psychologiques. L'intégrité de la cellule cérébrale atteinte par le stimulus externe ou interne est indispensable. Dès que cette intégrité est altérée, comme dans les cas de démence paralytique
ou sénile par exemple, la fixation cesse de se faire, bien que
les perceptions paraissent encore normales. Sous l'influence
même de la seule vieillesse cette diminution du pouvoir fixa-
teur des cellules cérébrales se manifeste, par suite sans doute
de la dégénérescence qu'elles subissent alors. Mais il n'y a
pas que l'intégrité de la cellule elle-même à considérer ; il y
a aussi celle de ses prolongements, par lesquels elle est reliée
aux autres cellules de centres plus ou moins éloignés. Une
impression n'est jamais unique à un moment donné, si court
soit-il. Elle est toujours accompagnée d'autres impressions
qui pour être moins vives, moins conscientes, n'agissent pas

moins dans une certaine mesure sur le cerveau, qui se trouve ainsi excité simultanément sur plusieurs points différents, qui devront être de nouveau mis en jeu, si la reviviscence complète de l'impression première se produit. De même aussi l'impression d'un objet sur nous n'est jamais simple. Elle est toujours composée d'éléments divers La connaissance que je prends d'une orange, par exemple, est constituée par quatre espèces d'impressions au moins, visuelles, tactiles, olfactives et gustatives. Elles atteignent simultanément des centres différents de l'écorce cérébrale, et pour que la représentation synthétique de l'orange se fasse, il faut que ces divers centres soient reliés entre eux. C'est ce que l'anatomie nous démontre exister d'ailleurs. Mais ces voies d'association extrêmement nombreuses, courtes ou longues, constituées par des faisceaux spéciaux, ou directement par le contact des prolongements cellulaires, doivent être dans un état d'intégrité aussi parfaite que la cellule. Autrement la synthèse des impressions simultanées produites par un même objet ne pourrait pas se faire.

Mais l'intégrité de la cellule cérébrale ne doit pas être seulement anatomique, mais encore physiologique. Les troubles de la circulation amènent des modifications dans le pouvoir de fixation. Les états congestifs qui provoquent parfois une exaltation de la mémoire, en tant que reproduction, empêchent souvent la fixation de s'opérer. C'est ainsi que les malades atteints de fièvre se mettent à évoquer des quantités de souvenirs négligés depuis longtemps, et ne se souviennent plus ensuite de ce qui s'est passé au cours de leur maladie. Le ralentissement de la circulation cérébrale, l'anémie, amènent également une plus grande difficulté de fixation. Les cellules nerveuses, mal irriguées, et par conséquent mal nourries, réagissent mal aux excitations, et ne sauraient donc conserver quelque chose d'un ébranlement qui a été très faible ou nul.

Certains toxiques agissent également, soit pour stimuler la cellule nerveuse, soit pour l'arrêter dans son fonctionnement, ce qui est le cas le plus fréquent. Beaucoup de substances, toxiques d'ailleurs, altèrent la fonction psychique après l'avoir exaltée. Tel est le cas de l'alcool, de la morphine, de la cocaïne, ou de tous ces poisons qu'on a justement appelés les poisons de l'esprit. Il est enfin des troubles du système nerveux, encore bien mal définis dans leur mécanisme et dans leur nature, qui surviennent à la suite de traumatismes, de chocs, d'émotions violentes aussi, et qui se traduisent par une amnésie plus ou moins étendue de l'existence antérieure d'une part, ou l'impossibilité pour le sujet de fixer aucune impression nouvelle, ou le plus souvent par les deux choses à la fois, donnant lieu ainsi aux amnésies rétrograde, antérograde et rétro-antérograde, sur lesquelles nous aurons lieu de revenir plus loin. Dans ces cas ce ne sont pas les fonctions mnésiques seules, ni même psychiques, qui sont atteintes, mais la motricité et la sensibilité traduisent par de la paralysie et de l'anesthésie l'arrêt qui porte sur tous les centres du cerveau. En quoi consiste cet arrêt, qu'est-ce que ce phénomène qu'on s'est borné à appeler de l'inhibition, nous n'en savons rien et nous ne le connaissons que par ses effets. Il doit avoir une certaine analogie avec le sommeil, soit naturel, soit provoqué par des anesthésiques, qui produit lui aussi un arrêt des fonctions psychiques, la non-pénétration et la non-fixation des excitations périphériques, et conséquemment l'amnésie.

Troubles de la circulation cérébrale, altérations de la nutrition cellulaire, empoisonnements, shock nerveux, sommeil, toutes ces conditions capables de modifier même peu profondément le fonctionnement cérébral, amènent la difficulté ou l'impossibilité de la pénétration et de la fixation des impressions dans le cerveau, et par conséquent la formation de la mémoire. Une première conclusion s'impose donc : L'intégrité de la substance cérébrale, tant au point de vue anatomique qu'au point de vue physiologique, est indispensable pour que les excitations qui doivent l'atteindre, y pénètrent et s'y fixent, quelle que soit d'ailleurs la manière dont puissent se concevoir cette pénétration et cette fixation.

Les conditions psychologiques capables d'augmenter ou de diminuer le pouvoir de fixation ont été bien étudiées. Il y a tout d'abord l'intensité de la sensation initiale. Il est évident qu'une excitation forte est plus capable qu'une faible de déterminer une empreinte durable. Il s'en faut toutefois que la facilité de pénétration et de fixation soit proportionnelle à l'intensité de l'excitation. Si une excitation trop faible n'est pas perçue, une excitation trop forte ne l'est pas davantage ; elle produit une sorte de désorganisation, analogue à ce qui se passe dans les cas de shock, et telle que quelquefois, à sa suite, de nouvelles impressions, même moyennes d'intensité, ne sont plus perçues. C'est ce qui se passe par exemple dans les perceptions visuelles. Une lumière trop intense provoque de l'éblouissement à la suite duquel le centre visuel semble épuisé et reste pendant un temps plus ou moins long avant de pouvoir percevoir de nouvelles impressions lumineuses. Chez certains sujets même, comme les hystériques, les éléments nerveux peuvent pendant un temps plus ou moins long rester dans cet état d'épuisement et il y a amaurose. Ce qui se passe pour la vue, se passe d'ailleurs pour tous les autres sens et tous les modes de la sensibilité. Si la pénétration est proportionnelle à l'intensité de l'excitation — ce qui n'est même pas démontré — la fixation ne l'est pas en tout cas, et il n'y a fixation qu'avec des impressions d'intensité moyenne.

Un phénomène absolument analogue s'observe quand on surmène la mémoire. Comme toutes les fonctions, elle se développe par l'exercice, mais à la condition que cet exercice soit modéré. Si on force le cerveau à emmagasiner trop rapidement et en trop grande quantité des impressions quelconques, non seulement au bout de quelque temps la conservation ne se fait plus, mais bientôt aussi la fixation devient difficile, et enfin la pénétration se ralentit, puis devient impossible. L'intelligence subit forcément le contre-coup de ces troubles ; il y a une sorte d'arrêt, qui peut devenir permanent et entraîner à sa suite un véritable état de démence, si le surmenage cérébral a été poussé trop loin. Ces faits sont malheureusement fréquents aujourd'hui et il n'est pas rare de voir des jeunes gens qui, après avoir réussi dans des concours difficiles, où la mémoire n'a toujours que trop de place, tombent dans un état d'apathie intellectuelle complète et deviennent incapables non seulement de retenir ce qu'ils ont appris, mais d'apprendre quoi que ce soit de nouveau.

Il faut donc, pour que la fixation ait lieu, que les impressions ne dépassent ni une certaine intensité, ni un certain nombre dans un temps donné. C'est comme s'il leur fallait un certain temps pour s'organiser, et les idées de M. Dugas sur la mémoire organisée trouvent ici leur justification.

La rapidité avec laquelle les impressions se succèdent est donc un facteur important de la pénétration et de la fixation. Pour qu'une impression devienne consciente on sait qu'elle doit avoir une certaine durée. Elle agira donc d'autant plus sur le cerveau qu'elle se rapprochera de cette durée minima nécessaire, qui, on le sait, est de 1 à 2 dixièmes de seconde, suivant les perceptions. Richet[1] a bien montré d'autre part qu'il y a une phase réfractaire succédant à chaque excitation, et pendant laquelle une nouvelle excitation est incapable de déterminer aucune vibration nerveuse. Cette phase réfractaire est d'environ 1 dixième de seconde. Si donc une impression dure moins d'un dixième de seconde elle ne peut arriver à la conscience et risque fort de ne jamais revivre à l'état de souvenir conscient, et de plus, si une impression succède à une autre, même consciente, à un intervalle moindre d'un dixième de seconde, elle n'est même pas perçue, et ne saurait par conséquent se fixer.

La répétition favorise la fixation. Ce procédé produit ce que M. Dugas appelle la mémoire brute. La façon dont la répétition d'une même impression détermine la fixation découle de ce que Ch. Richet a montré se passer pour le nerf soumis à des excitations répétées, mais s'arrêtant au seuil, et insuffisantes par conséquent pour provoquer une vibration nerveuse. Or, au bout d'un certain nombre d'excitations, l'excitabilité du nerf augmente et la vibration se produit. Il y a en somme accumulation des excitations, puisque aucune d'elles seule ne suffisait. Il faut donc qu'entre chacune d'elles il y ait conservation d'un certain changement dans le nerf, une vibration latente qui s'ajoute aux suivantes. Pour le nerf et le muscle, cette vibration ne dure guère plus d'une seconde. Mais pour les centres nerveux elle peut persister quelques minutes. Et Ch. Richet compare ces vibrations latentes à de la mémoire, qu'il considère comme une vibration prolongée. Sans nous arrêter à cette interprétation pour le moment, nous retiendrons seulement ce fait qu'une impression qui

[1] *Les origines et les modalités de la Mémoire.* Rev. Philos., 1886. t. I. p. 561.

aurait été insuffisante pour ébrauler les centres nerveux, en devient capable quand elle se répète.

Mais cette répétition n'agit pas seulement d'une façon immédiate, et de telle sorte que les impressions répétées ne laissent entre elles aucune place pour d'autres impressions différentes. La répétition d'une même impression, reproduite à intervalles plus ou moins longs, agit de la même façon. On ne peut invoquer ici le mécanisme mis en évidence par les expériences de Ch. Richet. Il ne saurait y avoir une vibration latente suffisamment prolongée pour s'ajouter à une nouvelle résultant d'une impression identique à la première, et insufsante comme elle à déterminer dans l'écorce la modification nécessaire à sa fixation. Cependant les faits d'observation ne paraissent pas laisser de doute. On sait par exemple combien il est plus facile d'apprendre une leçon étudiée la veille et non sue, quand on a laissé passer une nuit entre les deux études. Et il est même remarquable que dans ces conditions le nombre de fois qu'on aura besoin de la répéter sera moindre si on l'étudie à deux reprises, que si on l'avait apprise en une seule fois. Il nous arrive fréquemment aussi, après avoir écouté une mélodie avec attention, de ne pas pouvoir nous la rappeler malgré tous nos efforts. Puis un beau jour elle surgit dans notre mémoire. Elle y était donc restée. Mais pourquoi, si elle y était fixée, ne pouvions-nous l'évoquer ? Elle ne s'est pas répétée, l'impression première n'a donc pu se renforcer. Plus nous nous sommes éloignés du moment où nous l'avons entendue, plus son image aurait dû s'affaiblir, puisqu'elle était déjà si peu forte que nous ne pouvions l'évoquer peu après. On dira que c'est le pouvoir d'évocation qui nous manque. C'est évident, mais cela n'est pas une explication. Si je peux au bout d'un certain temps évoquer l'image d'une impression que je ne pouvais évoquer peu après l'avoir ressentie, il faut qu'entre ces deux moments il se soit passé quelque chose. Rien n'est venu renforcer mon impression première ; mon pouvoir d'évocation, qui tient à mon bon fonctionnement cérébral, n'a reçu aucune modification. Toutes les conditions paraissent donc identiques, et cependant une image que je ne pouvais pas évoquer, même avec effort, surgit spontanément, et à partir de ce moment je peux volontairement l'évoquer. Cela ne peut se comprendre que si l'on admet la nécessité d'un certain temps pour que la mémoire *s'organise*.

Je laisse pour plus tard l'examen de cette question de l'organisation de la mémoire. Ce que je veux mettre en relief en ce moment c'est l'importance du facteur *temps* dans la fixation des impressions. Ce facteur se montre encore lorsqu'il s'agit de la rapidité avec laquelle on apprend. Il est établi, en effet, que plus on apprend rapidement et plus vite on oublie. On connaît l'exemple de cet acteur qui, obligé au pied levé de suppléer un camarade le jour même, apprend son rôle en quelques heures et le sait assez pour le jouer le soir. Mais le lendemain il l'a complètement oublié et est obligé de le rapprendre en entier. Et ainsi plusieurs jours de suite. Et il expliquait que cela lui prenait moins de temps et donnait moins de peine que s'il avait dû l'apprendre d'une façon réfléchie et avec attention.

L'attention, soit passive, soit active et volontaire, a en effet une grande influence sur la fixation des impressions. Tel fait, qui s'est passé maintes fois devant nous sans que nous y prêtions attention et que nous serions incapable de préciser, ni même de nous rappeler, peut prendre tout à coup une importance extrême et telle que jamais plus nous ne l'oublions. Telle parole, dite par une personne, ne nous frappe pas et nous ne la retenons pas ; prononcée par une autre, elle nous pénètre profondément et se fixe d'une manière indélébile. Qui de nous n'a entendu quelqu'un dire : « J'entends encore X. me dire telle chose » ? Or cette chose, d'autres la lui ont dite : on le lui rappelle et il ne s'en souvient pas.

Il est en effet un état qui, plus que l'attention, contribue à fixer les impressions, c'est l'émotion, ou pour mieux dire le ton émotionnel, qui les accompagne. C'est lui qui entraîne l'intensité de l'attention, et c'est de cette intensité de l'attention que dépend à son tour la pénétration et la fixation de l'impression.

La volonté agit de la même manière que l'émotion. L'application réfléchie, soutenue, pour apprendre quelque chose, pour garder une impression, contribue à la fixation d'une façon remarquable, mais que je crois moins sûre et moins solide que le ton émotionnel. Quand on réfléchit sur une chose pour la retenir, on ne fait en somme que chercher tous les rapports qu'elle peut avoir avec d'autres choses connues, pour avoir ainsi des points de repère aussi nombreux que possible. C'est ainsi qu'on se crée des moyens mnémotechniques, d'autant meilleurs souvent qu'ils sont plus bizarres. Dans ce cas, on arrive, en envisageant l'objet dont on veut garder le souvenir sous toutes ses faces, dans ses moindres détails, à multiplier les impressions qu'il vous donne. Ces aspects, si nombreux qu'on les suppose, ne sont jamais très nombreux. Les associations d'idées qu'ils éveillent sont plus ou moins solides, mais ne le sont jamais beaucoup, puisqu'on a été obligé de les chercher et qu'elles n'ont pas surgi spontanément. Elles n'ont donc pas une grande stabilité. De sorte que lorsque ce n'est qu'au moyen de l'attention volontaire que la fixation des impressions se fait, elle présente une beaucoup plus grande fragilité, que lorsqu'elle se fait sous l'influence de l'attention due à un état émotionnel. Car cet état émotionnel est une réaction générale du cerveau ; le fait à retenir est incorporé à cet état d'une façon indélébile, et il suffira que l'un soit évoqué pour que l'autre se reproduise et réciproquement.

Ce ne sont donc pas quelques associations plus ou moins stables, plus ou moins naturelles et logiques, d'ailleurs en petit nombre, qui sont mises en jeu. C'est tout le cerveau qui réagit sous l'influence de l'impression. Tandis que dans le premier cas, à une impression, décomposée en ses éléments, renforcée par les associations de ces éléments avec d'autres images servant de points de repère, correspond une fixation peu stable, dans le second, au contraire, où l'impression, vague quelquefois, imprécise, est accompagnée d'un état émotionnel plus ou moins intense et d'associations d'idées surgissant spontanément, parce qu'elles sont fortement établies, la fixation se fait d'une façon indélébile ou tout au moins très forte.

Si nous résumons les conditions de la fixation, nous voyons donc que tout d'abord l'intégrité anatomique et physiologique de la cellule est indispensable ; que la circulation et la nutrition du cerveau doivent être aussi normales que possible ; que l'intensité de la fixation n'est pas proportionnelle à l'intensité de l'excitation et que celle-ci ne doit pas dépasser certaines limites ; que la rapidité de succession et la durée des impressions ne doivent pas dépasser une certaine moyenne, dont le minimum est fixé par le temps nécessaire pour qu'une impression devienne consciente ; que la persistance de la fixation est en raison inverse de la facilité et de la rapidité avec lesquelles elle s'est faite ; que la répétition n'assure que faiblement la fixation, et que l'attention agit d'autant plus fortement qu'elle s'accompagne d'un état émotionnel.

Conservation. — Nous arrivons au point le plus important du problème de la mémoire, au point le plus admis et cependant le moins démontré, celui de la conservation des impressions. Nous venons de supposer que les impressions reçues par le cerveau y laissaient une trace, une empreinte quelconque. Nous nous sommes bien gardé toutefois de nous demander comment et où pouvait se faire cette fixation. C'est maintenant le moment de nous poser cette question.

« Avant de savoir il faut nous figurer, a dit justement Guyau. » Les façons de nous représenter le mécanisme de la conservation des images dans le cerveau n'ont pas manqué. Pour ne citer que les principales, Spencer [1] a comparé le cerveau à un piano mécanique pouvant reproduire un nombre d'airs indéfini. Taine [2] en fait une sorte d'imprimerie fabriquant sans cesse et mettant en réserve des clichés innombrables. D'autres la comparent à une plaque photographique, d'autres encore, comme Guyau [3], à un phonographe. Toutes ces comparaisons plus ou moins ingénieuses sont fort grossières et ne tiennent guère compte que d'un élément : la conservation. Mais la conservation sans la reproduction n'est pas la mémoire. Il n'y a pas lieu d'insister davantage, comme le remarque M. Ribot, sur les habitudes du monde végétal qu'on a comparées à la mémoire. « Il ne faut jamais perdre de vue, dit-il, que nous avons affaire à des lois vitales, non à des lois physiques, et que les bases de la mémoire doivent être cherchées dans les propriétés de la matière organisée, non ailleurs. » Je crois, au contraire, que nous pouvons étudier les phénomènes de la mémoire et de l'esprit en général à la lumière des lois physiques, et que nous trouverons en certaines applica-

(1) *Principes de Psychologie*. (Trad. franç. Paris, F. Alcan.)
(2) *L'Intelligence*.
(3) *La Mémoire et le phonographe*. Rev. Philos., 1880. T. I, p. 319.

tions de force que nous fournit la science moderne des analogies très intéressantes avec le fonctionnement du cerveau.

Nous trouvons dans la fibre musculaire une ébauche de la mémoire. Si après une excitation la fibre musculaire revient à son état primitif, il n'en est pas moins vrai qu'à la suite de chaque action elle devient plus apte à l'action, plus disposée à la répétition du même travail. Cet accroissement de puissance par le fait du fonctionnement, cette tendance à un meilleur fonctionnement sous l'influence de l'exercice se remarque d'ailleurs dans tous les organes de l'économie. Il n'est donc pas surprenant de rencontrer la même chose dans le système nerveux. Mais cela peut-il s'appeler de la mémoire ? Non sans doute, mais il n'en ressort pas moins que ce qu'on a désigné sous le nom de trace-disposition pour expliquer la reproduction des images n'est pas spécial au système nerveux, ni encore moins à la cellule corticale.

Il y a plus. On rencontre cette trace-disposition non seulement dans le monde organique, mais encore dans le monde inorganique. Nous trouvons même là un terme de comparaison que je m'étonne de n'avoir pas vu citer encore pour expliquer le phénomène de la mémoire : je veux parler de l'aimantation. Lorsque je mets au contact d'un barreau d'acier un morceau d'aimant, ou que j'y fais passer un courant électrique, je détermine dans ce barreau d'acier une modification, sur la nature de laquelle on n'est d'ailleurs pas fixé, mais qui persiste pendant un temps plus ou moins long.

Il y a donc, comme dans la mémoire, fixation de l'impression et conservation. Plus je répète le contact, plus je le prolonge, et plus l'aimantation de mon barreau augmente et persiste, absolument comme la mémoire sous l'influence d'impressions répétées et prolongées. Seconde analogie. En voici une troisième : lorsque les excitations portées sur le cerveau sont trop intenses, elles ne peuvent pas plus s'y fixer que lorsqu'elles sont trop faibles. Il en est de même pour le barreau d'acier. Sa capacité d'aimantation n'est pas infinie, et n'augmente pas, au delà d'une certaine limite, avec l'intensité du courant d'aimantation. Quatrième analogie : avec le temps l'aimantation diminue, absolument comme les souvenirs qu'on ne réveille pas de temps en temps. Mais il y a plus, et, cinquième analogie, il suffit de mettre un morceau d'acier non aimanté au contact du barreau aimanté pour que son aimantation persiste, de même qu'il suffit de laisser au contact d'un souvenir une impression qui lui a été associée pour le faire persister avec la même netteté. Il n'y a pas jusqu'au phénomène de la reproduction, le seul vraiment caractéristique de la mémoire, qu'on ne retrouve dans l'aimant, puisqu'il peut créer lui-même autant de fois un nouvel aimant qu'on mettra à son contact de morceaux d'acier. Mais de même qu'un courant d'induction détermine dans un barreau d'acier un état qui correspond au phénomène de l'aimantation, de même une excitation sensorielle peut déterminer dans le cerveau un état qui corresponde à un phénomène de mémoire ; l'état d'aimantation est aussi différent du courant d'induction qui l'a déterminé, que l'image-souvenir l'est de l'excitation sensorielle, et cependant cet état d'aimantation peut reproduire le phénomène de l'aimantation dans un autre barreau d'acier, absolument comme le courant d'induction, mais avec une intensité considérablement moins grande. De même aussi la modification inconnue produite dans le cerveau par l'excitation sensorielle peut reproduire, d'une façon plus ou moins atténuée, l'impression primitive.

Si j'insiste sur ces analogies ce n'est pas pour établir la moindre ressemblance de nature entre les phénomènes psychiques et les phénomènes électriques, comme certains psychologues ont tendance à le faire, mais simplement pour montrer que l'on peut trouver dans le monde purement physique des forces capables de modifier la matière de façon à lui donner des qualités nouvelles sans paraître modifier sa forme, ni sa structure moléculaire, qualités passagères d'ailleurs, et qui, lorsqu'elles sont disparues, la laissent dans son état primitif.

Ch. Richet[1], dans des expériences sur les animaux, montre qu'à la suite d'une excitation de la moelle et des nerfs il persiste une vibration plus ou moins prolongée. Une grenouille décapitée, après qu'on lui a donné des convulsions par choc de la tête, conserve pendant un certain temps des convulsions tétaniques ; une anguille dont on a coupé la tête, présente pendant longtemps dans le tronçon postérieur des mouvements de reptation. Il considère la persistance de cette excitabilité comme une sorte de mémoire élémentaire. Mais il ne faut pas confondre la persistance d'une excitation et le souvenir d'une impression. Souvenir indique rappel, reproduction, et par conséquent cessation pendant un certain temps. On ne saurait en aucune manière regarder la mémoire comme la prolongation d'une excitation.

Abordons maintenant la question même de la conservation des images. Et d'abord que faut-il entendre par images ? Lorsqu'une excitation sensorielle vient atteindre un nerf elle produit en lui une certaine vibration qui se transmet directement au cerveau, s'il s'agit d'un nerf cranien, en passant pour certains par le bulbe ou la protubérance, ou indirectement s'il s'agit d'un nerf périphérique, en passant par la moelle et suivant un trajet plus ou moins compliqué. Mais

(1) Art. *Cerveau. Dictionnaire de Physiologie* (Paris, F. Alcan), et *Mémoire élémentaire*. Rev. Philos., 1881, t. I, p. 510.

quelle que soit la voie suivie, l'excitation aboutit toujours en un point spécial du cerveau, où aboutissent les fibres nerveuses émanant du point de la périphérie qui a été atteint par l'excitation. Le trajet de cette excitation est donc déterminé d'une façon absolue et ne peut être modifié par quoi que ce soit. Elle peut être arrêtée en cours de route dans les différents centres réflexes qu'elle traverse, et ne pas aboutir au cerveau, mais si son intensité est suffisante, si rien ne vient la dériver, elle atteint le cerveau dans des points parfaitement déterminés, centres dont quelques-uns sont connus, dont beaucoup sont encore à délimiter. A partir de ce moment que devient-elle ?

Pour les uns, avons-nous vu, elle détermine dans ces centres de perception, ou de réception, eux-mêmes une modification permanente, pour d'autres cette modification se produit dans d'autres centres (centres d'association pour Flechsig, centre d'aperception, qui serait le lobe frontal, pour Wundt) ; mais quel que soit le point où elle se fasse, tout le monde admet une modification permanente, soit sous une forme matérielle, par une sorte de changement moléculaire dans les cellules de perception, soit sous une forme dynamique, consistant dans une tendance à reproduire l'impression produite par l'excitation. C'est à ces traces, à ces résidus, à ces traces-dispositions, — tous ces mots recouvrent la même inconnue — que l'on a donné le nom d'*images*, mot fort malencontreux, car il éveille malgré soi chez beaucoup l'idée d'une chose concrète, que la comparaison du cerveau avec une plaque photographique n'a pas peu contribué à répandre. Dans l'hypothèse de la conservation des impressions dans les cellules de l'écorce, voici en somme à quoi se réduit une image : Une excitation X atteint une cellule A ; celle-ci est modifiée d'une certaine façon et devient

A — La perception de la vibration qui a transformé A en A' devient pour le sujet l'équivalent psychique de l'excitation X.

C'est l'*image*, ou si l'on aime mieux c'est la *représentation* de X. De telle sorte que chaque fois qu'une cause quelconque transformera A en A', — si après l'excitation l'état A' a disparu et que A ait repris sa forme première —, ou fera vibrer A, — si l'état A' a persisté — les choses se passeront pour le sujet comme si c'était encore X qui aurait agi. On dit alors qu'il y a souvenir, l'impression ressentie par le sujet dans le second cas étant immédiatement différenciée de la perception primitive, pour des raisons que nous aurons à examiner plus loin (Reconnaissance).

Conservons, pour la commodité, ce terme d'images, maintenant que nous avons établi ce qu'il fallait entendre par là. Une première question se pose, à savoir si la conservation supposée des images peut se faire dans les centres de perception, comme beaucoup de psychologues l'admettent avec Bain. Admettons que cela soit et voyons ce qui va se passer.

Ch. Richet[1] l'a exposé de la manière suivante : « Le muscle M, après maintes excitations et contractions, reviendra exactement à l'état primitif : il y aura retour presque parfait à la constitution organique normale. Mais la cellule cérébrale nerveuse A, après excitation ne sera plus jamais A ; ce sera A' : et après chaque excitation elle sera modifiée, devenant tour à tour A', A'', A''', etc. ; de sorte que les réactions consécutives, identiques pour le muscle, qui est M et sera toujours M, seront très variées pour la cellule cérébrale, qui sera successivement A', A'', A''''.... La réaction α de la cellule A ne sera plus α mais α', quelque peu différente de α ».

Si réellement A était modifié à chaque nouvelle excita-

---

[1] Art. *Cerveau. Dictionnaire de Physiologie.*

tion la mémoire serait abolie du même coup. En effet, l'excitation X atteint la cellule A ; elle la modifie de telle sorte qu'elle devient A'. A cet état A' correspond la représentation que nous avons de X, et que nous désignerons par x. Pour qu'x soit éveillé en nous et constitue un souvenir il faut que l'état A', auquel elle correspond, soit lui-même reproduit. Or cela n'est pas, si l'on admet avec Ch. Richet qu'une nouvelle excitation X, identique à la première, modifie la cellule A' et la transforme en A''. A cette modification ne pourra plus correspondre la représentation x, équivalent psychique de X. Il y aura une nouvelle représentation x'. De sorte que X, excitant la même cellule cependant, sera représentée successivement dans l'esprit par x et x'. Si A'' se substitue à A', comme A' s'est substituée à A, et que jamais l'état A' ne puisse être repris par la cellule A, on ne comprend pas comment l'image x pourrait elle-même reparaître. Elle se trouve effacée par x', comme la cellule A' se trouve remplacée par la cellule A''.

Si donc, d'une part, on est forcé d'admettre que, les voies anatomiques étant déterminées et fixes, une même excitation partie d'un même point de la périphérie, avec la même intensité, doit aboutir à la même cellule cérébrale, et si, d'autre part, on admet que cette excitation détermine, chaque fois qu'elle se produit, une modification permanente de la cellule cérébrale, on arrive à ce résultat paradoxal que la persistance de la modification produite par une excitation empêche le souvenir de cette excitation dès qu'une nouvelle excitation semblable se produit. Il devient impossible de comprendre comment, si les souvenirs sont fixés dans le point même de la perception, nous pouvons simultanément percevoir une impression actuelle et nous souvenir que nous l'avons déjà eue, et même distinguer les souvenirs multiples que nous en avons.

Pour concilier ces deux choses incompatibles : réveil de l'image ancienne, et modifications successives et permanentes de la cellule qui en est le siège, essayons de diverses hypothèses, que les auteurs eux-mêmes n'ont pas émises, faute d'avoir vu cette incompatibilité.

A l'état A' de la cellule A correspond la représentation x de l'excitation X. On peut supposer un processus interne, différent de X par conséquent, qui, grâce aux connexions de A avec les autres cellules de l'écorce, fasse vibrer cette cellule A' et éveille ainsi la représentation x, sans amener de modification nouvelle de la cellule A'. La conscience que nous aurions de la voie différente de l'excitation nous permettrait de distinguer entre la perception et le souvenir de X. Et ainsi, chaque fois que A' serait ainsi mis en état de vibration, la représentation x se produirait.

On pourrait admettre cette hypothèse si, une fois que A' a été constituée par l'action de X sur A, X n'agissait plus jamais sur A'. Or cela n'est pas; c'est au contraire sous l'influence de nouvelles excitations X que l'image x reparaît le mieux, et nous avons vu que si elles déterminaient de nouvelles modifications A", A"', etc., l'image x serait submergée et que la mémoire n'existerait plus par conséquent.

Supposons maintenant que X, après avoir transformé la cellule A en A', ne soit plus capable de la modifier quand elle se répète, mais seulement de la faire vibrer de façon à réveiller la représentation x. Il nous faut d'abord préciser ce que peut et doit être cet état A' si nous l'admettons. Est-ce un état statique, est-ce un état dynamique?

Sous l'action d'une excitation X il se produirait une modification A' de la cellule A. Il est évident que cette transformation, de quelque nature qu'on la suppose, est un état dynamique. L'excitation cessant, cet état dynamique cesse lui-même, au bout d'un temps plus ou moins long, peu importe. L'état statique qui lui succède correspond-il à l'état primitif de A, ou au contraire est-ce l'état A' qui persiste, c'est ce qu'il s'agit de savoir. Mais ce qui nous importe pour le moment c'est de savoir qu'à l'état dynamique provoqué par l'excitation X, succède un état statique, état de repos, quand elle cesse. Ceci nous expliquerait comment la représentation α se produit, puis semble disparaître pour reparaître et disparaître encore. Elle tiendrait à l'état dynamique de la cellule, et ne se montrerait que lorsque cet état dynamique se reproduit. Elle traduirait l'activité, le fonctionnement de la cellule A, comme le mouvement traduit l'activité des centres moteurs. Elle ne disparaîtrait pas quand la cellule est au repos, mais y persisterait en puissance. Je crois que c'est ainsi que devrait s'expliquer la disparition apparente et la réapparition des souvenirs, qui ont fait dire à M. Ribot que l'oubli était la condition de la mémoire. Comme je l'ai fait remarquer autrefois, il serait préférable de dire que c'est le passage du conscient à l'inconscient. En effet, pour nous rappeler un événement nous sommes obligés de faire abstraction de tous les autres. Mais nous ne les oublions pas en réalité, puisque dans un moment nous allons pouvoir en réveiller les images à leur tour.

Mais ce qu'il s'agit de se demander pour le moment, ce n'est pas si ce phénomène est réel, c'est de savoir, l'ayant admis, si c'est dans les centres de perception ou en dehors d'eux qu'il se produit. La supposition que nous avons faite plus haut que X, après avoir la première fois transformé A en A', ne peut plus, quand elle se répète, y produire de nouvelles modifications, est-elle plausible ? Remarquons immédiatement que les auteurs qui admettent que X détermine la modification A' d'une façon permanente, repoussent implicitement cette supposition, puisqu'ils disent que la seconde excitation transformera A' en A'', et ainsi de suite. Et en effet on se demande pourquoi si X a été capable une première fois d'amener une modification dans une cellule, elle deviendrait incapable par la suite de la modifier de nouveau.

Il y a toutefois une différence qu'il importe, puisque nous faisons en ce moment une critique aussi impartiale que possible, de signaler. Lorsqu'une impression ébranle pour la première fois une cellule cérébrale, l'état de cette cellule est absolument différent de ce qu'il sera plus tard. Elle est vierge et neutre, elle n'est pas encore adaptée à aucune fonction spéciale. On peut donc parfaitement admettre qu'une excitation quelconque détermine chez elle un agencement moléculaire spécial, et qu'une fois cet agencement nouveau produit, il ne puisse plus s'en produire d'autre, et que les excitations nouvelles qui l'atteignent n'aient pas d'autre résultat que de la faire passer de l'état de repos à l'état d'activité, de l'état statique à l'état dynamique. Cette adaptation immuable une fois établie se rencontre pour toutes les autres fonctions du système nerveux dans les centres inférieurs et la moelle, et il n'y a aucune raison pour supposer que la cellule corticale diffère des autres cellules du système nerveux central.

Cette théorie, qui correspond en partie, je crois, à la réalité, a l'avantage de ne pas donner à la cellule corticale des caractères spéciaux, distincts des autres cellules nerveuses, de celles de la moelle par exemple. Elle nous permet d'admettre, en outre, la persistance d'une modification de la cellule sous l'influence d'une excitation, persistance sans laquelle la mémoire ne se comprend pas. Mais elle détruit l'hypothèse en vertu de laquelle chaque excitation nouvelle modifierait la cellule déjà modifiée par les excitations antérieures, hypothèse à tous points de vue inadmissible. Mais comment expliquer que nous puissions nous rendre compte de la perception et de la représentation par le souvenir, et des différences entre les souvenirs des diverses excitations successives perçues par une même cellule ; en vertu de quoi la cellule modifiée par une excitation X s'associe-t-elle à une autre cellule modifiée en même temps qu'elle par une excitation Y, x et y émanant du même objet, mais affectant des cellules A et B situées dans des centres plus ou moins distants l'un de l'autre ; comment enfin la destruction des centres de perception n'abolit-elle pas les souvenirs en même temps que les perceptions, si c'est dans les mêmes cellules que se font la perception, la conservation et la reproduction des impressions ?

Admettons donc provisoirement que l'excitation X a déterminé par son action sur la cellule A une modification, dynamique d'abord, statique ensuite, qui l'a fait devenir la cellule A′. Deux cas se présentent alors : ou bien c'est un processus interne, une excitation venue du cerveau lui-même qui va mettre en état d'activité la cellule A′, ou bien c'est une nouvelle excitation venue du dehors. Dans le premier cas l'état dynamique de A′ reproduit la représentation de X, c'est le souvenir de X. Dans le second cas la nouvelle excitation X′ est évidemment de même nature et a le même point de départ que X. Si elle était de nature différente ou si elle avait un autre point de départ elle ne suivrait pas les mêmes voies et ne pourrait pas aboutir aux mêmes centres cérébraux.

Mais X′ peut être d'intensité égale, inférieure ou supérieure à X. Que va-t-il se passer ? L'excitation X agissant d'une façon spéciale sur A en sa qualité de première excitation d'une cellule non encore différenciée, supposons une excitation X″ que nous pourrons comparer à X′ plus exactement que X′ à X. D'après ce que nous venons de voir, c'est la même cellule A qui perçoit l'impression et la conserve sous la forme A'. Elle est donc à la fois organe de perception et de mémoire. Est-ce possible ? Si X'' est égale à X' elle va déterminer une perception égale à celle de X' et voilà tout. Or l'observation nous apprend qu'en même temps que cette perception il y a représentation, souvenir de l'impression X'. Comment la même cellule peut-elle nous donner à la fois une perception du présent et une représentation du passé ? Et si nous supposons une série d'impressions X^3, X^4, X^5, etc., comment aurons-nous en même temps une perception de l'excitation X^6 actuelle et les représentations de toutes les excitations antérieures ? Comment pourrons-nous les distinguer les unes des autres et les comparer à la sensation présente ? puisque c'est un seul et même état A' de la cellule mise en activité. Il est inadmissible que sous l'influence d'excitations identiques successives elle fonctionne d'une façon différente. Cela devient encore moins compréhensible si on suppose X'' inférieure ou supérieure à X'.

Si d'autre part on admet que A' une fois constituée, différenciée, ne se modifie plus et ne fait que passer de l'état statique à l'état dynamique sous l'influence des excitations successives X', X'', X''' etc., et revenir ensuite, quand elles cessent, à son état statique initial, on ne peut plus comprendre comment se fixent et se conservent ces impressions successives, puisqu'elles ne laissent aucune modification permanente. Qu'on admette des modifications successives de la cellule A sous l'influence des excitations X, X' X'', etc., ou qu'on repousse l'idée de ces modifications permanentes, on arrive donc toujours au même résultat : la mémoire est impossible ; la même cellule ne peut être à la fois organe de perception, de conservation et de reproduction.

Nous avons supposé que X était toujours de même nature.

Mais dans la réalité cela n'est pas. X est une excitation de nature quelconque agissant sur un point de la périphérie d'où des conducteurs nerveux préétablis la conduisent fatalement à la cellule A. Cette cellule A peut donc recevoir d'autres excitations ayant le même point d'origine. Comment alors se différencieront ces diverses impressions ? Si X a déterminé A' X' va-t-il déterminer une autre modification? Nous sommes alors ramené à l'hypothèse des modifications imprimées par les excitations successives, c'est-à-dire que X', X', X', déterminant des modifications A" A'" A"'', et chacune de ces modifications effaçant la précédente, le souvenir est impossible. Si d'autre part on veut supposer que la cellule A indifférente est différenciée sous la forme immuable A', cela nous conduit à supposer que X', X', X' ne feront qu'ébranler A' et évoquer ainsi la représentation de X', X', X'. De quelque façon qu'on s'y prenne il est impossible de considérer la cellule perceptive A comme représentative aussi.

En somme, on arrive à cette conclusion que la cellule, non seulement ne conserve pas de modification permanente sous l'influence des excitations qui la mettent en activité, mais encore ne peut même pas être différenciée et adaptée à une impression spéciale, à une variété d'excitation quelconque. Il y a cependant quelque chose de changé par le fait du passage d'excitations à travers les cellules de l'écorce, et ce quelque chose nous verrons plus loin en quoi il consiste.

On a émis une autre hypothèse qui, à première vue, semble concilier ces choses contradictoires. On a dit : Le nombre des cellules cérébrales, d'après les évaluations les plus inférieures, serait de 600.000.000. D'autres disent le double. Si une cellule est capable de subir plusieurs modifications, elle ne doit en tout cas en subir qu'un nombre limité. Mais on peut même admettre, vu le chiffre des cellules, qu'elle n'en garde qu'une. Et M. Ribot trouve lui-même que cette hypothèse d'une impression unique n'a rien d'inacceptable. On suppose donc que l'excitation X atteint la cellule A et la transforme en A' ; puis que l'excitation X' atteint la cellule B et la transforme en B', et ainsi de suite. Quand ensuite une excitation interne ébranle A', B', etc., il se produit les représentations de X, X', etc. Une pareille hypothèse est-elle soutenable ? C'est ce que nous allons examiner avec quelques détails, car Taine et Ribot ont paru l'admettre et sa simplicité séduit.

Tout d'abord demandons-nous, ce que personne, que je sache, n'a fait, si le nombre, même le plus élevé, des cellules cérébrales est suffisant pour que chacune ne subisse qu'une modification.

Prenons une existence moyenne de 60 ans. Pendant ces soixante années combien est-on capable de percevoir de sensations conscientes, c'est-à-dire demandant au moins un dixième de seconde pour se produire. Soyons généreux pour les partisans de l'hypothèse de l'impression unique, et estimons à quinze heures seulement la durée de la veille pendant laquelle nous sommes conscients. Le calcul est facile à faire. Dans une journée nous sommes susceptibles de percevoir consciemment 54.000 excitations. En un an nous en percevrions 20.710.000, et en soixante ans 1.242.600.000. Ce chiffre est sensiblement égal à celui qu'on nous donne comme représentant le nombre des cellules de l'écorce. Ce résultat rendrait donc l'hypothèse vraisemblable si nous n'avions laissé de côté bien des facteurs. Tout d'abord nous n'avons tenu compte que des impressions conscientes. Or, il en est une foule d'inconscientes ou subsconscientes, qui n'en laissent pas moins une trace dans la mémoire, puisque dans de certaines conditions on les voit surgir. Ces impressions inconscientes doivent donc, comme les conscientes, modifier chacune une cellule. Nous n'avons supposé aussi qu'une seule impression consciente à la fois. Or c'est un fait qui ne se produit jamais, on peut le dire. Nous avons toujours plusieurs impressions conscientes simultanées. Voici donc notre nombre de cellules devenu insuffisant. Dira-t-on que les excitations identiques frappent la même cellule chaque fois qu'elles se produisent ? Nous avons montré tout à l'heure que s'il en était ainsi la distinction entre les souvenirs de ces diverses excitations ne se pourrait plus. Les impressions d'intensités différentes, quoique de même nature et de même origine, doivent donc modifier des cellules différentes. Les cellules une fois modifiées par une perception deviennent donc impropres à de nouvelles perceptions et ne sont plus aptes qu'à la représentation de cette perception. Telle serait la conclusion logique à laquelle on se trouve conduit.

Mais de nouvelles difficultés s'élèvent. Admettons encore que le nombre des cellules de l'écorce soit suffisant pour que chacune ne garde qu'une impression unique. Mais parmi ces cellules il en est qui forment des centres de projection, c'est-à-dire de réception, d'autres des centres d'association, d'autres enfin, celles du lobe frontal, dont le rôle n'est pas encore défini. Le nombre admis doit donc être singulièrement réduit, et nous avions déjà trouvé qu'il était à peine suffisant. Mais il y a plus : nous n'avons supposé qu'une existence de 60 ans. Quand elle dépasse ce terme, où se font donc les perceptions nouvelles ? Quelles cellules atteignent les excitations sensorielles ? Et ce n'est pas tout encore. Si grande que soit la quantité des cellules de l'écorce, celle-ci est subdivisée en territoires ayant des attributions distinctes et spéciales, et tous ces territoires ne renferment qu'un nombre relativement restreint de cellules. Qu'arriverait-il si par hasard le nombre des excitations destinées à un territoire précis devenait supérieur à celui des cellules qu'il contient, hypothèse des plus vraisemblables d'ailleurs? Iraient-elles atteindre des cellules déjà différenciées et adaptées à d'autres excitations ?

La supposition inverse peut être faite, et on peut imaginer des cas où il n'y aurait pas, au cours de l'existence, un nombre suffisant d'excitations pour agir sur toutes les cellules, supposition qui, d'ailleurs, devrait être tenue comme l'expression de la vérité tant que l'existence n'est pas terminée. Donc dans un cas il pourrait arriver que des impressions ne rencontrassent que des cellules déjà adaptées pour d'autres ; et dans le second cas il y a des cellules inemployées. Les deux suppositions sont aussi invraisemblables l'une que l'autre.

Les considérations d'ordre anatomique rendent plus insoutenable encore cette hypothèse déjà invraisemblable pour toutes ces raisons. Les connexions anatomiques qui réunissent le point d'origine périphérique de l'excitation X à la cellule A sont immuables. Chaque fois donc qu'une excitation de même nature que X se produit dans le même point de la périphérie, elle doit atteindre A, et ne saurait stimuler B, si voisine qu'on la suppose. Mais nous savons, il est vrai, que A émet des prolongements nombreux qui la mettent en rapport de contiguïté plus ou moins étroit avec les cellules voisines. Le stimulus X' pour atteindre B devra en tout cas passer par A'. Comment ne met-il pas cette cellule déjà différenciée en état d'activité? Comment ne provoque-t-il pas sa réaction sur les cellules motrices qui lui sont associées, en déterminant une action réflexe, au lieu de la traverser simplement pour aller atteindre la cellule B encore indifférente ? Le nombre des prolongements de A n'est pas illimité. Il arrivera donc un moment où, en admettant que les choses se passent ainsi, les excitations X', X", etc., auront atteint toutes les cellules contiguës B, C, D, etc. Lors donc qu'une nouvelle excitation, partie du point d'origine de X, se produira, il faudra qu'elle traverse non seulement A, mais encore B ou C ou D, etc., pour atteindre de nouvelles cellules en rapport avec elles par leurs prolongements.

Aucune donnée physiologique n'autorise de pareilles suppositions. Ensuite une question nouvelle, et non de petite importance surgit : Si un stimulus traversant une cellule A sans y produire aucune modification dynamique va atteindre une autre cellule B contiguë, ce ne peut être qu'au moyen d'un des prolongements de A. Or il faut admettre que successivement chaque excitation nouvelle suit un prolongement différent pour gagner une cellule différente. Il y a donc dans un prolongement déjà traversé par une excitation antérieure une trace de ce passage, une modification qui empêche qu'un second passage ait lieu. Si, en effet, l'excitation pouvait passer indifféremment par l'un ou l'autre prolongement, elle risquerait d'aller atteindre une autre cellule déjà modifiée par une excitation antérieure. Les difficultés soulevées à propos de A se retrouveraient identiquement les mêmes. Il n'y aurait qu'un intermédiaire de plus. Si les choses se passaient ainsi, plusieurs conséquences en découleraient. La première, en contradiction formelle avec tout ce qu'on sait sur la conductibilité nerveuse, c'est qu'une voie nerveuse traversée une fois par un courant, devient réfractaire à un nouveau passage de ce courant ; c'est absolument le contraire qu'on observe. La seconde, c'est que la modification, inconnue dans sa nature, imprimée à la cellule A par l'excitation X, n'atteint pas ses prolongements, puisque ceux-ci ne présentent que plus tard une différenciation, du fait du passage du stimulus, pour gagner une cellule contiguë à A. Rien n'autorise à penser

qu'une modification se produise dans une partie de la cellule
et non dans les autres, dans sa partie centrale — quelles sont
ses limites ? — et non dans ses prolongements. Enfin il faudrait admettre que chaque prolongement de la cellule A est
en rapport avec une cellule différente, ce qui est absolument
faux.

En allant au fond des choses, en examinant toutes les
hypothèses possibles, capables de justifier des assertions
admises presque sans conteste, on s'aperçoit qu'elles sont
insoutenables, ne reposent sur rien de démontré, et sont
même souvent en contradiction formelle avec les faits les plus
simples et les mieux établis. Cet examen un peu aride n'est
donc pas inutile.

Mais poursuivons. M. Ribot a mis en relief un point des
plus importants pour la conception de la mémoire, quand il a
dit que la mémoire organique ne suppose pas seulement une
modification des éléments nerveux, mais la formation entre
eux d'associations déterminées pour chaque événement particulier, l'établissement de certaines associations dynamiques
qui, par la répétition, deviennent aussi stables que les connexions anatomiques primitives. Cette question mérite de
nous arrêter longuement.

Le fait qu'il existe des associations d'ordre anatomique
entre les divers centres de l'écorce cérébrale, et des associations psychologiques entre les diverses images constituant
la représentation d'un objet, n'est pas douteux. Il s'agit seulement de savoir quel rapport existe entre les deux, et ensuite
quelles déductions il convient de tirer de ce rapport en ce
qui concerne la mémoire.

L'existence des associations entre les diverses images d'un
même événement permet de comprendre comment nous dis-

tinguons les divers souvenirs que nous pouvons avoir d'un même objet. Voici une orange que je vois pour la première fois ; elle me donne au moins deux ordres de sensations simultanées : visuelles (forme et couleur) et olfactives. Ces deux ordres de sensations se produisent dans des centres très distincts et même assez éloignés l'un de l'autre dans l'écorce cérébrale. La seconde, la troisième fois que l'on me présente cette orange je me souviens l'avoir vue une ou deux fois antérieurement. Or, puisque c'est la même orange, ce sont les mêmes éléments cellulaires des centres visuels et olfactifs qui sont impressionnés, comme nous l'avons dit plus haut. Comment, dès lors, puis-je distinguer la perception actuelle des représentations antérieures qui s'évoquent en moi ?

Il faut faire intervenir ici une considération importante Lorsque je prends connaissance d'un objet, je le fais chaque fois dans des conditions différentes, conditions de milieu. conditions personnelles. En admettant même que les circonstances soient identiquement les mêmes, ma personnalité ne l'est pas. Non seulement elle est différente physiquement, car jamais nous ne nous trouvons dans des conditions physiques absolument identiques, mais encore psychologiquement, car elle a été modifiée par toutes les impressions, toutes les acquisitions faites entre les deux moments où le même objet m'est présenté. Or, en même temps que j'ai la perception de cet objet, j'ai une quantité d'autres perceptions simultanées, plus ou moins conscientes, venant tant du monde extérieur, du milieu où se trouve l'objet principal, que de mon milieu intérieur. Le souvenir qui se forme en moi de cet objet n'est donc pas en réalité constitué par les seules impressions qui en émanent, mais par toutes les impressions concomitantes. Les images de l'objet tiendront sans doute dans ce tableau la place principale, mais non la seule. Je pourrai plus tard ne me représenter nettement qu'elles, de même que je n'ai guère perçu consciemment qu'elles ; mais en réalité c'est toute ma personnalité qui surgira. Nous verrons plus loin qu'il en est bien vraiment ainsi et que le souvenir que nous avons d'un événement est celui de toutes les circonstances tant externes qu'internes dans lesquelles il s'est produit.

Nous pouvons dès lors facilement comprendre, en admettant même que les perceptions se fassent toujours pour les mêmes excitations dans les mêmes cellules, que nous puissions différencier deux souvenirs d'une même chose. Dans le premier cas, en effet, le souvenir sera constitué par les représentations A B C afférentes à l'objet, plus les représentations D E F G fournies par les circonstances concomitantes, et enfin les représentations x fournies par l'état cénesthésique actuel. Dans le second cas A B C resteront les mêmes, mais D E F G seront remplacées par H I J K, et en admettant même qu'elles soient encore les mêmes, x sera remplacé par x'. De sorte que, quoi qu'il arrive, il y aura toujours une différence entre les deux représentations, et l'on voit qu'en somme c'est l'état cénesthésique, c'est pour mieux dire l'état de la personnalité qui permet de différencier des souvenirs dont tous les éléments paraissent identiques. Les faits et expériences que je rapporte plus loin montrent que si l'on replace un sujet dans des conditions cénesthésiques identiques à celles qui ont existé à un moment donné, tous les souvenirs de cette époque reparaissent aussitôt. La mémoire nous apparaît donc comme la reviviscence d'états de personnalité anciens. Nous verrons ultérieurement comment nous négligeons dans la reproduction de nos impressions passées certaines parties de ces impressions.

Il y a donc deux sortes d'associations à considérer : les unes entre les différentes impressions émanées d'un même objet, les autres entre ces mêmes impressions et toutes les impressions simultanées auxquelles nous ne prêtons que peu ou pas d'attention, qui s'accompagnent de peu ou pas de conscience. Cette division n'est d'ailleurs que pour faciliter la compréhension des choses, car en réalité toutes les impressions simultanées s'associent de la même façon. Mais comment se font ces associations ?

La question semble très facile à résoudre. Nous savons en effet que dans le cerveau existent de grands faisceaux d'association qui réunissent les points symétriques des deux hémisphères d'une part, et les différents centres de chaque hémisphère d'autre part, et qu'en outre, entre les centres de projection existent des centres dits d'association, composés de neurones de caractères un peu différents de ceux des centres de projection, et que certains auteurs, Flechsig entre autres qui les a découverts, considèrent comme affectés spécialement aux fonctions psychiques, et à la mémoire en particulier. Dès lors rien ne paraît plus simple que d'admettre que des impressions d'ordres divers émanées d'un même objet, et allant se fixer dans des centres différents, s'associent entre elles, grâce aux nombreuses voies d'association du cerveau.

Malheureusement les choses ne sont pas si simples, et nous avons vu que M. Pitres, pour expliquer certaines variétés de paraphasies, était obligé d'invoquer des voies mnémotechniques d'association, dont il reconnaissait à la fois la nécessité et la non-possibilité de les démontrer. Les nombreuses voies d'association connues sont donc insuffisantes pour nous expliquer tous les phénomènes psychologiques de l'association. Pour nous rendre compte des difficultés, prenons un exemple concret, mais aussi simple que possible : une note de musique représentée par deux images seulement, visuelle et auditive, et voyons comment peut se former l'association de ces deux images ; et même, comme il s'agit là d'une forme du langage, où les questions de connexions entre les centres corticaux et les rapports avec la mémoire sont l'objet de controverses, prenons un exemple plus simple encore, une cloche et le son qu'elle donne. L'image visuelle de la cloche va se fixer dans le centre visuel ; l'image auditive du son va dans le centre auditif. Chacune impressionne un certain nombre de cellules, mettons un groupe V et un groupe A. Si je ne faisais que voir la cloche sans l'entendre, le groupe V serait impressionné de la même manière ; si je ne faisais qu'entendre la cloche sans la voir, le groupe A serait également impressionné de la même manière. Comment donc peut-il se faire que du fait que j'entends et je vois en même temps la cloche, ces deux groupes s'associent de telle sorte que plus tard, lorsque je me représenterai l'un, l'autre s'évoquera ?

Une association anatomique a-t-elle pu s'établir ? Cela ne paraît pas possible. On peut admettre en effet comme vraisemblable que les excitations d'ordre visuel produites par la cloche ébranlent un nombre limité de fibres nerveuses aboutissant aux cellules du groupe V ; et, de même, que le son de la cloche excite certaines fibres nerveuses auditives seulement aboutissant au groupe de cellules A. Mais s'il est vrai que de nombreuses fibres nerveuses, soit directes, soit émanant de neurones d'association interposés, réunissent le centre visuel et le centre auditif, il est difficile de comprendre comment la vibration du groupe V ira précisément se propager vers le groupe A ou réciproquement. Aucune connexion préétablie n'existe entre ces deux groupes cellulaires, comme il en existe entre la périphérie intéressée par la vue et le son de la cloche et les groupes cellulaires V et A. Si de ces deux groupes une vibration quelconque se propage, elle se fera dans toutes sortes de directions ; et aussi bien vers d'autres centres associés à celui dont ils font partie respectivement, que vers celui qui est seul intéressé simultanément. Et en admettant même que les vibrations des groupes V et A ne se propagent qu'entre les centres visuel et auditif, il y a toutes sortes de chances pour qu'elles ne suivent pas justement une voie qui, à travers mille intrications, les ferait s'atteindre réciproquement. Bien plus, si on faisait cette supposition, il faudrait en conclure que cette voie va être désormais différenciée de telle sorte que la mise en activité d'un des groupes V et A retentira forcément sur l'autre, d'où la représentation associée de la vue et du son de la cloche dans le souvenir. Une semblable différenciation ou adaptation, bien établie pour les groupes cellulaires du système nerveux, est au contraire inconnue pour les fibres de transmission dont la spécificité est aujourd'hui rejetée par la majorité des physiologistes.

Mais si nous devons repousser l'association anatomique sous cette forme, comme, en réalité, l'association des images ne peut se faire que par les voies anatomiques reliant les centres où se forment ces images dans le cerveau, il nous faut chercher une autre interprétation. Ici encore nous avons fait abstraction des images concomitantes qui ne se rapportent pas à l'objet principal. Si nous examinons les choses dans leur ensemble, nous constatons qu'en même temps que notre nerf optique est excité par la vue de la cloche, il reçoit des impressions de tous les objets environnants, et qu'en réalité tout le centre visuel est ébranlé, la rétine tout entière étant impressionnée. Il en est de même pour le centre auditif. De sorte qu'en fin de compte ce ne sont pas seulement les groupes

V et A de cellules visuelles et auditives qui sont impressionnés, mais *tout* le centre visuel et *tout* le centre auditif. Dès lors toutes les suppositions faites pour expliquer comment ces deux groupes cellulaires pourraient se transmettre leur vibration, en choisissant, par je ne sais quelle vertu, le chemin plus ou moins compliqué qui les réunissait, tombent tout naturellement. Les deux centres visuel et auditif étant mis en état d'activité ensemble et étant associés ensemble, c'est la représentation, non seulement de la cloche vue et entendue qui se constitue, mais encore de tout ce qui a été vu et entendu en même temps. Seulement, dans cet ensemble c'est l'état d'activité des groupes V et A qui l'emporte, qui est le plus conscient, et paraît ainsi former seul le souvenir.

Mais cette association des deux centres visuel et auditif — auxquels il convient même d'ajouter tous les autres centres qui ont pu être intéressés simultanément par les impressions externes et internes, comme je l'ai dit plus haut — ne fait que reculer la difficulté, et ne nous permet pas encore de comprendre où se conserve l'image de l'objet, ou pour mieux dire la modification cellulaire à laquelle elle correspond. Nous savons cependant quelque chose de plus : c'est que les soi-disant associations entre les groupes cellulaires impressionnés dans chaque centre cérébral ne peuvent pas s'établir entre eux directement, ou même par l'intermédiaire des neurones des centres d'association, et que c'est seulement dans leur ensemble que les centres, auxquels appartiennent ces groupes cellulaires, s'associent. Nous avons vu d'autre part que l'on ne pouvait admettre qu'une impression laissât une modification permanente dans une cellule, et qu'il était même impossible de supposer qu'une cellule pût se différencier et s'adapter à un genre spécial d'excitation. En montrant que ce n'est plus seulement une cellule ou un groupe de cellules qui doivent conserver l'image, mais tout le centre spécial dont font partie cette cellule ou ce groupe, nous ne sommes pas plus avancés, et nous pouvons encore moins admettre que ce soit le centre tout entier qui garde l'empreinte de l'excitation.

Mais une notion nouvelle ressort du rapprochement de ces différents faits. On considère toujours l'état statique du cerveau et non son état dynamique. Or c'est celui-là seul qui devrait être examiné. En effet toute excitation portée sur une partie du cerveau y provoque un état dynamique spécial, constant pour une même excitation, qui se reproduit chaque fois que cette excitation l'atteint, et qui ne peut correspondre à aucune autre. Toute cause provoquant dans cette partie du cerveau le même état dynamique produira donc le même effet que l'excitation qui l'a provoqué déjà et à laquelle il correspond d'une manière absolue.

Pour la mémoire c'est ce qui se passe. Sous l'influence d'une certaine excitation X, un état dynamique spécial E se produit. De même que l'excitation X ne ressemble à aucune autre, de même l'état E n'est égal à aucun autre. En effet, l'excitation X est composée d'un certain nombre d'excitations élémentaires en plus ou moins grand nombre, d'intensités variables, de durées variables aussi, qui permettent de la distinguer de toute autre, de même que les visages humains, composés des mêmes éléments, sont tous différents les uns des autres. Ces excitations élémentaires agissent sur un nombre plus ou moins grand de cellules cérébrales, y déterminent un état d'activité plus ou moins fort, et de plus ou moins de durée. On comprend qu'en vertu des connexions anatomiques préétablies et fixes entre le point d'origine périphérique de l'excitation et son point d'arrivée central, à chaque excitation X correspond un état dynamique E, qui est dans un rapport absolu et constant avec elle, de telle sorte que toute excitation X', si approchante qu'on la suppose de X, ne peut déterminer le même état E, mais un autre E'. La complexité extrême et le nombre considérable des cellules cérébrales et de leurs prolongements permettent de comprendre que les combinaisons sont aussi nombreuses que peuvent l'être les impressions. L'état E ne pouvant être déterminé que par la combinaison des excitations élémentaires entrant dans l'excitation X, chaque fois que cet état sera provoqué la représentation de X apparaîtra.

Une comparaison fera bien comprendre comment les choses se passent. Si je place un objet O devant une plaque photographique, il va se produire sur cette plaque, sous l'influence des excitations lumineuses d'intensités et de qualités diverses, des réductions du bromure d'argent, dont les molécules vont subir un arrangement spécial qui me donnera l'image de l'objet. Tout autre objet aussi semblable que possible O', mais non identique au premier, déterminera un arrangement moléculaire différent et spécial. Si je pouvais, par un procédé autre que l'impression lumineuse, produire sur la plaque photographique l'arrangement moléculaire déterminé par l'objet O, il me serait impossible de ne pas l'attribuer à lui. C'est ce qui se produit dans le cerveau, avec cette différence que l'arrangement moléculaire n'est pas définitif, qu'il se transforme sans cesse, et que ses transformations correspondent à des excitations différentes. Ce perpétuel changement, ce renouvellement incessant, cette adaptation continuelle, ne sont-ils pas d'ailleurs la caractéristique de la matière organisée, vivante, et comment a-t-on pu imaginer des modifications permanentes dans une matière dont le changement est la condition même d'existence? A chaque excitation, à chaque impression, correspond donc dans le cerveau un arrangement moléculaire particulier. Or si l'on veut bien remarquer qu'avec un simple jeu de 32 cartes il peut y avoir 354.883.858.560 parties essentiellement différentes, on ne sera pas surpris que les combinaisons qui peuvent se faire entre les cellules des centres nerveux satisfassent largement et d'une manière en quelque sorte indéfinie à toutes les variétés, à toutes les nuances des impressions qui les frappent. Voilà ce qu'il y a de fondamental et qui exclut toute conservation des impressions dans les centres de perception.

L'anatomie pathologique pourrait nous être ici d'un grand secours, en nous montrant ce qui se passe quand des centres sensoriels sont complètement détruits. Malheureusement les conditions d'une bonne observation au point de vue qui nous occupe sont très difficiles à rencontrer. Il faut, en effet, une double lésion intéressant complètement un centre spécial, et les centres sur lesquels on peut faire ces observations ne sont guère que ceux de la vue et de l'ouïe. De ces deux c'est celui de la vue qui a certainement fourni le plus matière à renseignement. Or dans aucun cas de destruction bilatérale du centre optique il n'y a eu *cécité* absolue ; même dans le célèbre cas de Forster[1] il y avait conservation d'un certain degré de vision centrale.

Jamais d'ailleurs la destruction n'est absolument complète. On ne peut donc pas tirer de ces faits de conclusion positive. Il est cependant vraisemblable que la destruction des centres de perception entraîne la perte des représentations qui sont du ressort du centre détruit. Seulement cela ne prouve pas que ces centres conservent des modifications permanentes correspondant aux impressions qu'ils ont reçues, mais sim-

---

(1) Ueber Rindenblindheit (*Arch. f. Ophthalm,* t. XXXVI), 1890.

plement que leur intégrité est nécessaire à la représentation des impressions passées comme elle l'est à la perception d'impressions actuelles. L'état moléculaire qui correspond à une excitation donnée n'a en effet aucun rapport de forme avec cette excitation ; de même l'aperception consciente ou le souvenir conscient de cet état moléculaire peut n'avoir aucun rapport de forme avec lui. Il n'en est pas moins vrai que l'excitation, pour devenir consciente, devra d'abord être transformée au niveau du centre dit de réception ; et, de même, le souvenir devra déterminer dans ce centre un changement moléculaire correspondant à l'excitation pour pouvoir s'objectiver.

De sorte que le centre de réception devient un intermédiaire entre l'état subjectif et l'état objectif, et que lorsqu'il vient à être détruit la transformation réciproque de l'un à l'autre ne peut plus avoir lieu. Le souvenir peut donc avoir son siège ailleurs que dans les centres de réception et cependant ne pas pouvoir se manifester, lorsque ce centre est détruit, sous une forme objective. On en a un exemple frappant dans les paraphasies, si finement analysées par Pitres, et en particulier dans l'aphasie amnésique, où l'on voit « des gens incapables de parler d'une façon intelligible, de lire à haute voix, de répéter correctement deux mots de suite, réciter sans faute, avec une articulation irréprochable, des prières ou de longues séries de chiffres, ou chanter, etc. ». « Il faut bien admettre, dit Pitres, qu'il y a des associations mémotechniques, qui se font par d'autres voies que celles par où passent les incitations idéo-motrices directes, et les excitations sensorio-motrices ordinaires. » Mais ces voies nouvelles on ne les connaît pas. Cependant tous les auteurs qui ont étudié le langage, qui se prête mieux que toute autre manifestation psychique à une dissection de ses éléments, ont admis, en dehors des différents centres sensoriels et moteurs, où se conserveraient d'après eux les images visuelles, acoustiques, et motrices du langage, un centre d'idéation, de synthèse. Et Pitres, distinguant dans une nouvelle division les aphasies nucléaires (1° motrices, 2° sensorielles) et les aphasies d'association (1° psycho-nucléaires, 2° inter-nucléaires), montre comment l'interruption entre ce centre psychique, ce centre d'idéation et les centres sensoriels donne lieu à ce qu'on appelle l'aphasie amnésique, et l'interruption de ce même centre, avec les centres moteurs, produit la paraphasie.

Où sont ces neurones de la psychicité, c'est ce que nous chercherons à établir plus loin. Pour le moment ce qu'il nous importe de retenir, c'est que les centres de perception ne sont en réalité que des centres de réception des excitations périphériques, nécessaires à la transformation qui les rend capables d'être perçues et évoquées ensuite ; mais que ce n'est pas eux qui sont le siège des perceptions ni des souvenirs.

Munk [1], Wilbrand, et Nothnagel plus tard, ont admis qu'il devait y avoir dans le cerveau des éléments différents pour la perception et la représentation, et qu'on ne pouvait pas attribuer ce double rôle aux mêmes cellules corticales. Munk considère que l'incitation va des éléments de perception aux éléments de représentation, et tandis que les premiers reviennent au repos, elle laisse dans les seconds des modifications matérielles qui ne s'effacent que lentement. Ces éléments de représentation sont en quelque sorte chargés potentiellement, suivant son expression, des souvenirs-images. S'ils sont détruits ou incapables de fonctionner, on perd la connaissance des choses acquises antérieurement, les impressions sont nouvelles et inconnues ; c'est ainsi qu'il y a cécité ou

(1) Sehsphaere und Raumvorstellung. *Inter. Beiträge zur wissensch. Medicin. Festchrift f. Virchow*, 1891.

surdité psychiques. Ce que Munk appelle les éléments de perception nous l'appelons éléments de réception ; les centres de représentation et de souvenir sont une seule chose. Cependant, tandis que Munk considère que ces éléments sont répartis sur deux couches de l'écorce et tellement rapprochés qu'on ne peut léser les uns sans atteindre les autres, je suis porté à admettre avec Nothnagel qu'ils sont répartis dans des territoires anatomiques distincts.

Nous avons vu déjà, d'ailleurs, que les associations entre les divers centres récepteurs des divers ordres d'excitations provenant d'un même objet ne pouvaient pas suffire à expliquer la formation de l'image complète de cet objet, et qu'il devait y avoir une région du cerveau où cette synthèse se faisait vraisemblablement.

Nous avons vu également qu'elles ne pouvaient pas expliquer la distinction entre divers souvenirs d'un même objet. Cette distinction implique la reconnaissance, c'est-à-dire la différenciation immédiate entre la perception et le souvenir. Or si c'était seulement au niveau des centres de perception que se conserveraient les souvenirs, cette différenciation ne pourrait se faire, puisque ce sont les mêmes éléments cellulaires qui doivent être mis en activité dans le cas d'excitation périphérique (perception) et d'excitation centrale (objectivation du souvenir). La seule différence porterait sur la moin... intensité du souvenir. Or, comme le remarque Bergson [1], un souvenir fort ne pourrait se distinguer d'une perception faible. Cela n'est d'ailleurs pas absolument juste, car on sait qu'un souvenir extrêmement intense produit une véritable hallucination, donnant au sujet l'impression qu'il est en présence de l'objet lui-même. Ce qu'il faudrait dire, c'est qu'une percep-

____

[1] *Op. cit.*

tion faible pourrait donner l'impression d'un souvenir intense.

On voit tout de suite que ce n'est pas une question d'intensité qui est seule en jeu, mais que ce qui importe aussi et surtout c'est le sens de l'excitation, c'est la voie qu'elle suit. pour arriver au centre d'aperception. Quand un souvenir nous apparaît, la voie d'excitation du centre dit de perception est centrifuge ; elle est centripète dans le cas de perception.

Quand il y a hallucination l'excitation ne vient pas du centre d'aperception ; elle naît sur place dans le centre de réception ; l'excitation atteint donc le centre d'aperception absolument comme si c'était une excitation périphérique qui ait mis en vibration le centre de perception.

Nous arrivons donc à cette conclusion que les impressions ne laissent aucune empreinte, aucune trace de leur passage dans les centres sensoriels, dits de perception, et que ces centres ne sont que des centres de *réception* destinés à faire subir à l'excitation périphérique une transformation qui la rende apte à être *aperçue* par la conscience, ou même simplement aperçue, car ainsi que nous le verrons, la conscience n'est pas nécessaire pour qu'il y ait souvenir. C'est donc ailleurs que dans ces centres que se produit la conservation des impressions. et le point de départ de leur reproduction par conséquent. Nous nous en tiendrons là pour le moment nous réservant d'examiner plus tard en quelle région du cerveau, centres dits d'association (de Flechsig) ou lobe frontal. se produit cette conservation, à l'aide d'expériences et de méthodes nouvelles.

Mais il me paraît nécessaire de résoudre dès maintenant un point que j'ai à dessein laissé de côté plus haut, c'est la question de l'influence des excitations sur les cellules des centres récepteurs. Il est évident qu'une excitation produit

dans les cellules qu'elle a atteintes une modification de l'état
moléculaire, une vibration plus ou moins prolongée, qui est
le mode de réaction de toute cellule vivante à une excitation
quelconque. Mais une fois qu'une cellule a cessé de vibrer
ainsi elle doit revenir à son état antérieur. Il n'y a aucune
raison pour croire que la cellule cérébrale se comporte d'autre
manière et conserve d'une façon permanente, jusqu'à sa mort,
la modification ainsi produite. Nous avons vu d'ailleurs que
cette hypothèse antiphysiologique, quoique admise par un
physiologiste doublé d'un psychologue distingué comme
Ch. Richet, ne se soutenait pas davantage au point de vue
psychologique. Il y a cependant quelque chose qui est modifié
d'une façon indélébile, non seulement dans la cellule cérébrale, mais dans toute cellule vivante, sous l'influence d'une
excitation, c'est sa facilité à subir de nouveau la déformation
qu'elle a déjà subie. C'est un point bien mis en lumière par
Van Biervliet[1]. Mais il semble admettre que cette différenciation de la cellule est une véritable adaptation à une excitation donnée et consiste dans une véritable modification
structurale. « On peut dire, écrit-il, que tout corps solide qui,
sous l'empire d'une force agissant momentanément sur lui,
a été déformé, ne reprendra plus jamais sa forme primitive.
En vertu de leur élasticité imparfaite, les molécules qui ont
été écartées les unes des autres, et celles qui ont été rapprochées sous l'action de la force momentanée, demeureront
toujours écartées et rapprochées, *plus qu'elles ne l'étaient auparavant*. Ces tassements dans certaines directions, ces écarte-
ments dans d'autres, iront en s'accentuant à mesure que la
déformation momentanée se répétera. Il faudra à chaque fois
un effort moindre pour produire la déformation voulue.

(1) *Op. cit.*, p. 18.

La trace du passage de tout mouvement déformant dans un corps solide, constitue une trace-disposition. » Cela semble parfaitement exact pour des corps inorganiques, pour un fil d'acier ou un morceau de caoutchouc. Mais ici nous avons affaire à de la matière organisée, qui se comporte de façon toute différente, et qui est susceptible d'accroissement, de diminution, d'expansion et de rétraction, sous des influences nutritives et circulatoires. Et l'on ne saurait la comparer exactement à la matière inorganique. De ce qu'une cellule vivante devient, sous l'influence d'excitations répétées, de plus en plus apte à réagir, cela ne prouve pas du tout qu'elle ne revienne pas après chaque excitation à son état primitif.

Ne voyons-nous pas la cellule musculaire, par exemple, acquérir par le fait d'un fonctionnement répété une plus grande rapidité de réaction ? Ne la voyons-nous pas, sous l'influence du repos prolongé, perdre cette énergie et cette rapidité. Que se passe-t-il donc ? Sous l'action des excitations répétées la circulation est activée, les échanges sont augmentés, la nutrition est meilleure, la cellule augmente de volume et de puissance. Eh bien, non seulement la cellule cérébrale présente les mêmes conditions, mais elle est même constituée de telle sorte qu'elle les présente au maximum.

Tandis que la cellule musculaire est limitée dans son mouvement d'expansion et de rétraction, la cellule cérébrale offre au contraire des prolongements extrêmement nombreux dont des faits de plus en plus probants tendent à faire admettre la rétractilité, l'amœbisme, comme on a dit. Nous savons que ces prolongements ont des terminaisons libres par lesquelles ils se mettent au *contact* des prolongements des cellules voisines, et que les cellules, n'étant plus reliées entre elles par des anastomoses, comme on le croyait autrefois, ont en somme

une autonomie et une indépendance qu'aucune autre cellule
du corps humain ne présente.

Admettons une cellule nerveuse n'ayant jamais fonctionné,
indifférente. Qu'une excitation vienne frapper l'extrémité de
son cylindre-axe à la périphérie, cette cellule va entrer en
vibration. Il va se produire sous cette influence un état moléculaire nouveau. Elle se trouvera dès lors différenciée des
autres cellules, puisque seule une excitation portant sur l'extrémité de son cylindre-axe pourra l'atteindre directement.
Il y a dès lors correspondance complète entre sa vibration et
les excitations de son cylindre-axe. Sous l'influence de cette
excitation il se fait donc une sorte de dislocation moléculaire;
la cellule devient turgescente, ses prolongements s'allongent.
Lorsque l'excitation cesse, les molécules reprennent leur
place, se resserrent, les prolongements se rétractent.

Mais une seconde excitation survient ; cette fois la cohé-
sion moléculaire est moins grande que la première fois. La
dislocation, la disjonction se fait donc plus facilement. Enfin
sous l'influence d'excitations répétées la cellule a une nutrition plus active, elle augmente de volume, ses prolongements
grandissent et se mettent par conséquent plus étroitement au
contact des prolongements des cellules voisines. Bien loin de
diminuer comme dans les corps solides, l'élasticité de la cellule augmente, ses mouvements d'expansion et de rétraction
sont plus étendus, c'est là un fait biologique général, et que
la conformation même des cellules nerveuses rend encore
plus vraisemblable pour elles. Nous voyons ainsi la cellule
non seulement se développer sous l'influence des excitations
répétées, mais conserver sa forme générale, et les mêmes rapports entre ses molécules que lorsqu'elle était indifférente.
Une seule chose est changée : elle entre plus facilement en
vibration et sa vibration a plus d'amplitude, ce qui tient à la

disjonction de plus en plus complète de ses molécules, et à
sa meilleure nutrition, par suite des échanges plus considé
rables exigés par son fonctionnement fréquent. Il est facile de
comprendre dès lors que la moindre excitation va provoquer
la réaction de la cellule, que grâce à l'énergie et à l'amplitude
de cette réaction ses prolongements vont se mettre rapidement et complètement au contact des prolongements des cellules voisines ou des fibres des voies longues d'association, et
qu'ainsi elle va susciter des associations fortes et rapides par
la propagation de sa vibration aux cellules voisines, avec
lesquelles elle a des rapports de contiguïté plus étroits, soit
directement soit indirectement par l'intermédiaire des neurones d'association. Cela nous explique comment l'exercice
agit sur la mémoire, comment l'évocation des souvenirs se
fait d'autant plus rapidement qu'elle s'est plus souvent répétée,
comment inversement l'inaction dans laquelle on laisse le
cerveau fait diminuer ou même disparaître le pouvoir de
rétention ou d'évocation des souvenirs. Nous aurons d'ailleurs
l'occasion de revenir sur cette question dans le chapitre suivant.

Ce que je voulais établir ici c'est qu'il se produit bien une
différenciation de la cellule nerveuse sous l'influence d'une
excitation, que cette différenciation tient à ce que cette cellule correspond par l'extrémité de son cylindre axe à un point
déterminé de la périphérie et que par conséquent elle ne peut
entrer en état d'activité que sous l'influence des excitations
portées sur ce point, que toute vibration produite en elle par
une autre voie évoquera obligatoirement l'idée d'une excitation localisée en ce point, que la modification moléculaire
ainsi produite n'a pas besoin pour cela d'être permanente,
que la cellule revient après vibration à son état antérieur,
avec cette différence que ses molécules une fois disjointes ont

une facilité d'autant plus grande à se disjoindre qu'on les
ébranle plus souvent ; qu'enfin la constitution même de la
cellule nerveuse et ses variations de capacité et d'énergie en
plus ou en moins sous l'influence de son fonctionnement ou
de son inaction, c'est-à-dire des conditions de la nutrition,
expliquent les principales qualités de la mémoire, qui nous
apparaît comme essentiellement liée à des processus physiologiques.

Nous avons vu aussi que pour que le souvenir d'une impression puisse se former il fallait que cette impression ne
fût ni trop faible, ni trop forte. Nous comprenons en effet
maintenant qu'une excitation trop faible ne pourrait pas produire la vibration nécessaire à la disjonction moléculaire
dans la cellule, d'où absence d'état actif. La cellule resterait
à l'état statique.

Par contre une excitation trop intense aboutirait à la désagrégation complète de la cellule. Il se produirait en elle une
tension trop grande et ses éléments ne pourraient plus
reprendre leur situation normale, revenir à leur état statique
primordial.

Il y a une élasticité organique comme il y a une élasticité
inorganique. Une fois que certaines limites sont dépassées
il se produit une rupture irrémédiable. Cela vient encore à
l'appui du retour à l'état primitif de la cellule cérébrale
après que l'excitation a cessé. Si en effet l'état moléculaire
qu'elle présente sous l'influence de l'excitation persistait, et
si cet état, provoqué dynamiquement, devenait son état statique ordinaire, les nouvelles excitations, en s'ajoutant les unes
aux autres, en produisant chaque fois un état dynamique plus
grand que l'état statique précédent, et cet état dynamique nouveau devenant statique sans régression de la cellule, celle-ci
atteindrait vite son élasticité limite et serait bientôt hors

d'état de réagir. On ne peut donc pas admettre avec Van Biervliet que la mise en jeu de l'élasticité cellulaire laisse chaque fois après elle un état différent du précédent. La cellule, pour pouvoir résister et vivre, doit reprendre son état statique primitif, après chaque état dynamique momentané. Sinon c'est l'épuisement rapide et définitif.

CHAPITRE III

ANALYSE DE L'ACTE MNÉSIQUE (*Suite*)
(ÉVOCATION-REPRODUCTION)

Nous avons laissé intentionnellement en suspens dans le précédent chapitre la question du siège des souvenirs, et nous nous sommes borné à chercher à démontrer que ce ne pouvait pas être les centres de perception sensitivo-moteurs ou sensoriels. Cela ne nous aiderait en rien d'avoir établi ce siège dans une autre région du cerveau, au point de vue de l'étude du mécanisme de l'évocation et de la reproduction; qui se serait trouvé ainsi en quelque sorte préjugé, tandis qu'au contraire cette étude va pouvoir nous apporter des renseignements à cet égard. Comme le dit Ebbinghaus, nous ne savons guère qu'une chose de la mémoire, c'est qu'elle *reproduit* soit librement et spontanément, soit sous certaines influences, des états psychiques antérieurs. Comment se fait cette reproduction ?

Il est nécessaire de distinguer deux choses : l'acte par lequel l'état antérieur est reproduit, et les conditions qui provoquent cet acte, c'est-à-dire la *reproduction* proprement dite et l'*évocation*.

Évocation. — Le phénomène de l'évocation comporte l'étude de toutes les influences et de toutes les conditions préparatoires de la reproduction. Ici encore on se heurte aux mêmes difficultés que pour la fixation et la conservation. On connaît assez bien ces conditions et ces influences, on ne sait pas en quoi elles consistent, à quelles transformations physiologiques elles correspondent, sur quoi elles agissent et quels états physiologiques elles provoquent. Ce sont tous ces points qu'il nous faut analyser.

Mais auparavant je crois indispensable de rappeler quelques indications de l'anatomie du cerveau. On sait que l'écorce cérébrale est divisée en une série de centres adaptés à différentes fonctions tant motrices que sensorielles. On est loin de connaître le siège précis de tous ces centres, mais quelques-uns sont assez nettement déterminés.

Tels sont ceux des mouvements de la face, et des membres, dans les circonvolutions frontale et pariétale ascendante, le centre de la vision dans le lobe occipital et le pli courbe, celui de l'audition dans le lobe temporal. Pour le langage on est arrivé à une précision un peu plus grande que pour les centres sensoriels proprement dits. C'est ainsi que l'aphasie motrice est due à une lésion localisée au pied de la troisième circonvolution frontale (centre de Broca, centre du langage articulé), que la lésion du lobule pariétal supérieur entraîne la cécité verbale, de même que la lésion de la première temporale provoque la surdité verbale, lorsque ces lésions siègent dans l'hémisphère gauche. Il existerait aussi pour le langage écrit, un centre spécial, centre de l'agraphie, au niveau du pied de la deuxième frontale, mais cette localisation n'est rien moins que prouvée.

En outre de ces centres fonctionnels distincts, dont les limites sont d'ailleurs peu précises, les recherches de Flechsig ont montré que la constitution de l'écorce cérébrale n'était pas partout la même. Dans certains points elle est constituée surtout par des cellules auxquelles aboutissent ou d'où émanent des fibres qui la relient à la périphérie, fibres de projection, d'où le nom de centres de projection donné à ces régions, et dans d'autres points se trouvent des neurones de caractères un peu différents des précédents et de fibres reliant entre eux les centres de projection, fibres d'association, d'où le nom de centres d'association, qui a été donné à ces régions. Les centres moteurs occupent les circonvolutions ascendantes frontales et pariétales ; les centres sensoriels et les centres d'association occupent toute la partie postérieure du cerveau, lobes temporal, pariétal et occipital. Reste donc le lobe frontal qui présente une sorte de zone latente dans sa plus grande étendue en avant de la frontale ascendante, et où les lésions ne semblent déterminer ni troubles moteurs, ni troubles sensitifs ou sensoriels. Mais ce lobe frontal est relié à tout le reste de l'écorce cérébrale par de longs faisceaux d'association qui s'épanouissent dans toute l'écorce cérébrale et principalement dans toute la région postérieure.

De sorte qu'on peut distinguer trois modes d'association dans le cerveau : des centres proprement dits d'association, intercalés entre les centres de projection, des fibres courtes réunissant des centres voisins ou différents points d'un même lobe, des fibres longues réunissant les centres symétriques des deux hémisphères et les différentes régions de chaque hémisphère au lobe frontal.

Nous avons donc trois sortes de centres étagés : centres de projection, centres d'association, et lobe frontal. A chacun de ces centres est dévolue une fonction spéciale, qui va nous apparaître par l'analyse même des faits.

Pour comprendre le phénomène et, si possible, le mécanisme de l'évocation, nous allons voir ce qui se passe pour le langage. Si en effet l'étude des aphasies ne nous permet pas de saisir d'une façon plus simple ou plus claire que n'importe quel autre acte psychique le mécanisme de la mémoire, au point de vue de l'évocation elle peut, au contraire, nous aider singulièrement.

Nous avons vu tout à l'heure que les trois formes du langage articulé, entendu et vu, avaient trois centres différents. Quand le centre moteur, qui met en jeu les muscles nécessaires à l'émission et à l'articulation des mots, est détruit, il y a aphasie motrice ; quand c'est le centre de l'audition des mots, lequel est un point distinct du centre de l'ouïe en général, qui est altéré, il y a surdité verbale ; enfin si c'est le centre visuel des mots, lequel est distinct aussi du centre de la vision ordinaire, qui est détruit, il y a cécité verbale. Dans ces formes d'aphasies ce sont les noyaux eux-mêmes, les centres préposés à la transmission des mouvements ou à la réception des sensations qui sont intéressés, d'où le nom d'aphasies nucléaires que leur donne Pitres, en les subdivisant en motrices et sensorielles.

Mais ces différents centres, que Charcot et d'autres à sa suite considéraient comme les centres des images verbales, sont associés entre eux. Le fait que c'était dans un point assez circonscrit du centre auditif ou visuel que se faisait l'impression des mots entendus ou vus pouvait en effet fortifier cette opinion que les images verbales avaient un caractère particulier, et que les centres nerveux emmagasinaient bien réellement les images, puisque, lorsqu'ils étaient détruits, ces images ne pouvaient plus être évoquées. Mais si l'on veut bien regarder les choses de plus près, je crois qu'on découvrira sans peine la raison de cette illusion, et cette raison réside dans les associations mêmes des centres du langage.

Si on compare le souvenir complet d'un mot à n'importe

quel autre souvenir, on s'aperçoit immédiatement qu'il en diffère par l'élément moteur qui y tient une place considérable. Quels que soient les souvenirs que nous examinons, ils ne se composent jamais que d'images sensibles, perçues du dehors. Le langage seul renferme des images sensibles et des images motrices. Le souvenir de mouvements faits en dehors de nous ne crée pas en effet des images motrices, mais des images visuelles ou tactiles, c'est-à-dire sensibles. Les véritables images motrices sont celles qui nous viennent de nos propres mouvements. Le langage seul est composé d'images motrices, auditives et visuelles, ces dernières pouvant même faire défaut. Or le centre des mouvements nécessaires à l'articulation des mots, mouvements très complexes, puisque le larynx, la langue, les lèvres, pour ne citer que ces trois organes, entrent en jeu, est très nettement circonscrit, comme d'ailleurs tous les autres centres moteurs. Il ne renferme qu'un certain nombre de cellules et un certain nombre de fibres. Ces fibres sont au moins de deux sortes : les unes sont chargées de transmettre l'excitation aux muscles du larynx, de la langue et des lèvres, les autres de le relier aux centres de l'audition et de la vision. Mais ces centres-là sont beaucoup plus étendus que le centre moteur du langage. Les fibres d'association émanées de ce centre, et qui ne forment qu'une partie des fibres qui en partent ne peuvent donc atteindre qu'une région limitée des deux centres sensoriels. C'est avec tout notre centre auditif que nous entendons les mots, c'est avec tout notre centre visuel que nous les voyons écrits, mais ce n'est que le petit groupe de cellules en connexion avec les fibres émanées du centre moteur du langage qui transmet les impressions auditives et visuelles des mots. On comprend dès lors comment, si ces deux points limités sont détruits, on conserve l'audition des mots en tant que son et la vision des mots en tant que forme, mais non en tant que mots ayant un sens particulier. De même aussi, lorsque le centre auditif ou le centre visuel sont détruits dans une assez grande étendue, mais que les points limités en rapport avec le centre du langage articulé sont conservés, l'ouïe et la vue peuvent être obscurcies, il y a un degré plus ou moins marqué de surdité ou de cécité ; mais l'intégrité des groupes cellulaires reliés au centre moteur du langage étant respectée l'audition et la vision des mots sont conservées. Il n'y a donc pas de centres des images auditives et visuelles verbales. Il y a seulement une région circonscrite du centre auditif et du centre visuel qui est en connexion avec le centre moteur du langage. Les images verbales ne sauraient pas plus se fixer dans les centres de réception ou d'émission, que les autres impressions, ainsi que nous avons cherché à le démontrer dans le chapitre précédent. Lorsque ces centres de réception ou d'émission sont détruits ou en état d'inertie fonctionnelle, il est évident qu'ils ne peuvent plus transmettre des vibrations qui ne déterminent plus en eux d'état moléculaire correspondant à une excitation donnée soit externe, soit interne, voilà tout.

On peut donc dire qu'il y a un centre de la surdité verbale et un centre de la cécité verbale, mais non pas des images auditives verbales et des images visuelles verbales. Adoptons donc pour la commodité de la discusion cette terminologie.

Les trois centres que nous venons de voir dans le langage sont unis chacun aux deux autres. Mais cette association ne saurait pas plus nous expliquer la formation de l'image-souvenir d'un mot que les associations des divers centres impressionnés par un même objet ne nous a fait comprendre la formation du souvenir de cet objet. Tous les auteurs ont donc admis un centre d'idéation groupant en un seul faisceau les images motrices, visuelles et auditives verbales ; ils ont varié à l'infini les schémas capables de faire comprendre toutes les variétés cliniques d'aphasies, mais quelle que soit la complexité de ces schémas il a toujours fallu admettre l'existence de ce centre, indéterminé bien entendu.

Les trois centres du langage sont donc unis non seulement entre eux, mais encore avec ce centre d'idéation, et les aphasies qui résultent des ruptures de ces voies d'association sont appelées très justement par Pitres aphasies d'association. Dans les unes ce seraient les voies d'association psycho-nucléaires qui seraient rompues, d'où une variété d'aphasie sur laquelle nous allons revenir, car elle nous intéresse tout particulièrement, l'aphasie amnésique, de la paraphémie et de la paragraphie dans la parole et dans l'écriture spontanées.

Dans les autres ce seraient les voies d'association internucléaires qui seraient atteintes, donnant lieu à la perte (sans symptômes concomitants de lésions nucléaires) des facultés de répéter, de lire à haute voix, d'écrire sous dictée ou de copier. A la vérité cette classification nouvelle de Pitres est plus complète que celle de Bastian et de Charcot, généralement adoptée en France et en Angleterre, et plus conforme aux faits d'observation clinique que celles de Wernicke et Lichteim, que suivent de préférence les auteurs allemands et italiens. L'étude de ces aphasies et de ces paraphasies nous montre que l'évocation se fait dans d'autres centres que ceux de réception. Dans les aphasies nucléaires il n'y a pas suppression de l'évocation mais suppression de la fonction de certains centres. Dans les paraphasies, ou aphasies d'association, il y a suppression de l'évocation, mais les centres du langage fonctionnent. L'évocation se fait donc en dehors de ces centres. Or, quel que soit le point où elle se fait, il faut que quelque chose correspondant aux images à reproduire soit conservé. S'il y a conservation des impressions dans le cerveau, ce ne peut donc être que dans les régions mêmes où se fait l'évocation, et celle-ci ne se faisant pas dans les centres moteurs ou sensoriels, la conservation doit elle-même se faire en dehors d'eux.

Est-ce dans les centres d'association ? Pas davantage, car il existe des formes de paraphasies dans lesquelles les voies d'association sont conservées et où cependant l'évocation ne se fait plus. Ces associations sont du reste beaucoup plus nombreuses encore qu'on ne les représente. On ne considère en effet que l'hémisphère gauche quand on parle de la fonction du langage, mais l'hémisphère droit doit cependant y jouer son rôle aussi. Et si ce n'est qu'en un certain point de cet hémisphère gauche que se réfléchissent les impressions sensorielles pour se mettre en rapport avec le centre moteur du langage articulé, il n'est pas douteux qu'en ce point aboutissent aussi des fibres qui apportent les impressions sensorielles de l'hémisphère droit. S'il en était autrement il suffirait d'être sourd de l'oreille gauche congénitalement pour être sourd-muet, puisque les mots ne pourraient impressionner que le centre auditif gauche et que cette perception ne pourrait se faire. Il faut donc que les sons produits par les mots soient perçus par l'hémisphère droit et transmis par les voies d'association interhémisphériques au centre auditif gauche, où elles se répartissent comme si elles étaient entrées par le nerf auditif gauche. Malgré l'entre-croisement des voies optiques on peut faire un raisonnement analogue pour le centre dit des images visuelles verbales, que je préfère dénommer centre de la cécité verbale.

Tout concourt à nous faire admettre l'existence d'un centre d'idéation, centre psychique où se feraient la conservation et l'évocation des souvenirs. La reproduction des images de ces souvenirs se ferait, elle, par l'intermédiaire des centres fonctionnels moteurs ou sensoriels. De sorte que l'évocation est fonction du centre psychique, et la reproduction l'est du centre récepteur, ou émetteur s'il s'agit de la parole articulée. La synthèse du mot paraît, elle, être fonction des centres d'association.

Ce qui est certain c'est qu'il y a indépendance du mot et de la représentation de l'objet qu'il désigne. Tantôt, en effet, nous nous rappelons un mot et ne savons plus ce qu'il signifie, à quel objet il se rapporte, tantôt nous nous rappelons un objet et nous sommes incapables de nous souvenir de son nom. Outre les associations des divers éléments moteurs et sensoriels entre eux pour constituer un mot, il faut donc encore association des impressions de l'objet avec les premières.

La synthèse de ces diverses impressions combinées du mot et de l'objet ne peut se faire que dans un centre indépendant des centres du langage et des centres récepteurs des impressions ordinaires. On ne peut admettre que ce soit grâce aux voies d'association. Celles-ci sont des voies de transmission, neutres en quelque sorte, qui ne sauraient rien conserver ni par conséquent reproduire. Il faut donc que ces impressions multiples aillent se grouper dans un centre spécial où se forme l'idée complète de l'objet.

Mais si l'on considère la façon dont ces associations s'établissent et dont la synthèse se fait, on constate que les impressions reçues les premières, et les plus fortes aussi, sont celles qui proviennent de l'objet. Ce n'est qu'après avoir été perçue un certain nombre de fois que l'image auditive verbale s'y associe; puis plus tard l'image motrice du mot qui le désigne; enfin plus tard encore, et même pas toujours, l'image visuelle verbale. On ne doit donc pas être surpris de voir le souvenir des choses persister plus longtemps que celui des mots, et dans le souvenir des mots les images auditives et motrices le plus fortement associées, et le plus fréquemment, survivre aux images visuelles, comme le montre bien la perte de l'orthographe chez beaucoup de vieillards.

Par suite de l'association des mots et des objets nous arrivons à les identifier dans notre souvenir. Le mot devient une des composantes de la représentation de l'objet. Dès lors, de même que l'odeur d'orange nous rappelle une orange avec tous ses attributs, de même le mot orange suffit pour nous la rappeler aussi. Le mot n'a donc rien de spécial dans l'évocation des souvenirs et ne diffère donc pas des autres éléments constitutifs d'un objet. Il n'offre qu'une particularité, c'est d'être constitué à lui tout seul de trois espèces au moins d'impressions, fortement associées entre elles, et formant une synthèse spéciale, qui arrive à avoir une certaine autonomie. Il finit par se produire entre la représentation d'un objet et son expression verbale ce qui se produit pour n'importe quel mouvement automatique secondaire. Il n'est plus nécessaire, et il deviendrait même gênant, pour l'exécuter rapidement, d'en avoir la représentation consciente. Lorsque nous parlons rapidement sur un sujet donné nous ne nous représentons que les grandes lignes, mais non le détail des objets auxquels se rapportent tous les mots que nous employons. Le passage de l'idée, du concept de l'objet au concept du mot se ferait, d'après Wernicke, par l'intermédiaire du centre auditif verbal; d'après Bastian, Charcot, etc., par un des quatre centres d'images verbales qu'ils admettent. Huglings Jackson et Stricker font jouer un rôle très faible aux excitations sensorielles et un très important aux centres moteurs. Pitres remarque avec raison que presque tout le monde, dans la conversation courante, est moteur phonétique et que l'idée éveille directement le mot sans intermédiaire d'images sensorielles. Elles sont en effet parfaitement inutiles du moment qu'on admet un centre psychique relié aux divers centres du langage. A quoi bon se représenter d'abord un mot écrit ou entendu pour l'articuler ensuite, puisqu'il y a des connexions directes du centre moteur avec le centre d'idéation? Il est bien plus simple que l'incitation, l'évocation, émanée du centre d'idéation atteigne directement le centre qui doit entrer en action. Il n'est pas pour cela nécessaire d'admettre que cette incitation n'agit que sur le centre moteur ; elle peut, et doit même vraisemblablement mettre en vibration aussi les centres sensoriels puisque chez certains sujets la représentation auditive et visuelle du mot surgit en même temps que son expression motrice, et que d'ailleurs tous ces centres sont réunis entre eux et au centre psychique. Il n'y a pas succession mais simultanéité de représentation verbale.

Que l'incitation qui, partie du centre psychique supposé, et destinée à mettre en jeu, d'une part les centres cérébraux dont la vibration correspond à un objet déterminé, et d'autre part les centres du langage dont la vibration correspond au mot qui est le signe de cet objet, n'atteigne que les premiers et pas les seconds, il y aura ce qu'on appelle *aphasie amnésique*. Cette forme d'aphasie, récemment étudiée avec beaucoup de finesse par Pitres [1], prouve nettement que l'évocation des mots se fait dans d'autres centres que les centres moteurs et sensoriels du langage. Nous devons nous y arrêter un moment.

Comme le remarque Pitres, « la mémoire verbale est plus complexe, plus perfectionnée, plus intimement liée aux fonctions psychiques que la mémoire commune. Cependant les mêmes lois président à la conservation et à la recollection des images des mots et des choses. » Il distingue avec soin

<hr>

(1) *L'aphasie amnésique et les diverses formes de l'aphasie.* Progrès méd., 1898.

l'amnésie verbale par défaut d'évocation et celle par défaut de reviviscence. La première est caractérisée par la perte d'évocation des mots avec conservation de la reviviscence et de la reconnaissance des images verbales. Elle produit l'aphasie amnésique. La seconde résulte de la destruction organique ou de l'inertie fonctionnelle des centres corticaux de réception ou d'émission du langage. Elle se confond cliniquement avec les grandes formes élémentaires de l'aphasie sensorielle, notamment la surdité verbale et la cécité verbale. Pour que les centres du langage entrent en activité il faut toujours qu'ils y soient sollicités par des incitations étrangères. « Quand nous voulons parler, l'idée éveille les images des mots qui la doivent revêtir. Mais si, pour une raison quelconque, l'idée présente n'éveille plus les images verbales qui lui sont adéquates, le langage est compromis. Il l'est autrement et par un autre mécanisme que si les centres des images sensorielles ou motrices des mots étaient détruits ; mais il l'est tout de même. Le malade conserve *in posse*, la faculté de parler ou d'écrire ; il peut répéter les mots qu'on prononce devant lui, écrire d'après copie ou sous dictée ; mais il ne peut plus évoquer spontanément, au moment opportun, les images verbales qui lui seraient nécessaires pour revêtir sa pensée par des mots appropriés. En d'autres termes, *l'aphasie sensorielle* et *l'aphasie motrice* sont les manifestations symptomatiques de l'excitabilité organique ou fonctionnelle des centres des images sensorielles ou motrices des mots, *l'aphasie amnésique* est le signe révélateur de la rupture des communications entre les centres psychiques intacts et les centres inaltérés des images verbales. » J'ai tenu à citer tout entier ce passage de Pitres, parce qu'il montre bien que dans les aphasies motrices et sensorielles il n'est pas question de mémoire et que la perte du langage n'est pas le fait d'une amnésie, tandis que dans l'aphasie amnésique c'est bien la mémoire qui joue le rôle important, et encore pas toute la mémoire, mais une partie seulement, l'évocation.

La question se trouve donc, grâce à cette forme d'aphasie, très restreinte. En effet le souvenir est conservé puisque l'idée de l'objet à nommer est intacte, et de plus que le sujet en reconnaît le nom quand on le lui dit. D'autre part le langage articulé, la lecture et l'audition sont parfaitement possibles. Il n'y a donc que le passage de l'idée au mot qui n'a plus lieu.

Or, que nous apprend l'anatomie pathologique dans les cas peu nombreux où on a eu l'occasion de faire l'examen histologique de sujets atteints d'aphasie amnésique, au nombre de dix actuellement? Tout d'abord les lésions n'atteignaient pas un même point du cerveau.

Je cite ici Pitres de nouveau : « Dans les 10 cas elles siégeaient sur l'écorce de l'hémisphère gauche, au niveau des régions pariétale et temporale, dans l'aire ou sur les confins immédiats des centres de la vision et de l'audition des mots. Le plus souvent (8 fois sur 10) elles portaient sur le lobule pariétal inférieur, y compris le pli courbe, mais quelquefois elles ne s'étendaient pas jusque-là. Il ne semble donc pas que ce lobule puisse être considéré comme le centre unique et exclusif de l'évocation mnésique des mots puisqu'il n'est pas toujours altéré quand cette évocation est compromise.

« Au fond, cela ne doit pas nous surprendre. Nous avons vu, quand nous nous sommes occupés de la théorie de la mémoire, que si la reviviscence des images mnésiques se passait dans les cellules pyramidales des centres perceptifs et était nécessairement abolie par le fait de la destruction organique de ces centres, leur évocation était le résultat d'excitations partant des neurones disséminés dans toute l'écorce cérébrale, où s'élaborent les opérations psychiques. Si cette conception est exacte, il est tout naturel que les lésions provocatrices de l'aphasie amnésique siègent au voisinage immédiat des centres sensoriels verbaux, mais qu'elles n'y aient pas une topographie absolument fixe. Elles n'agissent pas, en effet, en détruisant un centre spécialisé, exclusivement affecté à l'évocation, mais en rompant une partie des voies commissurales qui réunissent les centres différenciés des images verbales aux parties de l'écorce dans lesquelles s'opèrent les actes psychiques supérieurs.

« Il faut bien avouer cependant que cette théorie n'aplanit pas toutes les difficultés soulevées par l'analyse des faits cliniques. En effet, si les choses étaient aussi simples que nous venons de l'indiquer, c'est-à-dire si l'amnésie d'évocation était le résultat d'une rupture des relations existant normalement entre les centres psychiques et les centres sensoriels, non seulement l'idée présente ne devrait plus éveiller l'image verbale correspondante, mais la reviviscence de l'image ne devrait plus être susceptible d'évoquer l'idée représentée par elle. Or l'observation nous apprend que dans l'aphasie amnésique les choses ne se passent pas tout à fait ainsi : l'idée n'évoque plus le mot, mais le mot réveille toujours l'idée. Pour expliquer cette particularité, il faudrait admettre que les communications psycho-sensorielles ne suivent pas le même chemin que les communications sensorio-psychiques. Cette hypothèse n'a rien d'absolument invraisemblable. Et si l'on supposait en outre, que les fibres, transmettant les excitations des centres psychiques aux centres sensoriels, cheminent dans l'écorce du lobe pariétal, on comprendrait du même coup pourquoi les lésions donnant lieu à l'aphasie amnésique siègent de préférence dans la région du lobule pariétal inférieur. »

Je crois qu'il n'est pas besoin de créer des voies nouvelles pour admettre deux voies différentes, l'une psycho-sensorielle et l'autre sensorio-psychique capables d'expliquer comment il se fait que l'idée ne puisse plus évoquer le mot alors que le mot évoque encore l'idée. En effet, nous avons vu que les trois centres du langage moteur, visuel et auditif, étaient reliés entre eux d'une part et aux centres psychiques de l'autre.

D'un autre côté, l'amnésie verbale ne se montre que pour certains mots, en plus ou moins grand nombre. Si l'on suppose que ce ne sont pas les voies directes, reliant les centres du langage aux centres psychiques, qui sont atteintes, mais celles qui réunissent les centres d'association de ces centres du langage aux centres psychiques, les choses se comprennent plus facilement. En effet, un mot vu ou entendu, atteignant un centre intact, y produit une excitation qui se propage jusqu'au centre psychique et y provoque l'idée à laquelle il est ordinairement lié, c'est-à-dire les images de l'objet qu'il désigne avec lesquelles il s'est combiné. C'est le mécanisme habituel. Mais lorsque l'incitation psychique se produit, elle n'agit plus sur tel ou tel centre à l'exclusion des autres. C'est le mot tout entier dans ses éléments moteur, auditif et visuel, qu'elle évoque, et pour cela elle agit sur les centres d'association de ces divers élém_ts. Si ces centres d'association sont altérés, ou si les voies qui les réunissent aux centres psychiques le sont, l'évocation ne peut plus avoir lieu. Il y a donc bien deux voies différentes sensorio-psychique et psycho-sensorielle; l'une relie directement les centres sensoriels aux centres psychiques, l'autre relie les centres d'association des centres sensoriels aux mêmes centres psychiques.

Nous nous trouvons ainsi ramenés à la déduction tirée de

l'anatomie pathologique, que c'est au niveau des centres d'association, dans le voisinage des centres sensoriels, que se fait l'évocation.

Nous arrivons donc à cette conclusion que la représentation des images verbales se fait au niveau des centres moteurs et sensoriels du langage, que leur évocation a lieu dans les centres d'association, et que le souvenir, comme l'idée, se produit au niveau d'un autre centre, que nous appelons centre psychique et dont nous réserverons provisoirement le siège.

Nous pensons montrer plus loin que ce n'est pas l'évocation proprement dite qui se fait au niveau des centres d'association, mais simplement la représentation d'ensemble des images d'un mot ou d'un objet, et que la véritable évocation se produit au point même ou siège la mémoire.

Tout ce que nous venons de dire de la mémoire des mots s'applique aux autres souvenirs. Comme ceux du langage les souvenirs des objets quelconques sont composés, ainsi que nous l'avons vu, d'impressions simultanées dans divers centres corticaux, et l'anatomie nous montre de plus que les régions de l'écorce, auxquelles sont dévolues les fonctions de réception et d'émission des mots, sont inscrites dans les aires sensorielles et motrices. Cette intrication des centres du langage et des centres fonctionnels généraux de l'écorce fait comprendre combien est intime l'association qui existe entre le souvenir d'un objet et celui du mot qui le représente. De même que l'évocation de l'objet amène l'évocation du mot, l'image du mot amène l'image de l'objet, le mot sous ses trois formes, motrice, auditive et visuelle, étant devenu un des éléments constitutifs de la représentation de l'objet lui-même.

Mais par suite des connexions spéciales qui unissent les

différents centres de langage, ceux-ci forment une sorte de province relativement indépendante dans le grand État que constituent les autres centres cérébraux. Cette indépendance n'existe pas seulement d'une manière générale, mais entre les centres du langage eux-mêmes, ainsi que le montrent les formes variées d'aphasies et de paraphasies.

L'étendue restreinte qu'occupent les centres du langage comparativement aux grandes aires sensorielles auxquelles ils appartiennent, et leur limitation dans un seul hémisphère font comprendre comment les diverses formes sous lesquelles sont conservés les souvenirs des mots peuvent être atteintes complètement par des lésions, alors que les souvenirs des objets ne disparaissent pas, les lésions atteignant une aire sensorielle tout entière étant trop graves pour laisser subsister la vie ou tout au moins l'intelligence, et de plus devant toucher les deux aires sensorielles symétriques pour pouvoir produire la cessation complète de leurs fonctions spéciales. Aussi, lorsqu'une lésion destructive d'un centre sensoriel survient, ne produit-elle guère que la diminution de la mémoire et de l'intelligence, mais non la perte d'une certaine catégorie de souvenirs, car elle n'intéresse qu'un des centres, droit ou gauche, et dans une portion plus ou moins limitée.

Je n'insisterai pas sur l'évocation des souvenirs par similitude et contiguïté. Que des images semblables s'évoquent, cela n'a pas de quoi nous surprendre, puisque les impressions correspondant à ces images doivent avoir atteint les mêmes points de l'écorce cérébrale, ou à peu de chose près les mêmes. S'il n'en était pas ainsi, les impressions n'auraient pas déterminé des images semblables.

Pour ce qui est de l'évocation par contiguïté il faut distinguer, je crois, la contiguïté dans le temps et la contiguïté dans l'espace. Nous avons vu qu'un souvenir n'est jamais simple, jamais constitué par une seule espèce d'images, qu'à côté de l'impression principale produite par un objet quelconque, il y a une foule d'autres impressions que la conscience néglige plus ou moins, mais qui n'en existent pas moins, et de la combinaison desquelles résulte un état dynamique tout spécial du cerveau et non comparable, ou pour mieux dire non identique à un autre. Or ces impressions concomitantes de l'impression principale sont de deux ordres : les unes proviennent des fonctions organiques, les autres de tous les objets voisins de l'objet principal qui frappent le cerveau en même temps que lui, de sorte qu'un objet, qui nous donne une impression visuelle, étant contigu dans l'espace à une foule d'autres objets qui nous donnent également et en même temps une impression visuelle, les images de tous ces objets secondaires se forment simultanément avec celle de l'objet principal. L'état dynamique qui en résulte ne correspond donc pas à la seule impression de l'objet principal, mais aussi à toutes les impressions secondaires. A la vérité ces dernières peuvent être à la première dans un rapport très faible. On ne peut néanmoins les négliger, car elles concourent à l'ensemble, et, comme nous l'avons vu, permettent de distinguer entre deux souvenirs de date différente du même objet. La contiguïté des images évoquées ne fait donc, en somme, que reproduire la contiguïté des impressions perçues. Tel me paraît être le mécanisme de l'évocation de souvenirs dissemblables, mais dont les objets ont été perçus pendant qu'ils étaient en contiguïté dans l'espace.

Pour l'évocation par contiguïté dans le temps, c'est un peu différent. Lorsque deux objets dissemblables viennent successivement nous impressionner, les impressions secondaires, venant tant de notre organisme que du milieu dans lequel ils nous apparaissent, restent sensiblement les mêmes, et sont même quelquefois identiques, surtout si la succession se fait assez rapidement. Dès lors on comprend que les images combinées, voisines dans le temps, ayant un fond commun, et ne différant que par les éléments provenant des impressions des deux objets principaux, s'évoquent presque simultanément dans la mémoire.

On peut représenter graphiquement les choses de la manière suivante (fig. 1). O étant un objet qui donne surtout des impressions visuelles occupe dans l'ensemble de l'image I, résultant de toutes les impressions simultanées reçues à un moment donné, une place prépondérante IPV; les impressions visuelles accessoires sont représentées par ISV, les impressions cénesthésiques par IC, et les impressions sensitives autres que les visuelles et motrices par ISM. L'état dynamique produit par ISV, IC et ISM est absolument spécial à l'image I, de sorte que si, pour une raison

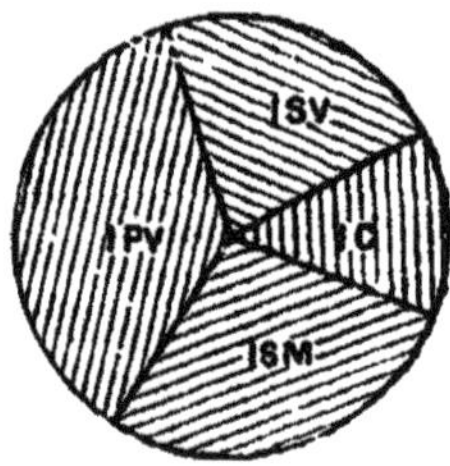

Fig. 1.

quelconque, cet état dynamique vient à se reproduire, tout le système I dont il fait partie va se reconstituer, et non seulement le système I, mais le système I' qui a suivi immédiatement I et dans lequel il n'y a qu'une chose changée, IPV en IP'V, P' représentant l'impression principale de l'objet O' qui a succédé à O. Ainsi peut se représenter l'évocation par contiguïté dans le temps.

Mais de même que à (ISV, IC, ISM) correspond un état dynamique spécial, de même IPV et ISV offrent un état dynamique différent de tout autre. De sorte que si IPV vient à se reproduire il entraînera le système (IPV, ISV) que ne pourra contrebalancer le système (IC, ISM). L'évocation de IPV amènera donc l'évocation des objets ISV, contigus dans l'espace à l'objet O quand l'image I s'est formée. Il n'y a aussi de différence entre la première image I et la seconde I' que l'appoint (IC. ISM), quantité d'ailleurs peu variable. Ainsi peut s'expliquer l'évocation par contiguïté dans l'espace de souvenirs d'objets dissemblables.

En raison des faibles variations que subit dans la plupart des cas le système dynamique (IC,ISM), on peut le considérer comme une constante et l'éliminer. Le système I formant un système dynamique spécial, chacune de ses parties correspond elle-même à un état spécial, qui correspond à des impressions déterminées. Si ISV reste le même pendant que IPV se modifiera pour devenir successivement IP'V, IP"V, etc., chaque fois que ISV se reproduira, les états IPV, IP'V IP"V se reproduiront également, et ISV seul sera capable de les provoquer. De même aussi IPV, IP'V, etc., seront seuls capables de provoquer l'état ISV, et par conséquent les images correspondantes.

Si on admet que chacun des états dynamiques spéciaux, déterminés par des impressions données, doit comporter un potentiel correspondant, on peut représenter algébriquement de la manière suivante le potentiel des états successifs (ISV, IPV), (ISV, IP'V), (ISV, IP"V), soit pour les images successives I, I' et I".

$$\text{Pot. } I = ISV + IPV \quad \text{Pot. } I' = ISV + IP'V \quad \text{Pot. } I'' = ISV + IP''V$$

Mais le potentiel I" s'ajoute à I', et celui-ci à I. De sorte qu'en définitive le potentiel de l'état dynamique qui permet d'évoquer en même temps ISV et IPV, IP'V et IP"V est :

$$\text{Pot. total} = 3\,ISV + 3\,IPV + 2\,IP'V + 1\,IP''V.$$

La somme ainsi produite n'est-elle égale à aucune autre ; en d'autres termes aucune autre combinaison de potentiels ne peut-elle la donner? Nous avons admis plus haut, à propos de la conservation des souvenirs, que la multiplicité des cellules et des fibres qui en émanent permettait de comprendre le nombre incommensurable de combinaisons différentes les unes des autres qui pouvaient se faire entre les divers centres impressionnés. Et nous avons été amené ainsi à penser qu'à chaque groupe d'impressions correspondait un agencement moléculaire spécial, et par conséquent aussi un état dynamique particulier et déterminé. Je crois qu'on peut parfaitement maintenir cette manière de voir, et admettre cependant que deux agencements moléculaires différents, correspondant par conséquent à des impressions différentes, peuvent cependant déterminer deux états dynamiques de même potentiel. Avec des éléments de pile différents je peux cependant faire deux couples de même potentiel. Supposons que sur la sphère visuelle, où s'est formé l'image I, il y ait à un moment donné un objet N, autre que O, qui détermine un état dynamique INV de potentiel égal à IPV. La formule précédente deviendra :

$$\text{Pot. total} = 3\ \text{ISV} + 2\ \text{IPV} + 1\ \text{INV} + 2\ \text{IP'V} + 1\ \text{IP''V}$$

c'est-à-dire que l'état dynamique auquel correspondent ces deux formules ayant même potentiel, non seulement évoquera, quand il se produira, les images ordinairement associées de ISV, IPV, IP'V, IP''V, mais encore celle de INV. On voit quel trouble cela peut jeter dans la mémoire et dans la conscience du sujet, en ce qui regarde principalement sa personnalité, dont la mémoire est un des éléments capitaux. Cette introduction de l'image INV ne résulte en effet d'aucune des lois d'association des idées, soit par ressemblance, soit par contiguïté, et déroute le sujet dans le travail de reconnaissance et de localisation.

A la vérité, dans l'état normal, cela ne se produit pas ou du moins rarement. Cela arrive cependant et nous explique comment nous voyons surgir certains souvenirs qui, malgré tous nos efforts, ne paraissent avoir aucun lien avec ceux qui se déroulent alors. Dans certains états pathologiques au contraire, rien n'est plus commun, et la constatation de ce trouble est d'un grand enseignement, et est de nature, je pense, à jeter une assez vive lumière sur la manière dont on peut envisager le mécanisme de la mémoire et de l'esprit en général.

Voici en effet ce que j'ai observé maintes fois chez des hystériques, et j'ai publié ces faits déjà, mais à un autre point de vue, dans mon ouvrage sur la Nature de l'hystérie. J'ai montré dans ces recherches que l'hystérie tenait à une sorte d'engourdissement plus ou moins profond, plus ou moins généralisé, des divers centres cérébraux, engourdissement se traduisant objectivement par de l'anesthésie plus ou moins accentuée et une diminution plus ou moins marquée des fonctions en rapport avec les centres intéressés. Si, par un procédé quelconque, on restaure la sensibilité modifiée, et si, par conséquent, on réveille l'activité fonctionnelle des centres engourdis, il se produit, à un moment donné que nous aurons à préciser plus tard, ce que j'ai appelé la régression de la personnalité. Le sujet se trouve ramené à l'époque où il était dans le même état de sensibilité interne et externe que celui qu'on a déterminé de nouveau ; tous les souvenirs de cette époque, qui semblaient perdus, reparaissent, et tous ceux qui lui sont postérieurs disparaissent au contraire. Qu'on pousse plus loin la restauration de la sensibilité, le réveil des fonctions cérébrales, et on voit le sujet, en même temps qu'il repasse par tous les états de sensibilité qu'il a traversés, retrouver les souvenirs des impressions reçues dans ces différents états successifs. La personnalité se reconstitue ainsi étape par étape, parallèlement à la sensibilité, et la mémoire paraît en être le principal facteur ou du moins traduit ces évolutions de la personnalité.

Une première déduction se dégage de ce fait général et grossier, c'est que la mémoire est en rapport direct avec la sensibilité, c'est-à-dire qu'elle est *fonction* comme elle de l'état dynamique des centres cérébraux. Notre sensibilité, tout en paraissant objectivement la même, croît en réalité d'une façon continue, les centres sensoriels recevant un nombre toujours plus grand d'impressions, et ces impressions étant de plus en plus finement différenciées et perçues avec une plus grande rapidité. Le pouvoir fonctionnel de nos centres sensoriels s'accroît donc continuellement. Si ce pouvoir augmente il faut donc que le potentiel cérébral s'élève.

Or qu'arrive-t-il dans l'hystérie ? Ces centres sont frappés d'une sorte d'arrêt et non seulement d'arrêt, ce qui supposerait un état stationnaire, mais d'un véritable sommeil qui diminue et annihile même quelquefois complètement leur pouvoir fonctionnel. Le sujet se trouve donc dans un état dynamique inférieur à celui qu'il avait au moment où il a été frappé, et ne correspondant à aucun état semblable antérieur. Le sujet ne se trouve donc pas ramené à un état de personnalité antérieur. Mais son fonctionnement est diminué, soit partiellement, soit totalement. Les impressions sont moins nettement perçues et l'on constate que sa mémoire de fixation est plus ou moins faible.

Le pouvoir fonctionnel des centres cérébraux cesse donc de s'accroître comme il le devrait, de sorte qu'à un moment donné le potentiel de ces centres diffère de celui qu'ils présenteraient s'ils avaient continué à fonctionner normalement à la fois de tout ce qu'il a perdu par le fait de l'engourdissement et de tout ce qu'il n'a pas acquis. Lors donc qu'on réveille le fonctionnement des centres cérébraux, leur potentiel regagne d'abord ce qu'il avait perdu et le sujet se trouve ramené à l'état de sensibilité et de personnalité qu'il présentait au moment où l'hystérie est survenue, et ensuite, en s'élevant de plus en plus, toutes les impressions reçues, sinon perçues, au cours de la maladie, et correspondant à un agencement moléculaire spécial, comme nous l'avons vu, pour chacune d'elles, reparaissent avec une plus grande netteté. Il se passe quelque chose de comparable au renforcement d'un cliché photographique où la pose aurait été insuffisante. Nous saisissons là ce que je disais plus haut de l'indépendance de l'état moléculaire du cerveau et de son potentiel. Parallèlement donc à la croissance de ce potentiel des centres nerveux, au fur et à mesure qu'ils se réveillent et reprennent leur activité fonctionnelle, la mémoire et la personnalité se reconstituent et se précisent.

Dans la plupart des cas cette progression de la mémoire et de la personnalité, cette évocation spontanée des représentations passées, liées aux états successifs des centres nerveux, se fait d'une façon régulière. Mais il n'en est pas toujours ainsi. Il arrive parfois que l'état dynamique qu'on provoque artificiellement par des excitations mécaniques ou sensitives, se soit reproduit deux ou trois fois au cours de l'existence du sujet, sinon totalement, du moins partiellement. Le malade se trouve alors ramené à un état potentiel total, dont la somme est formée par des potentiels partiels, dont quelques-uns se sont produits à des époques très différentes. Il se croit alors *simultanément* à deux ou trois âges différents. Les souvenirs afférents à ces deux ou trois époques sont évoqués avec la même netteté et le sujet exprime cet état singulier en disant, comme j'en ai cité des cas, qu'il a en même temps 19 ans et 8 ans ; et même 16 ans, 19 ans et 8 ans

Genèse et nature de l'hystérie, t. II, p. 115). J'ai observé plus d'une fois des faits semblables, et toujours j'ai constaté l'existence d'un état de sensibilité qui avait été identique aux âges différents évoqués simultanément. Telle hystérique, par exemple, qui avait été paralysée des jambes à 12 et à 17 ans, se croyait en même temps à ces deux époques quand on arrivait, au cours de la restauration de sa sensibilité, à l'une des phases où elle avait présenté cette paralysie.

Une seconde déduction ressort donc de ces faits, c'est que l'évocation des souvenirs ne tient pas tant à la mise en jeu d'un état moléculaire déterminé qu'à la quantité de potentiel dont disposent à un moment donné les centres cérébraux. Deux états moléculaires différents ne peuvent, en se reproduisant, que reproduire les impressions différentes auxquelles ils correspondent. Si cet état moléculaire était seul en cause les faits précédents ne pourraient s'expliquer, car on ne pourrait comprendre comment un même état moléculaire donnerait lieu simultanément à deux représentations différentes. Si on admet au contraire que ces deux états moléculaires différents aient le même potentiel, on comprend immédiatement que, ce potentiel étant obtenu, des représentations différentes puissent se produire en même temps. Nous avons ainsi l'explication de l'évocation de souvenirs n'ayant entre eux aucun lien d'association, soit de resssemblance, soit de contiguïté dans le temps ou dans l'espace.

Cette notion du potentiel croissant des centres cérébraux par le fait de leur fonctionnement, notion que je crois assez nouvelle, était indispensable à établir pour comprendre certains procédés d'évocation des souvenirs, tels que l'évocation par des états émotionnels ou cénesthésiques déterminés, et aussi par l'attention volontaire et l'effort.

Que des impressions renouvelées d'objets ou de mots, qui n'en sont en quelque sorte qu'une des qualités habituelles, produisent dans certains centres le même état moléculaire déterminé la première fois par ces objets et ces mots, et par conséquent leur image qu'on appelle le souvenir, cela peut en effet se comprendre sans faire intervenir aucune autre notion que celle d'un mécanisme plus ou moins compliqué, représenté par un agencement spécial de molécules reliées entre elles par des fibres d'association ou pour mieux dire des voies d'association. Cette notion suffit encore dans le cas de souvenirs évoqués par contiguïté, soit dans le temps, soit dans l'espace, cette contiguïté dans l'espace étant d'ailleurs toujours liée, sinon subordonnée à la contiguïté dans le temps.

Elle devient absolument insuffisante quand il s'agit d'évocation sous l'influence d'états cénesthésiques ou émotionnels, d'attention et d'effort. Qu'est-ce au juste qu'un état émotionnel, que l'attention, que l'effort ; nous n'en savons rien. Mais ce qui paraît certain, c'est qu'ils ne se résolvent pas dans un simple agencement moléculaire, dans des associations plus ou moins complexes entre divers centres, dans la mise en jeu d'un mécanisme. C'est un état dynamique qui intervient, c'est une sorte de tension plus ou moins grande, de force plus ou moins active qui est mise en jeu. Dans les deux cas c'est sans doute, en fin de compte, un simple mécanisme qui fonctionne. Mais dans le premier cas ce mécanisme est mis en action par une force étrangère au cerveau, comme dans le cas d'une nouvelle impression réveillant l'image ancienne de de cette impression, ou à la partie du cerveau où se produit l'image de l'objet, si l'excitation part d'un autre point du cerveau, comme dans l'évocation d'un souvenir par un mot. Dans le second cas c'est une force interne, c'est un état dynamique du cerveau et non d'une partie déterminée plus ou moins étendue, qui agit sur le centre de reproduction de l'image souvenir. J'éprouve une violente émotion à propos d'un accident dont je suis témoin, et cet état émotionnel évoque en moi le souvenir de faits sans aucun rapport avec l'accident actuel, mais ayant déterminé chez moi un trouble émotif analogue. Bien plus, sous l'influence d'un état pathologique je suis pris d'anxiété précordiale et de phénomènes circulatoires encéphaliques concomitants, et voilà des souvenirs de faits ayant déterminé des émotions accompagnées des mêmes troubles qui surgissent dans ma mémoire. De semblables états émotionnels, caractérisés par des variations générales dans l'état du cerveau, ont-ils une localisation spéciale dans un centre quelconque d'où, par des voies d'association quelconque, ils mettraient en jeu le mécanisme de la reproduction des souvenirs liés à de semblables émotions? Non sans doute. C'est le cerveau qui est mis en bloc dans un certain état dynamique, doué d'un certain potentiel, et c'est l'élévation de ce potentiel qui détermine l'état moléculaire d'où résulte la reproduction de certaines images-souvenirs.

L'attention volontaire, l'effort, que nous apportons dans la recherche d'un souvenir qui nous échappe, prouve bien qu'il y a autre chose dans son évocation que la mise en jeu du mécanisme de sa reproduction. Il n'y a rien de commun entre les deux choses. On ne saurait dire que l'effort porte sur le mécanisme qui va reproduire l'image-souvenir, puisque cette image-souvenir nous fait défaut. Comme le remarque très justement Maudsley, « lorsque nous cherchons volontairement un souvenir c'est que nous n'en avons pas conscience, et cependant il faut que nous en ayons déjà conscience pour le vouloir ». Je crois qu'il faut distinguer entre « savoir » et « avoir conscience ». On peut parfaitement savoir qu'on a connu telle personne ou telle chose autrefois et cependant

n'avoir nullement conscience de s'en souvenir. Mais divers
cas peuvent se présenter qu'il faut analyser pour comprendre
comment les choses se passent. Pour que je veuille bien
rechercher un souvenir dans ma mémoire, il faut qu'une impression quelconque vienne m'y pousser C'est, par exemple,
quelqu'un qui me demande si je me rappelle un fait que j'ai
dû connaître. En me posant une pareille question il suscite la
représentation partielle de ce fait. Pour peu qu'il y ajoute
quelques détails pour m'aider, il complète les images qui
entrent dans la composition totale du souvenir de ce fait.
Toutes ces excitations, qui agissent sur les mêmes éléments
que ceux autrefois atteints par les impressions produites par
le fait à retrouver, finissent par s'ajouter, et à un moment
donné l'image totale surgit. Que ce soit un interlocuteur, que
ce soit la lecture d'une description quelconque, ou que
ce soit moi-même qui, sachant que le fait s'est passé à telle
époque et me replaçant par la pensée dans mon état de
personnalité d'alors, retrouve par là même quelques souvenirs
concomitants qui, en se groupant peu à peu, amènent l'image
totale du fait à rappeler, peu importe, le mécanisme est
toujours le même; et je me trouve ramené au cas simple où
une impression, faisant partie d'un groupe se rapportant à
un même objet, évoque par contiguïté les autres images des
impressions qu'il a produites autrefois. Seulement, quand le
groupement de ces impressions se fait d'une façon rapide, il
ne se produit aucune sensation cérébrale pénible. Si, au
contraire, l'association des images élémentaires du souvenir
se fait difficilement, il y a une sensation intra-cérébrale qui
peut revêtir un caractère plus ou moins désagréable suivant
son intensité, d'où l'impression de l'effort. Ce n'est pas l'attention volontaire, laquelle n'est qu'un effort léger et non pénible, ce n'est pas l'effort pénible, qui provoque la mise en jeu

des centres cérébraux qui vont amener par leur état moléculaire et dynamique la représentation du fait passé, c'est le
travail même de ces centres, qui se mettent en action difficilement, d'où résulte le sentiment de l'effort.

Et ce sentiment où le percevons-nous? Est-ce au niveau des
centres récepteurs ou des centres d'association, où seraient
soi-disant conservés les images et les souvenirs? Non, c'est
au niveau des lobes frontaux, c'est-à-dire dans les centres de
perception, dans les centres appelés par certains les centres
intellectuels. C'est là que nous éprouvons quelquefois de la
fatigue et même de la douleur, quand le travail de reconstitution du souvenir se fait trop lentement. C'est cette partie
du crâne qu'instinctivement nous serrons dans notre main
lorsque nous réfléchissons d'une façon soutenue, que nous y
soyons sollicités par une personne étrangère ou par un événement quelconque.

Notre volonté entre en réalité pour si peu de chose dans
l'évocation des souvenirs, c'est une telle illusion de croire
que c'est sous l'influence de nos efforts libres et volontaires
qu'elle a lieu, que si nous abandonnons la recherche du
souvenir récalcitrant, le travail interne du cerveau n'en continue pas moins tout seul, et qu'au moment où nous nous y
attendons le moins, le souvenir nous apparaît tout à coup nettement. La constatation même de cette inconscience dans l'évocation, inconscience que tout le monde traduit en disant :
« Plus je chercherai, moins je trouverai ; ça me reviendra
quand je n'y penserai plus », n'est-ce pas la preuve que la
volonté, que l'effort ne jouent aucun rôle actif, et ne sont que
le sentiment par lequel se traduit le travail latent d'organisation du souvenir. Le sentiment de l'effort que nous avons
pendant la recherche d'un souvenir n'est donc pas la cause,
mais la conséquence de l'évocation de ce souvenir, de sorte

que si, au premier abord, on peut croire qu'il s'agit dans ce procédé d'évocation de quelque chose d'analogue à ce qui a lieu dans le cas d'évocation par un état émotionnel ou cénesthésique, il n'en est rien en réalité. On se trouve ramené au mode d'évocation par association d'états moléculaires correspondant à des impressions déterminées, mais dont la production est plus lente et plus difficile.

Il reste néammoins un fait, c'est que le processus de l'évocation une fois commencé continue généralement à se dérouler d'une façon automatique, sans que la volonté, ni même la conscience, y prennent part, et cela malgré que le cerveau continue lui aussi à fonctionner sous d'autres influences et dans d'autres directions d'une façon consciente. Ce parallélisme d'un travail conscient et d'un fonctionnement inconscient du cerveau n'est pas un des phénomènes les moins curieux à constater, ni les moins instructifs au point de vue de la psychologie générale. Nous pouvons tirer aussi de ces considérations un autre enseignement que nous retrouverons plus tard à propos du siège de la mémoire, c'est que le sentiment des changements moléculaires des centres capables de recevoir et de reproduire des impressions isolées (centres sensoriels et sensitifs) ou combinées (centre d'association) se perçoit ou plutôt se forme au niveau d'autres centres supérieurs, à savoir très vraisemblablement les lobes frontaux. Il y a bien des présomptions pour que ce soit là aussi que la perception totale d'un objet se fasse, et que la mémoire s'en conserve.

En résumé nous nous trouvons en présence de deux processus d'évocation : l'un par reconstitution d'un état moléculaire antérieurement produit par des excitations d'ordre déterminé (évocation par association de ressemblance ou de contiguïté, par le langage, ou par les impressions nouvelles analogues ou identiques aux anciennes) et qui, suivant sa facilité et sa rapidité d'organisation, donne lieu à l'évocation simple ou à l'évocation dite volontaire ou avec effort ; l'autre par développement d'un état dynamique cérébral dont le potentiel correspond à celui d'états moléculaires anciens, correspondant eux-mêmes à des impressions données, qui se trouvent ainsi évoquées, quand ces états moléculaires sont reconstitués (évocation par les états émotionnels et cénesthésiques). On pourrait désigner ces deux processus sous le nom d'*évocation moléculaire* et d'*évocation potentielle*.

REPRODUCTION. — L'évocation amène la reproduction si les centres récepteurs sont dans leur intégrité complète. S'ils ne le sont pas, on a alors l'impossibilité de reproduire l'état moléculaire et dynamique correspondant aux impressions anciennes, de même que les impressions nouvelles devant atteindre ces centres ne sont plus perçues. C'est ce qui se produit par exemple dans la surdité et la cécité verbales. De même, dans l'aphasie amnésique, c'est l'évocation qui fait défaut, alors que la reproduction et la reconnaissance sont conservées. Il y a donc indépendance de l'évocation et de la reproduction. On peut constater cette indépendance dans d'autres cas. Dans la réminiscence, par exemple, et plus encore dans l'hallucination il y a reproduction sans évocation. Cela démontre assez clairement que ces deux phénomènes se passent dans des centres différents, et il est évident que c'est le centre où se fait l'évocation qui est aussi celui où se conserve la mémoire, quelle que soit d'ailleurs la façon dont on conçoive pour le moment cette conservation. Ce qu'il est assez facile de contrôler quand il s'agit de la mémoire verbale, à cause du petit nombre des centres du langage et de leur situation dans un seul hémisphère, devient au contraire très difficile, sinon impossible, quand il s'agit de souvenirs d'impressions ayant leurs centres de réception dans les deux hémisphères, parce qu'il est exceptionnel que les centres bilatéraux soient atteints également et surtout complètement. La diminution d'intensité des images se rapportant aux centres altérés et faisant partie d'un souvenir complexe ne peut guère être constatée.

Nous avons assez insisté précédemment sur le mécanisme par lequel se faisait l'évocation pour n'y pas revenir à propos de la reproduction. Tout ce que nous avons dit de l'état moléculaire et du potentiel à propos de la première s'applique à la seconde. Ce qui importe, c'est de remarquer seulement que ces deux phénomènes se passent dans des centres différents d'abord, et se traduisent par des manifestations différentes aussi.

Entre la reproduction et l'évocation il y a autant de différence qu'entre l'excitation et la perception (j'entends par ce dernier mot le phénomène qui se produit dans les centres récepteurs sous l'influence de l'excitation). Si on voulait se servir d'une comparaison, on pourrait dire qu'il y a la même différence qu'entre le son qui fait vibrer la plaque d'un phonographe et cette vibration, entre cette vibration elle-même et le tracé qui la traduit sur le cylindre. Lorsqu'on remet ce cylindre en mouvement, et que le stylet suit les sinuosités du tracé qui y est inscrit, les mêmes vibrations se reproduisent, et ces vibrations donnent naissance aux mêmes sons. Cette comparaison due à Guyau[1], encore qu'elle ne soit pas absolument juste, comme nous avons essayé de le démontrer, présente cependant une certaine commodité pour faire comprendre, comment une excitation peut déterminer, dans les

---

[1] *Op. cit.*

centres récepteurs du cerveau, un état qui est corrélatif de cette excitation, et peut la reproduire tout en étant absolument différent matériellement, et comment cet état des centres récepteurs peut à son tour déterminer dans les centres d'aperception, de mémoire, un état qui n'offre non plus avec l'excitation et avec lui-même aucun point de comparaison matérielle. Si on fait tourner le cylindre du phonographe sans que le microphone soit en rapport avec lui, le stylet suivra bien tous les sillons du tracé mais les vibrations correspondantes ne se produiront pas. Il y aura évocation sans reproduction. Si, par un procédé autre que la rotation du cylindre enregistreur, les vibrations qui correspondent à son tracé peuvent être produites, le son sera émis. Il y aura reproduction sans évocation. Nous assistons là, en somme, a une transformation de forces, comme il s'en produit dans toute espèce de machine, et il n'est pas plus difficile de comprendre que la forme sous laquelle se conserve une impression diffère de cette impression elle-même, que de comprendre pourquoi la lumière électrique ne ressemble en rien au courant qui la produit. Nous reviendrons du reste sur ce point à propos de la théorie générale de la mémoire.

On confond quelquefois les deux termes *reproduction* et *reviviscence*. Ces deux phénomènes sont de même nature, mais d'intensités différentes. Dans la reviviscence, telle qu'on l'observe par exemple chez les hystériques, dans ce qu'on appelait des états seconds, dans certaines attaques qui ne sont que des retours à des états anciens de personnalité, c'est tout l'organisme qui entre en jeu. Les sujets se retrouvent exactement dans les mêmes conditions organiques qu'à une époque antérieure déterminée de leur existence. Objectivement on peut s'en rendre facilement compte par l'état de leur sensibilité sous ses diverses formes. Ils *revivent* donc réellement leur existence passée et s'y croient encore tellement, qu'ils ne reconnaissent plus les personnes et les objets qui les entourent, si ces personnes et ces objets ont été en rapport avec eux à une époque postérieure à celle où les ramène l'état dynamique du cerveau. Au lieu qu'un seul centre entre en action, comme cela se produit le plus souvent dans les hallucinations, c'est tout le cerveau qui est en état d'activité, et de la même façon qu'il l'a été déjà autrefois. Il y a donc une sorte d'hallucination générale du passé tout entier, de l'époque où le cerveau a présenté ce même état d'activité. Ce n'est pas le souvenir de tels ou tels objets en plus ou moins grand nombre qui se produit, c'est le souvenir de ces objets et de l'état émotionnel et cénesthésique qui en a accompagné l'impression.

Dans le souvenir ordinaire, la reproduction de cet état émotionnel et cénesthésique ne se fait pas, et l'image seule de l'objet se reproduit. Pourquoi cette disparition des éléments personnels des souvenirs ? Comment se produit-elle ? Est-elle le résultat d'un choix fait par le sujet ? Pourquoi dans certains cas la reproduction complète, c'est-à-dire la reviviscence, a-t-elle lieu, et non dans d'autres ? Les spiritualistes auraient vite résolu la question en disant que c'est l'esprit qui choisit les images dont il a besoin et néglige les autres. Mais cette explication enfantine est trop commode et ne saurait nous satisfaire, car l'hypothèse d'un esprit indépendant et libre est plus difficile à comprendre encore que le problème qui se pose en ce moment devant nous.

Je crois qu'on peut admettre que les choses se passent de la façon suivante. Il faut remarquer d'abord que, dans l'état normal, certains souvenirs seuls sont capables d'être revécus, et que d'autres ne sont jamais que reproduits. Or, ceux qui s'accompagnent de reviviscence de la personnalité du moment où ils se sont formés, sont des souvenirs dans lesquels les impressions d'ordre émotionnel et cénesthésique tiennent une grande place et quelquefois la plus importante. Ensuite, on sait que les impressions cénesthésiques résultant du fonctionnement normal des organes n'entrent que pour une petite part dans les images des événements ordinaires de la vie, dont les impressions sensorielles, sensitives et kinesthétiques, sont de beaucoup les plus intenses. Il y a lieu d'observer aussi que ces impressions sensorielles étant beaucoup plus vagues qu'elles, beaucoup moins conscientes, et agissant sur le cerveau par l'entremise de nerfs beaucoup plus enchevêtrés, offrant des voies coupées par de nombreux ganglions, et très peu directes, ne forment en quelque sorte, dans les circonstances ordinaires de l'existence, qu'une espèce de fond commun, n'offrant que des variations extrêmement faibles d'un moment à l'autre, sur lequel se greffent les impressions sensorielles précises, rapides, intenses et conscientes.

Lors donc qu'un événement provoque en nous des impressions cénesthésiques et émotionnelles très fortes en même temps que des impressions sensorielles, qui peuvent être très faibles au contraire, le souvenir qui en reste est surtout composé des premières, qui, par association, entraînent les secondes. Mais comme les premières représentent un état spécial de notre personnalité, c'est le souvenir même de cette personnalité qui est évoqué, que l'état potentiel du cerveau qui lui correspond soit provoqué par des conditions n'ayant rien à voir avec les éléments sensoriels du souvenir de l'événement en cause, ou qu'il le soit par ces éléments eux-mêmes, représentés par des impressions sensorielles nouvelles identiques à celles d'autrefois. Il y a alors reviviscence, et cette reviviscence n'est en somme qu'un souvenir plus complet, mais qui n'est plus complet que les souvenirs ordinaires, que parce que les éléments qui l'ont constitué à l'origine ont été eux-mêmes plus nombreux et ont compris non seulement des impressions sensorielles, plus ou moins banales d'ailleurs, mais encore des impressions cénesthésiques intenses, ayant déterminé un état émotionnel particulier, une personnalité spéciale et forte à un moment donné. L'élément personnel l'emportant sur l'élément sensoriel au moment de l'impression, le souvenir présente ces deux éléments dans le même rapport. La reviviscence n'est donc en somme que le souvenir d'un état de personnalité.

Dans le souvenir ordinaire, d'un objet quelconque par exemple, ce rapport de l'élément personnel et de l'élément sensoriel est absolument renversé, et l'élément personnel est même presque négligeable, car il n'a qu'une intensité extrêmement faible et il est de plus commun à un nombre plus ou moins grand d'impressions sensorielles successives. Nous ne négligeons donc pas par un libre choix l'élément personnel de nos souvenirs. Il se néglige lui-même par la seule raison qu'il n'y joue ordinairement qu'un rôle à peu près nul, et qu'il représente une sorte de *constante*, quand notre fonctionnement organique est normal, et qui ne saurait par conséquent modifier en rien le rapport réciproque de nos impressions d'abord, de nos souvenirs ensuite.

Cette distinction entre la reviviscence et la reproduction nous apparaît à tout instant dans les circonstances journalières de la vie. Si nous avons appris un aphorisme, par exemple, au cours de nos lectures, il nous est souvent bien difficile de nous rappeler les conditions dans lesquelles nous avons fait cette acquisition. Mais que ce même aphorisme ait été émis devant nous dans une occasion grave pour nous, où nous étions dans un état émotionnel particulier, nous nous en souvenons avec tous les détails de cette circonstance et, comme l'on dit, « il nous semble y être encore ». Nous ressentons la même émotion qu'alors, avec toute la différence d'intensité, d'ailleurs, qui existe entre un souvenir et une impression actuelle. Dans le premier cas il y a reproduction simple, dans le second revivisceuce.

La clinique nous montre d'une façon plus nette encore cette revivisceuce, qui, cependant, chez des personnes non malades, mais très impressionnables, peut être déjà assez vive. Mais dans les cas pathologiques nous saisissons sur le fait le rôle des impressions cénesthésiques, et, d'une façon générale, celui de la sensibilité générale, dans la revivisceuce. C'est ainsi qu'on faisant varier par des procédés quelconques l'état de la sensibilité de sujets hystériques, et en provoquant des états de sensibilité et de cénesthésie ayant déjà existé antérieurement, on amène le retour de l'état de personnalité qu'ils avaient au moment où leur sensibilité présentait la même répartition et la même intensité. Et toutes les impressions qui s'étaient produites alors, se reproduisent avec une vivacité telle que le sujet croit y assister réellement et pour la première fois. Et si, par un procédé sur lequel j'ai insisté ailleurs [1], on modifie l'état de la sensibilité, on voit se dérouler dans l'esprit du sujet tous les événements qui ont accompagné autrefois cette modification. Or, comme ces variations de la sensibilité correspondent chez les hystériques à des variations dans l'activité des centres cérébraux, et par conséquent dans leur état moléculaire et dynamique, nous avons là la confirmation que c'est bien à cet état du potentiel cérébral que tient l'évocation et la reproduction des impressions passées, c'est-à-dire des souvenirs.

[1] *Genèse et nature de l'Hystérie.* 1897, t. I. (Paris, F. Alcan.)

Les hystériques nous fournissent encore cette démonstration sous une autre forme. Que par suite d'un ébranlement quelconque de leur système nerveux, une émotion violente par exemple, leur sensibilité disparaisse et qu'ils se trouvent ramenés à un certain degré d'anesthésie qu'ils ont déjà présenté à l'occasion d'une émotion d'un autre ordre, d'un événement tout à fait différent de l'événement actuel, et on les voit se représenter immédiatement les circonstances de l'émotion, de l'événement d'autrefois. N'est-ce pas là une preuve bien manifeste de ce que nous avançons? Et si j'ajoute que chez ces sujets on peut, en dehors des circonstances où ces phénomènes se produisent spontanément, les provoquer expérimentalement, en dehors de toute suggestion et par des procédés uniquement physiques et physiologiques, d'une façon en quelque sorte mathématique, on conviendra que l'hypothèse que je propose a un grand caractère de vraisemblance et même de vérité. J'aurai d'ailleurs à revenir sur ces faits à propos du siège de la mémoire.

CHAPITRE IV

ANALYSE DE L'ACTE MNÉSIQUE (*Fin*)
(RECONNAISSANCE — LOCALISATION)

RECONNAISSANCE. — Au point de vue psychologique, la reconnaissance est une des opérations les plus importantes de l'acte mnésique, puisque c'est par là que nous savons qu'une représentation actuelle correspond, non à une image présente, mais à une image passée. C'est la caractéristique de ce qu'on a appelé la mémoire psychique, par opposition à la mémoire organique constituée par les opérations précédentes. Sans la reconnaissance la mémoire est incomplète. Une représentation que nous ne reconnaissons pas comme appartenant au passé ne peut être considérée comme un souvenir, bien que ce soit un phénomène de mémoire. C'est ainsi que la réminiscence et la reviviscence ne sont pas à proprement parler des souvenirs, mais seulement des représentations reproduites. J'ai fait remarquer dans le premier chapitre qu'il y avait avantage à conserver cette appellation de reconnaissance, et qu'elle n'était pas remplaçable exactement par celle de localisation dans le temps, ni même dans le passé. Je n'y reviens pas.

Comment se fait cette reconnaissance? Comment distinguons-nous un souvenir d'une perception ? L'acte de la reconnaissance est-il immédiat ou subordonné à d'autres opérations préalables ? Höffding soutient la première opinion,

Lehmann, au contraire, prétend que la reconnaissance est due
aux idées reproduites qui accompagnent la sensation répétée,
idées que l'observation intérieure peut découvrir quelquefois, et qui, dans d'autres cas, n'entrent pas dans la conscience.
Reid avait déjà soutenu la première, et l'explication de Taine
a quelque analogie avec la seconde.

Tout d'abord comment distinguons-nous un souvenir d'une
perception, ce qu'on a appelé un état secondaire d'un état
primaire? Y a-t-il entre les deux une différence de *nature* ou
une différence de *degré?* Reid, Garnier, Cardaillac croient à une
différence de nature, et disent que les états secondaires ressemblent aux états primaires comme un portrait à l'original.
On ne saurait admettre une semblable opinion au point de vue
physiologique. Tout d'abord nous ne percevons que nos états
intérieurs produits dans le cerveau par les impressions extérieures, et non les impressions extérieures elles-mêmes. Ce
sont ces impressions transformées, c'est-à-dire ayant produit un état moléculaire et dynamique spécial dans les centres nerveux, qui sont perçues ou aperçues, comme l'on dit,
consciemment. Ensuite, comme nous l'avons vu, la reproduction de ces impresssions sous forme de souvenirs ne peut se
faire que dans les mêmes centres, présentant le même état
moléculaire et dynamique. Si cet état moléculaire et dynamique était différent de celui qui s'est produit autrefois sous
l'influence des excitations externes, ce seraient d'autres
images, d'autres représentations qui surgiraient. Ce ne serait
donc pas des souvenirs.

La plupart des philosophes anglais, et Hume en tête, ainsi
qu'un certain nombre de psycho-physiologistes, ne voient
entre la perception et le souvenir qu'une différence de degré,
d'intensité, l'image-souvenir étant seulement plus faible que

l'image de l'objet réel. Ce qui paraît donner à cette théorie une certaine vraisemblance, ce sont les cas où il y a confusion entre un état secondaire (souvenir) et un état primaire (perception). C'est ainsi, par exemple, que si le souvenir est extrêmement intense il y a une hallucination, c'est-à-dire qu'on rapporte à un objet actuel, à des impressions extérieures présentes, l'image passée de cet objet. De même aussi quand la sensation est très faible : il est presque impossible d'établir une limite précise entre le moment où on perçoit un son qui s'affaiblit et celui où on se le rappelle seulement après qu'il a cessé. On peut citer des exemples analogues pour les diverses sensations, mais il est juste de remarquer, à mon avis, que ces faits n'apportent pas à la théorie un grand appui. S'agit-il bien de souvenir dans ces cas ou simplement de sensations prolongées, tenant à ce que la vibration du système nerveux survit pendant un certains temps à l'excitation ? Nous avons pris soin de dire au début que l'on ne saurait considérer cette vibration prolongée comme un phénomène de mémoire. Il ne reste donc qu'une chose à l'appui de la théorie de Hume, c'est l'hallucination.

Or que se produit-il dans l'hallucination ? Quel est le centre qui entre en vibration ? Est-ce le centre récepteur ou le centre d'aperception et d'évocation ? S'il n'y avait qu'un seul centre pour la réception de l'excitation et sa perception consciente, si la mémoire avait son siège dans les mêmes centres que les représentations, tout souvenir serait une hallucination. Admettons au contraire, comme je l'ai fait, que la conservation des souvenirs se fasse dans d'autres centres que la réception des impressions, et les choses deviennent assez faciles à comprendre. Prenons, par exemple, une hallucination de l'ouïe, dans laquelle le sujet croit entendre une phrase entendue autrefois par lui. Au moment où elle a été réellement prononcée, elle a d'abord frappé le centre auditif du langage, et de là l'excitation s'est transmise au centre précepteur, où elle a déterminé un état spécial d'un certain potentiel, puis le centre auditif verbal est revenu à son état antérieur. Si, sous une influence quelconque, ce centre verbal entre en vibration et présente le même état moléculaire et dynamique que celui qu'y a déterminé l'excitation produite par la phrase entendue autrefois, le centre d'aperception se trouvera influencé exactement de la même manière que si c'était l'excitation auditive verbale qui avait provoqué la vibration du centre auditif. Il y aura donc une véritable perception nouvelle. Pour qu'il y ait souvenir, il faudrait que l'état dynamique du centre auditif verbal fût provoqué par une excitation partie du centre d'aperception.

Ce n'est pas l'intensité qui peut servir à différencier un souvenir d'une perception. Supposons, en effet, que la vibration du centre auditif verbal dans l'hallucination ne soit pas plus forte que celle que produirait l'excitation partie du centre d'aperception, il n'y en aura pas moins une hallucination, faible si l'on veut, mais qui ne sera pas pour cela un souvenir.

Ce qui prête à confusion, c'est le terme d'hallucination. Les philosophes qui se sont faits les défenseurs de cette opinion n'ont pas distingué entre l'hallucination vraie et le souvenir hallucinatoire. Dans l'hallucination vraie, deux cas peuvent se présenter : Le plus souvent elle ne reproduit aucune sensation, simple ou complexe, précédemment perçue. C'est une nouvelle combinaison qui se forme dans les centres cérébraux, absolument comme dans le rêve. Il ne saurait, dans ces cas, y avoir confusion entre la perception et le souvenir. Il n'y a pas souvenir, puisque l'impression perçue n'a jamais existé. Cette impression est rapportée à une excitation extérieure et voilà tout, parce que le centre récepteur intéressé est mis en activité par une excitation autre que celle du centre d'aperception. Dans le cas où l'hallucination reproduit une sensation déjà perçue, le mécanisme est exactement le même, avec cette seule différence que l'état dynamique du centre récepteur est identique à un état antérieur. C'est celui que j'ai examiné tout à l'heure. Il n'y a pas de souvenir pris pour une perception ; il y a bien perception nouvelle. Ce que nous percevons, en effet, comme je le rappelais plus haut, ce n'est pas l'objet extérieur, c'est l'état déterminé dans les centres cérébraux par les excitations parties de cet objet. Si cet état est produit d'une manière identique par une cause autre que l'objet qui l'a primitivement provoqué, peu importe, le centre d'aperception sera mis en vibration de la même façon dans les deux cas. La différence n'existera que pour le spectateur, qui dira qu'il y a perception si l'état dynamique des centres récepteurs du sujet est produit par une excitation venue d'un objet réel, et qu'il y a hallucination si cet état est provoqué par une autre cause interne. Mais, pour le sujet, il n'y aura pas de différence. L'hallucination vraie ne peut donc en aucune façon servir à étayer la thèse de ceux qui prétendent qu'entre le souvenir et la perception il n'y a qu'une question d'intensité dans la représentation.

Enfin un autre cas se présente, c'est celui où un souvenir est tellement intense qu'il devient hallucinatoire. Mais ici il faut encore distinguer. Ou bien le souvenir existe d'abord et nous apparaît en tant que souvenir. Puis il se développe, prend une intensité considérable et le sujet en arrive à croire qu'il a une véritable perception. Mais jamais il n'est dupe de son illusion, qui n'est que passagère ordinairement. Tandis que le véritable halluciné affirme avoir vu ou entendu, le sujet qui a eu des souvenirs hallucinatoires se rend parfaitement compte qu'il a été le jouet d'une hallucination. Il s'en rend même compte sur le moment, puisque bien souvent il est effrayé de ce qui se passe et qui est en contradiction avec ce qui l'entoure. Et nous allons voir tout à l'heure quel rôle joue cette contradiction entre les représentations passées et les perceptions actuelles dans le phénomène de la reconnaissance.

Ou bien il y a reviviscence complète d'un état de personnalité antérieur, ainsi que nous l'avons vu dans le chapitre précédent. Dans ce cas, on ne saurait dire, ni qu'il y a hallucination, ni qu'il y a souvenir. Le sujet ne fait aucune confusion entre ses souvenirs et ses hallucinations. Son cerveau tout entier repasse par les états dynamiques successifs qu'il a traversés autrefois. A chacun de ces états correspondent des impressions externes et internes spéciales, qui se reproduisent fatalement. Cela se passe aussi bien pour les centres d'aperception que pour ceux de réception et d'association, et pendant que cette évolution se produit, les objets présents et les impressions actuelles n'agissent en aucune façon sur ces centres en activité d'une façon automatique. Il ne saurait donc y avoir pour le sujet aucune contradiction entre ce qu'il se représente et ce qu'il perçoit autour de lui actuellement, puisqu'il ne perçoit rien. Il revit donc toute sa vie passée, et les impressions postérieures à l'époque qu'il revit n'existent pas plus pour lui que les impressions actuelles.

Les cas de souvenir hallucinatoire et de reviviscence ne sauraient donc, pas plus que les hallucinations vraies. prouver qu'entre le souvenir et la perception il n'y a qu'une différence d'intensité. D'autre part, il n'y a pas de différence de nature, en ce sens que ce ne peut être que dans les mêmes centres que se produise la modification moléculaire à laquelle correspond une représentation et qui correspond elle-même à une impression déterminée. Donc pas de différence entre le souvenir, la représentation, pour mieux dire, et la perception, si l'on ne considère que leur nature et leur degré d'intensité. Cependant cette distinction existe, puisque nous la faisons couramment, à l'état normal. A quoi tient-elle donc ?

Taine a proposé de la reconnaissance une théorie fort ingénieuse, et qui peut s'appliquer à un certain nombre de cas. Si le souvenir, dit-il, qui est un état de conscience présent, nous apparaît comme quelque chose de passé, c'est qu'il est *contredit* par les autres états présents. Pendant que je suis à ma table de travail je me représente le Panthéon. En même temps je perçois tous les autres objets qui m'entourent. Or ces deux ordres de représentation s'excluent ; elles ne peuvent se superposer, se concilier. Les sensations actuelles étant toujours les plus intenses s'imposent à moi comme présentes, et repoussent au second plan la représentation du Panthéon. Si, par exception, par suite d'un état pathologique du cerveau, les sensations présentes ne se produisaient pas, c'est-à-dire si les excitations venues des objets qui m'environnent n'excitaient plus mon cerveau, où l'état dynamique correspondant à la représentation du Panthéon serait trop intense pour être modifié par des impressions de l'extérieur, alors j'aurais une hallucination du Panthéon. Ce ne serait plus un souvenir, comme nous venons de le voir tout à l'heure, ce serait une véritable perception.

La *contradiction* invoquée par Taine n'existant pas dans tous les cas, on ne peut y voir la raison générale et unique de la distinction du souvenir et de la perception. On a cherché quelque théorie plus compréhensive en imaginant que cette distinction a lieu par suite d'un *double contraste*. Le premier contraste résulte de la différence de vivacité, de netteté, de précision , etc., caractères qui offrent une beaucoup plus grande intensité dans les états de perception que dans les états de reproduction. Le second contraste résulte de ce que les états remémorés peuvent être ou non écartés ou appelés, en quelque sorte volontairement, tandis que les états primaires s'imposent nécessairement à nous. Mais le contraste ainsi compris est le résultat d'un raisonnement, est un acte d'intelligence. La rapidité avec laquelle se fait la reconnaissance, rapidité qui est telle qu'il y a simultanéité entre elle et la représentation, et que certains psychologues la regardent comme immédiate, ne permet guère d'admettre un processus de raisonnement, lequel implique toujours une certaine durée, si courte qu'on la suppose.

Entre la représentation d'un état passé et la perception d'un état présent où donc gît la différence? N'y a-t-il pas dans les deux cas un acte de connaissance? De même que je sais que la représentation que j'ai actuellement correspond à une impression passée, de même je sais qu'une perception actuelle correspond à une impression présente. Dans les deux cas l'image qui se présente à moi est présente; elle résulte d'un état spécial de mes centres corticaux, et nous avons même vu qu'elle se reproduit au niveau des mêmes centres où elle s'est produite. Mais il y a entre les deux phénomènes une différence capitale, c'est le sens de l'excitation. Dans la perception, l'excitation est centripète; elle vient de l'extérieur pour agir sur les centres récepteurs; dans le souvenir, elle est centrifuge et vient des centres d'évocation, de mémoire, des centres intellectuels, situés au-dessus des centres récepteurs. Dans l'état normal l'excitation externe frappe d'abord le centre récepteur, y détermine un état moléculaire et dynamique spécial, et de là, soit directement, soit par l'intermédiaire des centres d'association, va frapper les centres percepteurs. Grâce à sa netteté, à son intensité, cette excitation externe marche avec une grande rapidité et il y a simultanéité apparente entre elle et la perception. Que la réaction cérébrale soit plus lente, comme cela se voit dans certaines maladies mentales, dans la mélancolie par exemple, ou dans l'hystérie à un degré prononcé, et le sujet met un certain temps à se rendre compte que ses impressions correspondent à la réalité présente. Il se demande souvent s'il rêve ou s'il voit réellement les choses, et ce n'est qu'en prolongeant l'excitation qu'il arrive à en avoir conscience comme d'un fait présent. Le ralentissement de la propagation de l'excitation externe permet de constater qu'il n'y a pas simultanéité entre elle et la perception consciente.

Dans le souvenir, l'excitation ne part plus de l'extérieur mais de l'intérieur du cerveau, du centre d'évocation, du centre percepteur, du centre intellectuel. Il y a là simultanéité parfaite entre l'état dynamique du centre d'évocation et celui du centre de réception où va se faire la représentation. Si les connexions entre ces deux centres sont rompues, l'état dynamique évocateur peut se produire, mais la représentation n'a pas lieu, ainsi qu'on le voit dans certaines formes d'aphasies, comme nous l'avons dit. Mais, dès que l'état dynamique du centre récepteur provoqué par l'excitation du centre intellectuel s'est produit, la représentation apparaît. La conscience de cette représentation est donc absolument simultanée de son évocation dans l'acte du souvenir; elle est simultanée de l'excitation du centre récepteur ou centre de représentation ; au contraire, dans la perception, elle est consécutive à l'excitation du centre récepteur. La reconnaissance est donc immédiate dans la représentation d'une image passée ; elle fait réellement partie de cette représentation. Elle n'est autre chose que la connaissance que nous avons que le phénomène qui se passe en nous est d'origine interne et non externe. C'est donc le sens dans lequel se produit l'excitation du centre récepteur, interposé entre le centre de perception et l'objet extérieur, — centre récepteur qui est aussi le centre de représentation — qui fait que nous savons qu'une représentation correspond ou non à un objet présent. Et cela est si vrai que lorsque, ainsi que nous l'avons vu à propos des hallucinations, ce centre récepteur est mis en état d'activité par une autre cause qu'un objet extérieur réel, la représentation qui correspond à cet état d'activité, lequel a secondairement ébranlé le centre percepteur par propagation centripète, apparaît à la conscience comme le résultat d'une excitation extérieure présente, c'est-à-dire comme une perception actuelle.

Mais nous ne distinguons pas seulement entre les perceptions et les souvenirs. Nous distinguons aussi entre les souvenirs et les images produites dans notre imagination. Pouvons-nous dans ce cas admettre le mécanisme que je viens d'exposer ? Gratacap [1] attribue cette distinction à un double contraste, comme dans la distinction entre la perception et le souvenir. Pour lui, les créations de l'imagination, reconnues pour telles, ont pour principal caractère d'impliquer un certain *effort ;* de plus les représentations sont appelées, cherchées par le moi, au lieu de se présenter *spontanément* et sans effort, comme dans le cas de souvenirs. On va du connu vers l'inconnu dans l'imagination, et du connu vers le connu dans le souvenir. Voilà un premier contraste. Le second consiste dans la *liberté* que nous avons de *modifier* à notre gré la représentation ima-

---

(1) *La Mémoire.* Th. Paris.

ginaire, tandis que dans les souvenirs il y a une sorte de *nécessité* à nous la représenter telle qu'elle est et une sorte d'impossibilité, ou tout au moins de difficulté, à la modifier. Ce contraste existe-t-il bien réellement ? Est-ce que tous les souvenirs sont rappelés spontanément et sans effort, est-ce que, pour arriver à retrouver un souvenir qui m'échappe, je ne suis pas obligé de me livrer à un travail de reconstitution par tâtonnements, qui ne va pas sans difficulté et sans efforts, et qui ressemble singulièrement à une création de l'imagination, puisque, avant d'arriver au souvenir exact, je fais une série de combinaisons approximatives, qui ne correspondent pas à la réalité, et sont par conséquent imaginaires? Il n'y aurait donc pas de différences entre l'acte par lequel je cherche un souvenir et celui par lequel j'imagine une représentation. Je ne m'y trompe pas cependant, et je sais toujours, au cours de la reconstitution de mon souvenir que les représentations que j'évoque successivement sont fausses. Je ne sais pas ce qu'est exactement la représentation cherchée, puisque je la cherche, et cependant je sais que les représentations qui se présentent à moi, si vraisemblables quelles soient, ne sont pas celle que je cherche. Le contraste entre le souvenir et l'imagination, résultant de la différence d'effort et de spontanéité, n'existe donc pas. Le second existe-t-il plus? Que la représentation dans le souvenir s'impose à moi par une véritable nécessité, cela ne peut guère faire de doute. Mais que j'aie la liberté de modifier les représentations dans l'imagination, cela n'est rien moins que prouvé. De quoi donc sont composées nos représentations imaginaires, sinon de souvenirs associés d'une manière différente de la réalité, d'une façon nouvelle ? La volonté et la conscience y président-elles tant que cela; les évoquons-nous ou les subissons-nous nécessairement?

Entre l'hallucination, le rêve et l'imagination, il n'y a que des différences de degré. Or, dans ces trois états, il y a une chose qui est commune, c'est l'affaiblissement de la conscience, affaiblissement plus ou moins marqué dans l'imagination, beaucoup plus dans l'hallucination, et plus encore dans le rêve. Parallèlement à cet affaiblissement de la conscience nous voyons les impressions présentes ne plus donner lieu qu'à des perceptions vagues, et même presque nulles comme pendant le sommeil. Or cet affaiblissement de la conscience n'est que la traduction d'un affaiblissement de l'activité cérébrale, lequel a pour conséquence une diminution dans l'association et la coordination des états dynamiques des différents centres cérébraux.

Chaque centre fonctionne en quelque sorte pour son propre compte, sous l'influence de causes variées, circulation, excitations périphériques quelconques, etc. Les états moléculaires et dynamiques ainsi provoqués reproduisent des images anciennes plus ou moins complètes, mais sans rapport avec celles des autres centres, d'où l'incohérence des rêves. Cette incohérence est d'autant plus faible que le sommeil est moins profond, que la perception consciente est moins diminuée. Aussi sont-ce les rêves qui se produisent le matin, au moment du réveil, qui sont le mieux coordonnés et qui sont le plus capables d'être rappelés à l'état de souvenirs après le réveil. Il en est de même, d'ailleurs, comme l'a montré Delbœuf[1], des hallucinations ou des actes suggérés pendant le somnambulisme hypnotique. Si on réveille le sujet pendant qu'il accomplit encore l'acte suggéré, il se souvient des actes précédents qui s'enchaînent avec son acte présent. Sinon il ne peut s'en souvenir, quelles que soient les images, capables de le lui

---

(1) *La Mémoire chez les hypnotisés.* Rev. Phil., 1886. t. I. p. 441.

rappeler, qu'on évoque chez lui. Dans les rêves ordinaires, il est vraisemblable que ce ne sont que les centres récepteurs qui sont en activité, puisque la perception consciente et le souvenir font défaut. Le potentiel cérébral s'abaissant, la propagation de l'excitation, de la vibration nerveuse, ne se fait pas plus entre les centres percepteurs et les centre récepteurs qu'entre les centres récepteurs eux-mêmes. Dans les centres percepteurs il doit se passer ainsi que dans tout le reste du cerveau des modifications moléculaires et dynamiques, comme dans toute matière vivante. Mais nous avons là une confirmation de la dissociation des centres percepteurs, intellectuels, de mémoire, et des centres récepteurs, de représentation.

Nous avons dit que dans les centres percepteurs se faisait l'évocation des représentations, sous forme d'un certain état dynamique aussi différent de la représentation elle-même, que l'état dynamique des centres récepteurs produit par une excitation extérieure l'était de cette excitation elle-même. Les modifications qui se passent dans les centres récepteurs provoquent des représentations plus ou moins complètes, mais sans lien avec celles qui se produisent dans les autres centres, d'où des associations d'images bizarres et incohérentes. Dans les centres percepteurs les modifications moléculaires et dynamiques correspondent sans doute à des états qui provoqueraient l'évocation de certaines représentations, si le potentiel était suffisant pour que l'excitation se propageât aux centres récepteurs, de sorte qu'il peut y avoir un processus d'évocation que nous ne pouvons que supposer mais non constater, puisqu'il n'y a pas de représentation par suite de la rupture d'association dynamique entre les centres percepteurs et les centres récepteurs, comme entre les centres récepteurs eux-mêmes. Dès que le potentiel augmente, le cerveau commence à percevoir les impressions du dehors, ce qui indique que les associations entre les centres récepteurs et percepteurs se rétablissent. La réaction des premiers sur les seconds est réciproque. Aussi voit-on les représentations devenir plus nettes, s'associer plus logiquement entre elles, se coordonner, et, une fois le réveil arrivé, pouvoir être reproduites, ce qui prouve qu'elles ont déterminé un état dynamique assez intense.

Dans l'hallucination, nous avons vu que c'étaient les centres récepteurs qui agissaient isolément, donnant ainsi lieu dans les centres percepteurs à une véritable perception, comme si l'excitation était d'origine extérieure. Nous n'y reviendrons pas. Dans l'imagination ce n'est qu'un degré de moins ; mais souvent la différence est bien faible. On sait combien les hommes d'imagination arrivent facilement à l'hallucination. Les exemples de poètes, de dramaturges, qui ne faisaient que transcrire leurs hallucinations, sont trop connus pour que je les signale ici. Que faisons-nous lorsque nous nous laissons aller à la rêverie, sinon de fermer nos sens aux excitations extérieures et laisser notre cerveau fonctionner automatiquement? Nous nous immobilisons, nous fermons les yeux, nous ne faisons attention à aucun bruit, et nous assistons aux images qui se déroulent dans notre esprit. Bien loin que l'imagination s'accompagne d'un effort, même l'imagination créatrice vraie, je crois au contraire qu'elle l'exclut et que c'est plutôt la mémoire qui la nécessite. De plus, l'imagination étant un phénomène d'association automatique de représentations, d'autant plus caractérisé que la conscience manque davantage, on ne voit pas trop comment elle contraste avec la mémoire par le fait que ces représentations seraient librement évoquées et modifiées. Le fait même de la diminution de la conscience entraîne la diminution de l'évocation volontaire. Le sujet qui a des représentations imaginaires les subit

donc bien plus nécessairement que celui qui a des représentations d'images réelles passées. Il les subit si peu dans la
mémoire que toutes celles qui s'offrent à lui, quand il recherche un souvenir perdu, il les repousse comme fausses. S'il y
avait liberté et faculté de modification dans un des deux
actes, ce serait donc plutôt dans celui de la mémoire que
dans celui de l'imagination. On pourrait m'objecter que le
contraste se trouve ainsi renversé, mais n'en existe pas moins.
Mais à la vérité il n'est pas besoin de faire appel à aucun contraste, et nous ne sommes pas plus libres dans un cas que
dans l'autre.

Tout ce que nous venons de dire du processus des représentations imaginaires, qu'elles se présentent sous forme de
rêves, d'hallucinations ou de conceptions, nous montre qu'il
se passe au niveau des centres récepteurs, des centres de
reproduction, de représentation. Dès lors nous sommes
ramenés au cas précédent de la perception et du souvenir.
Les centres percepteurs sont en effet atteints, comme dans la
perception d'origine externe, par une vibration à propagation
centripète, et l'état dynamique qui y est déterminé ainsi est
consécutif à celui des centres de représentation et non simul-
tané, encore moins antécédent, comme lorsque l'évocation précède forcément la reproduction. La reconnaissance qui est le
corollaire de cette simultanéité ne saurait donc se produire.
Le problème se trouve ainsi ramené à savoir, non pas comment nous distinguons un souvenir d'une représentation imaginaire, mais comment nous distinguons celle-ci d'une perception réelle, puisque nous avons admis que le processus
se passe dans les deux cas au niveau des centres récepteurs.

Mais dans la perception réelle, l'état dynamique du centre
récepteur est déterminé par une excitation venue du dehors;
dans la conception imaginaire, elle vient du dedans. Dans le

souvenir aussi elle vient du dedans, avons-nous vu ; où donc est alors la différence ? En ceci, que dans le souvenir c'est le centre percepteur, centre de mémoire et d'évocation, qui envoie aux centres d'association et de représentation l'impulsion nécessaire pour les faire entrer en activité, tandis que dans l'imagination cette impulsion vient de la vibration communiquée par d'autres centres. Le centre percepteur perçoit donc à la fois l'état dynamique du centre récepteur et l'état dynamique des autres centres qui entrent en vibration avec lui.

On peut représenter les choses de la façon suivante, P étant le centre percepteur, R le centre récepteur, ou de représenta-

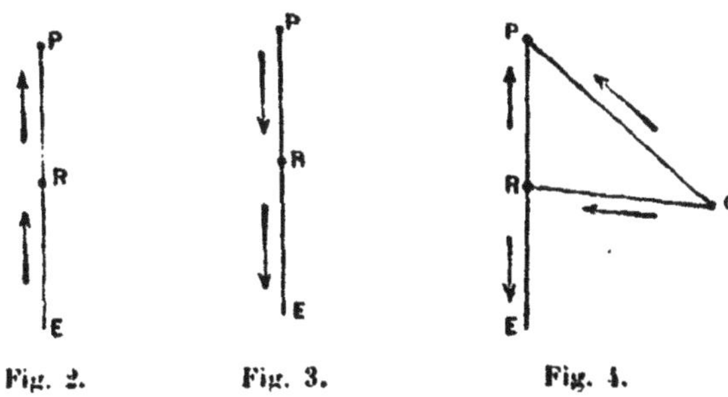

tion, E l'excitation externe et *e* l'excitation interne d'un centre associé à R. Dans la perception (fig. 2) le courant nerveux est centripète ; dans le souvenir (fig. 3) il est centrifuge, dans l'imagination (fig. 4) il est à la fois centripète et centrifuge.

La représentation évoquée en R par *e* est évidemment plus faible d'intensité que l'image provoquée par E dans la perception. Mais cette différence d'intensité n'est pas plus suffisante pour expliquer la distinction entre le souvenir et la conception imaginaire, qu'elle ne l'est pour la distinction entre le souvenir et la perception. L'hallucination est là pour le prouver. Il en est de même des différents contrastes que nous avons vu proposer. Je crois donc que, comme pour le souvenir et la perception, c'est surtout le sens du courant nerveux qui permet d'établir les distinctions entre le souvenir et la conception imaginaire.

Mais pour admettre cette manière de voir il faudrait établir que nous pouvons avoir conscience du fonctionnement de notre cerveau et des modifications actives qui s'y produisent, tantôt sur un point, tantôt sur un autre. Avons-nous donc connaissance de notre activité cérébrale ? Je crois avoir mis en évidence l'existence de la cénesthésie cérébrale dans mes recherches sur l'hystérie. J'ai montré que le cerveau se comporte comme un organe quelconque et qu'il est doué d'une sensibilité propre, dont la perte ou le retour s'accompagnent de réactions spéciales d'ordre psychique, et de réactions sensitives identiques à celles qu'on observe quand les autres organes perdent et recouvrent leur sensibilité. J'ai rapporté de nombreux faits cliniques et des expériences d'où il résulte que le cerveau peut être divisé en deux grandes régions : l'une, que j'ai appelé le *cerveau organique*, reçoit les impressions de tous ordres provenant de la périphérie, — sensitives, sensorielles, kinesthésiques et cénesthésiques, — et est composée d'une série de centres spéciaux ayant une certaine autonomie et associés les uns aux autres par des fibres qui permettent aux vibrations nerveuses de se propager suivant certaines directions préétablies. Car, soit dit en passant, on ne saurait concevoir des associations dynamiques sans associations anatomiques. J'ai qualifié l'autre région de *cerveau psychique*, parce que les réactions qui accompagnent le retour de son fonctionnement sont d'ordre psychique, de même que celles qui accompagnent le retour du fonctionnement de la première sont sensitives.

Or ces deux parties peuvent recouvrer séparément leur fonctionnement et nous avons ainsi le moyen de contrôler objectivement ces faits. Prenons une hystérique anesthésique totale, et par un procédé quelconque restaurons sa sensibilité des membres et des viscères. Au fur et à mesure que cette restauration se fait nous constatons que le crâne, qui était totalement anesthésique, lui aussi, recouvre en certains points sa sensibilité, et si nous recherchons quels sont ces points, nous nous apercevons facilement qu'ils correspondent à la région sous-jacente du cerveau renfermant le centre sensitif ou moteur de la partie du corps qui vient de recouvrer sa sensibilité. De telle sorte qu'au bout d'un certain temps, lorsque la sensibilité a reparu dans tout le corps, et avec elle le fonctionnement normal des différents organes, toute une vaste région du crâne est redevenue sensible, elle aussi : c'est la partie qui recouvre les circonvolutions motrices et sensitives du cerveau, et c'est cette partie que j'ai appellée le cerveau organique. Or, en même temps que la sensibilité périphérique reparaît et que le cerveau recouvre son activité, le sujet éprouve des sensations spéciales dans les divers points qui entrent en activité, et les localise parfaitement. Il a donc bien nettement connaissance du travail intérieur qui se passe dans une partie de son cerveau.

Mais à cette première constatation vient s'en ajouter une autre. Toute la région frontale du crâne, correspondant à la région antérieure du lobe frontal du cerveau, est restée anesthésique. Or le sujet n'a que des sensations actuelles qui ne réveillent pas ses sensations anciennes, et il n'en conserve qu'à peine le souvenir. Il a une personnalité actuelle, qui n'est pas reliée à sa personnalité passée. Mais continuons la restauration de la sensibilité, et nous observons alors que la sensibilité de la région frontale reparaît, et qu'elle s'accom-

pagne de sensations tout à fait spéciales, se succédant toujours
dans un ordre parfaitement déterminé, puis qu'à un moment
donné reparaissent tous les souvenirs, qui se déroulent devant
le sujet d'une façon tellement nette que, si on arrête cette
restauration, il se croit à l'époque même où se passaient les
événements qu'il se rappelle. Le retour de l'activité du lobe
frontal, dont la sensibilité de la région frontale du crâne n'est
que la traduction, a donc entraîné l'évocation des souvenirs.

Mais ce n'est pas tout encore. Car, sous l'influence de ce
travail qui s'accomplit dans les lobes frontaux, on voit la sensibilité de la région postérieure du crâne se modifier, c'est-à-
dire par conséquent l'activité du cerveau organique, et parallèlement les réactions motrices et sensitives des membres et
viscères. L'évolution moléculaire et dynamique du cerveau
psychique détermine donc dans les centres organiques une
série d'états dynamiques successifs, qui reproduisent les états
passés et en provoquent la représentation consciente.

Je ne veux pas insister pour le moment sur ces phénomènes
si intéressants, me réservant d'y revenir longuement et de les
critiquer dans le chapitre prochain sur le siège et la nature
de la mémoire. Qu'il nous suffise maintenant de savoir que le
cerveau a une sensibilité propre, qui lui permet de prendre
connaissance des phénomènes physiologiques qui se passent
en lui, et que c'est seulement dans les lobes antérieurs, dans
la région préfrontale du cerveau, que se font la perception des
impressions présentes, et l'évocation des impressions passées,
tandis que c'est dans les lobes moyens et postérieurs, dans le
cerveau organique, moteur et sensitif, que s'accomplissent la
reproduction des impressions passées et l'état dynamique
correspondant aux impressions présentes.

Nous voici amenés à une question de la plus haute importance : quel est le rôle de la conscience dans la mémoire ? Plusieurs points doivent être examinés. Tout d'abord, est-il nécessaire que les impressions qui agissent sur notre cerveau soient conscientes pour pouvoir être conservées et reproduites ? Des impressions qui ont été inconscientes peuvent-elles s'accompagner de conscience quand elles se reproduisent ? Que deviennent nos souvenirs pendant que nous ne les évoquons pas ? Enfin, comment peut se faire le passage de la mémoire consciente à la mémoire inconsciente et réciproquement ?

Il serait évidemment nécessaire de définir au préalable ce que l'on doit entendre par conscience. Malheureusement une définition précise de la conscience est encore à donner. Admettons simplement qu'il s'agit de la connaissance que nous avons, au moment où nous accomplissons un acte, que c'est nous qui l'exécutons, que c'est de nous que part l'excitation, et, lorsque des excitations du dehors viennent nous frapper, que les phénomènes que nous sentons en nous-mêmes sont produits par elles.

Pour être reproduites sous forme de souvenirs, les impressions qui frappent nos sens, ou ébranlent nos nerfs et par eux atteignent notre cerveau, doivent-elles être conscientes ? Beaucoup de philosophes l'ont admis et l'admettent encore. Mais de nombreux faits prouvent le contraire. Pour être conscient un phénomène doit avoir une certaine durée. Une impression trop rapide n'est pas perçue consciemment. Elle a cependant agi sur les centres récepteurs de l'écorce, mais le sujet l'ignore et ne s'en souvient pas. C'est ce qui arrive, par exemple, dans des chocs brusques, qui laissent souvent après eux une amnésie, pouvant même quelquefois porter sur une période antérieure à l'accident (amnésie rétrograde. Or, dans ces cas, si on peut plonger le sujet dans le sommeil hypnotique, on constate que les faits qu'il semble ignorer à l'état de veille, il les connaît dans l'état hypnotique. Les conditions du souvenir ne sont sans doute pas normales, mais il n'en reste pas moins démontré que l'impression qui n'avait pas eu le temps d'être consciente peut cependant être reproduite d'une façon consciente. De même certains rêves, dont, à l'état de veille, on ne conserve aucun souvenir, peuvent être parfois évoqués dans l'état de somnambulisme hypnotique. Certains états délirants dont les sujets ne paraissent avoir aucune conscience, reparaissent souvent à la mémoire quand la guérison est survenue. Dans ces cas ce n'est pas la durée de l'impression qui a empêché la conscience de se produire, c'est son intensité.

On peut mettre en évidence expérimentalement ce fait qu'une impression inconsciente peut être reproduite sous forme de souvenir avec conscience de la manière suivante : Je prends un sujet hypnotisable, en puissance d'hystérie, mais n'en présentant aucune manifestation actuelle et n'ayant aucun trouble sensitif ni fonctionnel. Je l'endors et lui anesthésie le bras gauche par exemple. Je constate, au niveau de la zone rolandique de l'hémisphère, droit, une plaque d'anesthésie qui m'indique que le centre sensitivo-moteur du bras est bien diminué dans son fonctionnement. Mais je ne pousse pas l'anesthésie jusqu'à la paralysie complète. Je réveille le sujet je fais alors exécuter passivement à ce bras différents mouvements, et je le pique. Le sujet n'a conscience ni des mouvements, ni des piqûres. Il n'en a pas plus souvenir dans l'état de sommeil que dans l'état hypnotique. Je le rendors et lui fais recouvrir la sensibilité du bras. Il se souvient aussitôt de ce que je lui ai fait faire et des excitations douloureuses produites par les piqûres. Il s'en souvient également à l'état de veille. Je produis maintenant une anesthésie complète avec paralysie flasque et je fais de nouveau exécuter passivement des mouvements du bras, que je pique encore. J'ai beau, cette fois, restaurer la sensibilité du membre, le sujet n'a aucun souvenir de ce que j'ai fait, ni dans le sommeil hypnotique, ni dans l'état de veille.

A quoi tient cette différence ? Dans le premier cas, le centre moteur n'étant pas complètement arrêté a subi une certaine modification moléculaire, accompagnée d'un certain état dynamique, qui a excité le centre percepteur trop légèrement pour que la conscience ait lieu. Dans le second cas, aucun changement moléculaire ne se produit dans le centre récepteur ; il ne se produit donc aucun retentissement de l'état dynamique de ce centre sur le centre percepteur.

Deux conclusions sont à tirer de ces faits. La première, c'est que les impressions absolument inconscientes ne donnent pas lieu à des souvenirs, et que c'est seulement lorsqu'elles sont subconscientes qu'elles peuvent être reproduites par la mémoire. La seconde, c'est que la vivacité de la reproduction dépend seulement de l'état potentiel du centre récepteur et non de l'intensité de l'évocation, ou, si l'on veut, de l'état dynamique du centre percepteur. En effet, que se passe-t-il dans le premier cas, où l'anesthésie du bras a été incomplète ? L'excitation E, au lieu de produire dans le centre récepteur un état dynamique D, n'a produit qu'un état d, lequel n'a provoqué dans le centre percepteur, au lieu du potentiel P, que le potentiel p, trop peu élevé pour s'accompagner de conscience. Mais tandis que l'état fonctionnel du centre récepteur ne lui permet pas de présenter un état dynamique supérieur à d, sous l'influence de l'excitation maximum E, le centre percepteur étant parfaitement normal aurait pu s'élever au potentiel P. Lorsque je restaure la sensibilité du bras le centre récepteur seul a donc à recouvrer son fonctionnement normal. Le centre percepteur reste le même avec son potentiel p s'ajoutant, comme nous l'avons vu précédemment, à la somme des potentiels déterminés par la série des impressions successives antérieures. Si le fait de rétablir le fonctionnement normal du centre récepteur permet la reproduction consciente de l'excitation E, cela prouve donc que l'excitation produite par le potentiel p du centre percepteur suffit à déterminer dans le centre récepteur l'état dynamique D correspondant à l'excitation E agissant sur lui quand il est normal.

Ainsi s'explique comment une très faible évocation peut amener des souvenirs très vifs. Et dans ce cas particulier nous voyons même que l'évocation est produite par un potentiel trop faible pour s'accompagner de conscience. Nous avons donc aussi le moyen de comprendre la *réminiscence*, dans laquelle il y a reproduction d'une impression ancienne d'une façon assez nette, mais où il n'y a pas de reconnaissance de cette impression. Cela tient simplement, à ce qu'il semble, à ce que le processus

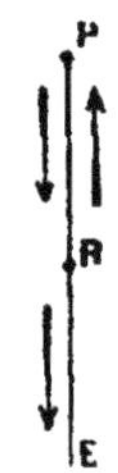

Fig. 5.

d'évocation s'accompagne d'un potentiel trop faible pour être conscient. Nous nous trouvons ramené, si nous voulons représenter graphiquement le processus, comme nous l'avons fait plus haut pour la perception, le souvenir et l'imagination, à une figure qui diffère également de ces deux derniers phénomènes (fig. 5).

En effet l'excitation part de P (centre d'évocation) comme dans le souvenir (fig. 3). Mais cette excitation centrifuge n'étant pas consciente à cause de sa faible intensité, c'est comme si elle n'existait pas. Cependant l'état dynamique provoqué par elle dans le centre récepteur étant assez intense pour que la représentation se produise, réagit sur le centre P lui-même par une vibration centripète, non contre-balancée par la première centrifuge beaucoup plus faible et en outre antérieure à elle, et y détermine ainsi un état potentiel assez élevé pour s'accompagner de conscience, comme dans la perception (fig. 2) ou l'imagination (fig. 4).

Mais dans les cas que nous venons d'examiner, la perception est subconsciente parce que le centre récepteur de l'impression fonctionne mal. L'inverse peut se produire : le centre récepteur réagit normalement sous l'influence de l'excitation soit externe, soit interne, mais le centre percepteur a un fonctionnement insuffisant. Dans ces conditions la perception consciente ne se produit plus, ni par conséquent non plus la représentation des impressions passées, le centre percepteur étant aussi incapable d'évocation que de perception. D'ailleurs, dès l'instant qu'il est incapable de percevoir consciemment un état dynamique du centre récepteur, provoqué par une excitation présente et externe, il ne saurait davantage percevoir le même état dynamique, capable de reproduire l'impression faite antérieurement par cette excitation, sous une autre influence quelconque externe ou interne. Dans ces conditions les impressions produites sur le cerveau ne peuvent être reproduites sous forme de représentations, de souvenirs. Il y a amnésie non seulement antérograde, mais encore rétrograde. Nous verrons dans le prochain chapitre les conséquences que ce fait a au point de vue du mécanisme de la mémoire et de son siège. Pour le moment nous n'avons à nous occuper que des rapports de la mémoire avec la conscience.

Que se passe-t-il dans ce cas, fréquemment observé et facilement provoqué expérimentalement chez les hystériques? Tout d'abord il est exceptionnel que le centre percepteur soit complètement arrêté dans son fonctionnement, si même cela se rencontre, ce que je ne crois pas. Mais il suffit qu'il soit diminué dans une certaine mesure pour que la conscience des perceptions disparaisse et que l'évocation consciente des représentations soit impossible. Néanmoins on doit admettre que les centres récepteurs, réagissant normalement sous l'influence des excitations périphériques, déterminent dans les centres récepteurs une certaine vibration, un certain état moléculaire, accompagné comme toujours d'un certain potentiel. Si ce potentiel n'est que p, incompatible avec la conscience, ce n'est pas comme dans le cas précédent parce que l'excitation E n'a déterminé dans le centre récepteur qu'un état dynamique d au lieu de D, mais parce que c'est le centre percepteur lui-même qui est incapable d'élever son potentiel jusqu'à P sous l'influence de D. Restaurons le fonctionnement de ce centre percepteur, — ce que j'ai montré (§ *Genèse et nature de l'hystérie*) qu'on peut faire facilement et contrôler par le retour de la sensibilité objective du crâne, chez les sujets qui sont dans ces conditions spéciales, soit spontanément, soit expérimentalement, — et nous voyons aussitôt, non seulement la conscience des perceptions actuelles reparaître, mais l'évocation consciente des impressions anciennes redevenir possibles, en un mot la mémoire se rétablir et tous les souvenirs surgir de nouveau. Et nous les voyons surgir, ces souvenirs, dans l'ordre même où les impressions se sont succédé, depuis le moment où le centre percepteur a cessé de fonctionner normalement et consciemment, jusqu'au moment présent. Or cette progression se fait parallèlement au retour du fonctionnement des régions cérébrales supposées destinées à la perception consciente et à l'évocation, c'est-à-dire à la mémoire, fonctionnement dont on peut suivre la marche ascendante par la restauration de plus en plus parfaite de la sensibilité du crâne au niveau de ces régions du cerveau.

Le relèvement du potentiel des centres percepteurs amène donc l'évocation des souvenirs des impressions qui avaient été subconscientes. Et comme les centres récepteurs étaient normaux et envoyaient aux centres percepteurs des vibrations proportionnelles aux excitations qu'ils recevaient eux-mêmes, le rapport entre les différents potentiels ainsi déterminés dans les centres percepteurs est conservé, bien que tous soient inférieurs à l'intensité nécessaire pour qu'il y ait conscience. Il en résulte que, lorsque les centres percepteurs recouvrent leur fonctionnement, leur potentiel s'élève uniformément, et qu'il n'y a pas prédominance de telle ou telle espèce de souvenirs. Aussi dans ces conditions la reproduction porte-t-elle sur tous les ordres d'impressions, sensorielles, sensitives, kinesthétiques et cénesthésiques, et assiste-t-on à une véritable reviviscence des états de personnalité successifs par lesquels le sujet a passé sans aucune solution de continuité.

Donc, que les impressions soient subconscientes parce que les centres récepteurs fonctionnent insuffisamment, ou au contraire les centres percepteurs seuls, elles peuvent toujours se reproduire sous forme de souvenirs conscients, lorsque ces centres recouvrent leur fonctionnement normal. Lorsque les impressions ont été absolument inconscientes, n'ayant déterminé aucune modification moléculaire et dynamique, soit dans les centres récepteurs, soit dans les centres percepteurs, il n'y a aucune reproduction possible, quelque bon fonctionnement que recouvrent les centres. Il n'est même pas nécessaire que leur fonctionnement soit complètement arrêté — en admettant que physiologiquement ce soit possible, — il suffit qu'il soit diminué d'une façon très considérable, pour que le sujet conserve à jamais des lacunes de la mémoire.

Mais que deviennent nos souvenirs pendant que nous ne les évoquons pas? On a dit : l'oubli est la condition de la mémoire, montrant ainsi, sous une forme d'apparence paradoxale, que « sans l'oubli total d'un nombre prodigieux d'états de conscience et l'oubli momentané d'un grand nombre, nous ne pourrions nous souvenir » (Ribot). « A mesure que le présent rentre dans le passé, dit-il encore, les états de conscience disparaissent et s'effacent. Revus à quelques jours de distance, il n'en reste rien ou peu de chose : la plupart ont sombré dans un néant d'où ils ne sortiront plus et ils ont emporté avec eux la quantité de durée qui leur était inhérente; par suite un déchet d'états de conscience et un déchet de temps. Si pour atteindre un souvenir lointain il nous fallait suivre la série entière des termes qui nous en séparent, la mémoire deviendrait impossible à cause de la longueur de l'opération. » Il serait préférable de dire que la condition de la mémoire c'est le passage du conscient à l'inconscient et non l'oubli. En effet, si pour nous rappeler un phénomène nous sommes obligés de faire abstraction de beaucoup d'autres, nous ne les oublions pas en réalité, puisque, dans un moment, nous allons pouvoir nous les représenter à leur tour.

Il faut d'ailleurs distinguer entre ce qui se passe dans les centres récepteurs des impressions et les centres percepteurs de ces impressions. Nous avons vu qu'une impression détermine dans les premiers un état moléculaire particulier correspondant d'une façon telle que, chaque fois que cet état moléculaire se reproduit, nous avons la représentation de l'impression primitive. Mais les impressions successives qui viennent frapper les centres récepteurs y provoquent des états moléculaires absolument différents les uns des autres, tant au point de vue de l'agencement des molécules impressionnées que de l'état dynamique qui résulte de l'excitation, de la vibration de ces molécules. La condition même de la distinction entre les diverses impressions frappant un même centre récepteur est la substitution complète des différents états moléculaires successivement déterminés par elles, et cette substitution exclut complètement leur conservation dans ces centres et par conséquent la mémoire.

Mais il n'en est pas de même dans les centres percepteurs. Là il n'y a pas oubli par substitution, par transformation, il y a effacement par superposition, par accumulation, et, si nous voulons nous servir d'une expression qui fait image et qui a été déjà employée, disons par stratification. Nous réserverons pour le prochain chapitre d'expliquer ce qu'il faut entendre par ce terme qui est beaucoup plus exact que certains n'ont paru le croire. Que se passe-t-il en effet dans les centres percepteurs? Sous l'influence de l'excitation provoquée par l'état dynamique du centre récepteur, il se produit dans le centre percepteur un état dynamique nouveau, qui ne détruit pas le précédent, mais s'y ajoute et l'implique. Comme nous l'avons vu, en effet, notre sensibilité s'accroît en capacité avec le temps, notre pouvoir de discernement augmente, notre potentiel cérébral s'élève, bien que l'intensité de nos sensations n'augmente pas, ni non plus celle de nos perceptions. Il faut donc que ce soit par sommation que se fasse cet accroissement. Il semble qu'il se passe quelque chose d'analogue à ce qui arriverait en chargeant un accumulateur électrique avec une série de piles, l'accumulateur représentant nos centres percepteurs et les piles nos centres récepteurs. Ces piles peuvent être accouplées de façons différentes, dégager une quantité plus ou moins grande de courant électrique, ayant lui-même une intensité plus ou moins grande, l'accumulateur emmagasine une quantité toujours croissante d'énergie électrique. Son potentiel s'élève sans cesse, jusqu'à un certain maximum, de telle sorte que la somme de ses potentiels successifs $p + p' + p''$, etc., n'est jamais la même à deux moments. Or nous n'avons conscience que du moment présent. Quand nous avons un souvenir conscient d'un événement passé, ce n'est pas du passé que nous avons conscience, c'est de l'état actuel de notre cerveau qui permet la représentation de ce passé. Toute impression cesse donc d'être consciente dès qu'elle cesse d'être présente. Le potentiel P, qui lui correspond dans le centre percepteur, est augmenté du potentiel correspondant à l'impression qui lui a succédé, et c'est ce nouveau potentiel P' qui est accompagné de l'état de conscience. Mais P' n'a pas détruit P. Il l'implique au contraire ; P ne cède pas la place à P', comme les états moléculaires des centres récepteurs correspondant à deux impressions différentes successives ; il se l'adjoint. P' se superpose à P et le masque, mais P étant plus petit que P' le centre percepteur a toujours à sa disposition l'énergie qui correspond à P, car qui peut le plus peut le moins. Et lorsqu'il met en jeu cette quantité d'énergie, il détermine dans le centre récepteur un état dynamique spécial qui correspond lui-même à la représentation de l'impression ayant primitivement agi sur lui.

Ainsi s'explique à la fois l'effacement des perceptions, leur conservation et leur évocation possible. Nous chercherons à prouver cliniquement et expérimentalement ces vues particulières dans le prochain chapitre, et les conséquences qui en découlent.

LOCALISATION. — Nous passerons rapidement sur la localisation des souvenirs dans le passé, qui est autre chose que le report dans le passé que nous avons cherché à expliquer plus haut. Pour localiser un souvenir je dois forcément le placer entre deux autres contigus dans le temps: au contraire, pour savoir que la représentation que j'ai actuellement est un souvenir, je n'ai pas besoin de la placer entre d'autres souvenirs. Le mécanisme des deux actes de reconnaissance et de localisation, encore que le second implique le premier, n'est donc pas le même.

Pour expliquer comment nous localisons nos souvenirs, on a imaginé le procédé des points de repère. Mais il est facile de s'apercevoir que cette explication n'en est pas une, car les points de repère ne sont eux-mêmes que des souvenirs plus précis et bien localisés, et l'on est par conséquent en droit de se demander comment ces points de repère nous apparaissent d'une façon si nette. Décrire un procédé et en démontrer le mécanisme sont deux choses différentes. J'ai moi-même[1] ramené à deux les procédés de localisation.

Localisation par progression continue. { rétrograde. / antérograde.

Localisation par oscillations . . . . . { divergentes. / convergentes.

Il me paraît inutile d'entrer ici dans le détail de ces procédés. Il n'y a guère qu'un fait à signaler, c'est qu'il est indispensable que des souvenirs renferment une idée de temps pour servir de points de repère. Cela peut sembler si évident qu'il est superflu de le dire.

C'est ce qui nous explique cependant comment toutes les images interposées entre ces points de repère, et qui ne sont pas associées intimement à l'idée de temps, ne s'éveillent pas et restent dans l'inconscient, alors même qu'elles sont de même ordre, de même nature. Au contraire, il suffit que deux idées,

[1] *Troubles de la mémoire*, 1 vol. Rueff. Paris, 1892.

si différentes soient-elles, comportent avec elles une notion de temps, pour pouvoir nous servir de points de repère dans la recherche et la localisation de souvenirs n'ayant souvent avec elles aucun lien spécial. Mais, si l'on y regarde de près, ce n'est pas seulement une notion de temps qui entre dans les souvenirs servant de points de repère, c'est aussi et surtout une notion de personnalité. Lorsque nous cherchons à localiser un souvenir, ce qui est évoqué en nous c'est l'état que nous présentions au moment où l'événement à remémorer est survenu. Lorsque la représentation de cet état de personnalité s'est faite, le souvenir qui en fait partie apparaît forcément. Où nous hésitons, c'est lorsque à plusieurs reprises nous avons présenté des états de personnalité à peu près semblables, et que c'est au cours de l'un d'eux seulement qu'un phénomène s'est passé. Si, par exemple, j'accomplis fréquemment, dans des circonstances presque identiques, un voyage au même endroit, il me sera très difficile de rétablir pendant lequel de ces voyages un incident me sera arrivé, ou j'aurai appris une certaine chose. Sans l'élément personnel on peut presque dire que la localisation ne serait pas possible. Et c'est ainsi, par exemple, que nos souvenirs de choses apprises, nos souvenirs d'ordre abstrait ou intellectuel, dans lesquels il y a eu simplement connaissance et non sentiment, où en d'autres termes nos centres sensoriels sont seuls intéressés et nos centres cénesthésiques ne le sont pas, que ces souvenirs reparaissent sans localisation.

Une constatation qui a été faite justement, c'est le raccourcissement énorme que présente la durée des phénomènes dont nous évoquons le souvenir. Ce raccourcissement ne semble obéir à aucune loi, et n'est nullement proportionnel à l'éloignement dans le temps. On n'en a donné aucune explication. Il est une remarque qui peut jeter un certain

jour sur ce point, c'est la suivante, que je signalais tout à
l'heure : lorsque nous avons une représentation du passé,
nous avons conscience non du *passé*, mais de l'état *actuel* du
cerveau qui provoque cette représentation. Lorsqu'un phénomène s'accomplit, la rapidité des perceptions successives
est subordonnée à celle des impressions qui en émanent. Les
changements qui s'opèrent au niveau des centres récepteurs
ont exactement la même durée que les impressions qui les
provoquent. Lorsque la représentation de ce phénomène se
produit, ce n'est plus la rapidité de succession des impressions qui règle celle de la reproduction, mais la rapidité du
courant nerveux d'évocation.

Comme cette vitesse est très grande, il nous semble que le
phénomène évoqué se présente en bloc, d'un seul coup, et
non avec la suite d'images qu'il avait produites au moment où
il s'était déroulé. Aussi y a-t-il un grand nombre de souvenirs auxquels n'est liée qu'une notion de durée extrèmement
vague et que nous négligeons même. Lorsque le phénomène
a agi sur plusieurs centres cérébraux, et a déterminé en particulier un état cénesthésique, dont la constitution est toujours plus longue à se faire et la reproduction aussi, les
associations nécessaires pour la reproduction complète du
phénomène sont plus complexes et par conséquent plus
longues à s'établir. Nous avons alors l'impression d'une durée
plus longue que dans le premier cas. Et si, même, la reproduction de l'état de personnalité qui a accompagné le phénomène est complète, l'événement se déroule avec une
grande lenteur. C'est ce qui arrive, par exemple, chez les
grandes hystériques, sous l'influence de la restauration de leur
sensibilité. Cette restauration demande un temps plus ou
moins long pour s'accomplir, et la reviviscence qui en est la
conséquence présente des différences considérables dans la

rapidité de son évolution. On voit par moments une longue période se dérouler très rapidement, et peu après une très courte période se représenter avec une très grande lenteur. Grâce à la facilité qu'on a d'observer longuement la marche de ces phénomènes, on peut s'assurer de la raison de ces différences. C'est le contenu des souvenirs qui les détermine. Lorsque, pendant une longue période, l'état de la personnalité est resté sensiblement le même, qu'aucune cause n'est venue modifier la sensibilité du sujet, les souvenirs de cette période se succèdent avec une rapidité extrême, surgissant presque d'une façon panoramique. Si, au contraire, il est survenu un événement qui a apporté un changement notable dans l'état de la sensibilité et, partant, de la personnalité du sujet, la reproduction de cet état demande un temps beaucoup plus long ; toutes les phases par lesquelles s'est opéré le passage de l'état ancien à l'état nouveau se reproduisent, et, avec elles, tous les souvenirs correspondants. C'est ainsi qu'un sujet qui recouvre sa sensibilité traversera en cinq minutes l'espace d'un mois pendant lequel rien ne lui sera arrivé que les événements journaliers ordinaires, et mettra une demi-heure pour reconstituer les souvenirs d'une seule journée où il aura eu une forte émotion. Il lui faudra se représenter l'événement qui a causé cette émotion dans les moindres détails, et il ne pourra continuer la restauration de sa sensibilité et de sa personnalité que lorsque tous ces détails se seront reproduits. On voit plus d'une fois la progression s'arrêter, et un retour en arrière se faire, parce qu'un souvenir appartenant à cette journée a été omis dans la reproduction.

Ce qui paraît donc commander le sentiment que nous avons de la durée des phénomènes dont nous évoquons le souvenir, c'est la durée du processus de reproduction des états de personnalité qui ont été liés à ces phénomènes. Nous avons vu plus haut que, pour servir de points de repère dans la localisation, les souvenirs devaient comporter un élément personnel. Nous voyons maintenant que l'appréciation de la durée des phénomènes que nous nous représentons à l'état de souvenirs résulte du temps que mettent à se produire les états de personnalité qui les ont accompagnés. Si nous comparons la rapidité et la netteté d'une impression visuelle ou sensorielle, avec celles d'une impression viscérale quelconque, nous ne serons pas surpris que la reproduction d'un souvenir sensoriel soit beaucoup plus rapide que celle d'un souvenir cénesthésique. La rapidité des processus nerveux, dans le premier cas, est telle qu'aucune appréciation de durée ne peut être faite ; dans le second cas, au contraire, encore que cette rapidité soit très grande comparativement à celle avec laquelle se sont réellement succédé les impressions, la durée du phénomène cérébral est suffisante pour donner lieu à un état de conscience qui se prolonge, se modifie et nous donne par conséquent, en raccourci, une idée de temps, laquelle implique changement.

Nous voyons, en somme, combien les éléments constitutifs de la personnalité sont importants pour la mémoire, car l'on peut dire que sans elle il ne saurait y avoir de mémoire précise. Si la mémoire est indispensable pour la formation de la personnalité, le sentiment de la personnalité est nécessaire pour la constitution complète des souvenirs.

On pourrait dire qu'il y a deux sortes de mémoires ou plutôt de souvenirs : mémoire des impressions sensitivo-sensorielles (y compris le sens musculaire) et mémoire des impressions cénesthésiques. Les premières sont très rapidement perçues, et très nettement ; les secondes très lentement et très confusément ; les unes sont ordinairement conscientes, les autres ordinairement subconscientes. La reproduction des premières se fait très rapidement comme leur perception; celle des secondes très lentement. Tandis que les unes se succèdent avec une grande rapidité, et avec une extrême variabilité, les autres au contraire ne présentent que des variétés très peu nombreuses et ont une évolution continue et assez régulière, presque périodique dans certains cas. Il en résulte que, pendant que les centres cérébraux qui reçoivent les impressions cénesthésiques sont le siège d'un processus très peu actif, et que leur état moléculaire et dynamique se modifie très peu, les centres préposés aux impressions sensitivo-sensorielles sont dans un état d'activité très intense, de perpétuel changement. Les centres percepteurs, où aboutissent ces deux ordres d'impressions, offrent donc, sous cette double influence si différente, un état dynamique et potentiel qui est composé d'un facteur en quelque sorte constant, le facteur cénesthésique, et d'un facteur beaucoup plus grand, beaucoup plus variable comme quantité et comme intensité, le facteur sensitivo-sensoriel. Si nous désignons le potentiel résultant du facteur cénesthésique par PC et celui résultant du facteur sensitivo-sensoriel par PS, nous voyons qu'à deux moments différents on pourra considérer le potentiel P'C comme sensiblement semblable à PC, tandis que le potentiel P'S sera absolument différent de PS.

Par suite, la différence entre les deux états de perception sera représentée par celle qui existera entre les potentiels PS et P'S, c'est-à-dire résultera seulement de l'apport des impressions sensitivo-sensorielles. Alors même que la représentation ultérieure de ces deux états comporterait à la fois l'élément sensitivo-sensoriel et l'élément cénesthésique, ce dernier, en raison de son caractère constant, sera négligé au cours de la représentation comme il l'a été au cours de la perception, et les images sensitivo-sensorielles paraîtront seules constituer nos souvenirs.

Qu'au contraire, en même temps que des impressions sensorielles variées, un événement provoque des impressions cénesthésiques plus intenses qu'à l'ordinaire, et détermine ainsi un état assez fort de personnalité, le potentiel P'C va différer notablement de PC. La distinction entre PC + PS et P'C + P'S ne se fera donc plus par la mesure de la diffé- rence existant entre PS et P'S, PC et P'C n'étant plus égaux, Il pourra même arriver l'inverse du cas précédent. La diffé- rence entre les deux états de perception sera représentée par celle qui existera entre PC et P'C, l'état de personnalité ayant varié pendant que les impressions sensitivo-sensorielles res- taient les mêmes. Dans ce cas, ces dernières sont presque accessoires dans la constitution de la perception de l'événe- ment et par conséquent de sa représentation.

Nous pouvons comprendre ainsi comment, tout en étant toujours associés ensemble, c'est tantôt la représentation des états sensitivo-sensoriels, tantôt celle des états cénesthé- siques, qui paraît seule se faire. Il paraît vraisemblable que, lorsque le centre percepteur est ramené à un état de potentiel qui évoque la représentation d'une impression sensitive ou sensorielle passée, il se produit dans les centres cénesthé- siques un état dynamique, correspondant aux impressions de cet ordre qui existaient au moment où l'impression sen- sitive ou sensorielle se produisait.

Seulement en vertu de la constance relative de ces impres- sions, l'état dynamique ainsi évoqué se confond avec celui qui résulte des impressions actuelles. La conscience de l'évo- cation se confond avec celle de la perception. Nous n'avons donc une conscience nette que de l'évocation de la représen- tation sensitive ou sensorielle. Quant à la personnalité, elle n'y joue en apparence aucun rôle, puisque la représentation de l'état passé ne diffère pas de la perception de l'état présent sous le rapport personnel.

Mais lorsque c'est sur la personnalité elle-même que porte le souvenir, il n'y a pas fusion entre les représentations sensitives ou sensorielles des impressions ayant accompagné autrefois l'état de personnalité ancienne, et les impressions de même ordre actuelles. Ce n'est que dans des circonstances exceptionnelles que, au moment où nous évoquons le souvenir d'un ancien état de personnalité nous nous retrouvons dans le même milieu où nous l'avons éprouvé. De sorte que nous ne pouvons pas négliger, dans les souvenirs de nos états de personnalité, l'élément sensitivo-sensoriel, comme nous pouvons le faire pour l'élément cénesthésique dans nos souvenirs sensitivo-sensoriels. Aussi nous semble-t-il que les premiers sont beaucoup plus complets, beaucoup plus vivants, si je puis dire, que les seconds. Ils sont, en effet, une véritable reviviscence du passé, qui, lorsque les circonstances du milieu s'y prêtent, peuvent produire une illusion momentanée touchant à l'hallucination.

On pourrait aussi comprendre comment l'élément cénesthésique disparaît de nos souvenirs sensitivo-sensoriels, et comment l'élément sensitivo-sensoriel ne disparaît pas complètement des souvenirs cénesthésiques, en considérant le sens du courant nerveux dans la perception et l'évocation. Nous avons vu que dans la perception il est centripète et va des centres récepteurs aux centres percepteurs ; dans la représentation il est centrifuge et va des centres percepteurs, où se fait l'évocation, vers les centres récepteurs. Or, qu'arrive-t-il dans le cas d'un souvenir sensitivo-sensoriel ?

Le courant centrifuge qui va influencer les centres récepteurs sensitivo-sensoriels est d'une intensité supérieure au

SOLLIER. — Prob. de la mém.   11 courant centripète des impressions actuelles, puisque, malgré elles, c'est la représentation d'un état passé qui se produit. Quant au courant qui va des centres percepteurs aux centres récepteurs cénesthésiques, il est annulé par le courant qui va de ces derniers vers les premiers, puisqu'il est de sens inverse, et que le courant centripète, produisant les perceptions de la personnalité actuelle, est égal ou même supérieur au courant centrifuge de la représentation d'une personnalité passée, les potentiels des états dynamiques de personnalité étant toujours à peu près égaux entre eux, et les états présents étant toujours aussi des états plus forts que les états passés, de même que la perception est toujours normalement plus forte que le souvenir. Les deux courants d'évocation et de perception cénesthésique s'annulant comme de sens contraire, il ne reste que le courant d'évocation du souvenir sensitivo-sensoriel. Quand c'est un souvenir cénesthésique qui reparaît, le courant d'évocation est plus fort que le courant de perception, d'où représentation de l'ancienne personnalité, en ce qui regarde l'élément cénesthésique, mais il ne peut y avoir annulation entre le courant d'évocation et de perception sensitivo-sensorielle, l'élément sensitivo-sensoriel présent étant forcément différent du passé, puisque le milieu est différent.

On a discuté la question de savoir s'il y avait une mémoire affective. Les nombreux cas de retour à d'anciens états de personnalité, dans lesquels les sujets revivent tous les états physiques et moraux qu'ils ont déjà traversés et éprouvent toutes les sensations d'ordre quelconque qu'ils ont déjà éprouvées, est une réponse péremptoire à cette question qui paraît véritablement oiseuse aujourd'hui. Je ne crois même pas utile d'y insister, tout ce qui s'applique à la mémoire en général s'appliquant aux souvenirs affectifs.

CHAPITRE V

THÉORIE DE LA MÉMOIRE
(ÉVOLUTION. — SIÈGE. — MÉCANISME)

ÉVOLUTION. — Pour pénétrer le mécanisme intime de la mémoire, il ne suffit pas d'examiner en détail les différents éléments d'un acte mnésique, pris individuellement, si l'on peut dire. Il y a lieu d'interpréter un phénomène d'ordre général, la régression de la mémoire, qui semble obéir à une loi que M. Ribot a remarquablement mise en lumière et désignée sous le nom de loi de régression on de réversion.

C'est au cours des démences, sénile, paralytique, etc., qu'on peut le mieux l'observer. Prenons pour type d'étude la démence sénile. On sait que dans ce cas la perte de la mémoire porte d'abord sur les faits récents. Comme le fait remarquer M. Ribot, ce fait est paradoxal, car « il serait plus naturel de croire que les faits les plus récents, les plus voisins du présent sont les plus stables, les plus nets, et c'est ce qui arrive à l'état normal ». Cette anomalie s'expliquerait par les conditions nouvelles des centres cérébraux, dont les cellules nerveuses commencent à s'atrophier. Elles ne réagissent plus aussi vivement aux impressions de sorte que « ni une modification nouvelle dans ces cellules, ni la formation de nouvelles associations dynamiques n'est possible ou au moins durable. Mais les modifications fixées dans les éléments nerveux depuis de longues années et devenues organiques, les associations dynamiques et les formes d'associations cent fois et mille fois répétées, persistent encore ; elles ont une plus grande force de résistance contre la destruction. Ainsi s'explique ce paradoxe de la mémoire : « le nouveau meurt avant l'ancien ».

Tel est le premier article de cette loi. Avant d'examiner s'il répond exactement à la réalité des faits, il convient d'énoncer le second qui découle de l'évolution du phénomène de dissolution. Bientôt en effet le malade perd peu à peu ses acquisitions intellectuelles. « Les souvenirs personnels s'effacent en descendant vers le passé. Ceux de l'enfance disparaissent les derniers. Même à une époque avancée, des aventures, des chants du premier âge reviennent. »

Tout d'abord, au début de la maladie, il faudrait peut-être mieux dire qu'il y a arrêt que régression de la mémoire. Le malade a en effet tous ses souvenirs ; c'est la conservation des impressions nouvelles, la fixation qui ne peut plus se faire. Cependant ces impressions nouvelles paraissent normalement perçues ; les anciennes sont correctement reproduites. Les centres récepteurs, chargés de recevoir les impressions et de les reproduire, semblent donc réagir normalement, c'est-à-dire présenter un agencement moléculaire conforme à ce qu'il doit être pour que la perception se fasse bien, ainsi que la reproduction exacte. Mais quelque chose est affaibli, c'est la qualité, l'intensité de la sensation, de la perception par conséquent. Il en est de même pour le souvenir qui manque surtout de précision ou n'est pas évoqué. Or quelles sont les régions du cerveau qui sont les premières et les plus atteintes dans les démences, alors que les malades présentent souvent comme symptôme principal l'affaiblissement de la mémoire : ce sont les lobes frontaux. Les circonvolutions motrices et sensitivo-sensorielles ne sont prises que plus tard. Retenons ce fait que, la perception et la reproduction d'une part se faisant assez correctement, et la fixation et l'évocation d'autre part se faisant peu ou pas, ce sont les centres frontaux qui sont intéressés. Cela tend à confirmer l'opinion à laquelle nous avons été amené au cours de l'analyse de l'acte mnésique, à savoir que la pénétration et la reproduction se faisaient au niveau des centres récepteurs — centres de projection et d'association — et que la fixation, la conservation et l'évocation avaient lieu au niveau des centres de perception — centre d'association antérieur, lobes frontaux.

Un autre fait, que signale sans le relever M. Ribot, et qui cependant paraît important, est le suivant : en même temps que les souvenirs personnels *disparaissent* en descendant vers le passé, ceux du premier âge *reparaissent*. Ils ne sont pas seulement les derniers à subsister, mais ils reparaissent alors qu'on les croyait perdus depuis longtemps. Il y a donc plus qu'une régression de la mémoire, puisqu'il y a aussi résurrection d'états disparus ? Ne serait-il pas plus juste de dire *involution* que régression de la mémoire ?

Comment donc un état d'affaiblissement peut-il à la fois provoquer la disparition de certains états, ce qui se comprend, et la renaissance de certains autres, ce qui est contradictoire ? On invoque la répétition plus fréquente des anciennes associations que des nouvelles. Mais il est facile de se convaincre que ce ne sont pas toujours les associations constituant les souvenirs d'autrefois qui se sont répétées le plus souvent. Si, d'ailleurs, la persistance, la résistance des souvenirs à la dissolution, tenaient à leur plus ou moins fréquentes répétitions, et celles-ci n'étant pas forcément plus nombreuses pour les anciens souvenirs, il en résulterait que la régression de la mémoire se ferait suivant la fréquence des répétitions et non suivant l'ordre de succession des impressions. Cela peut être vrai pour les acquisitions d'ordre affectif (qui, suivant le 3e article de la loi, disparaissent longtemps après les acquisitions intellectuelles), et mieux encore pour les acquisitions presque entièrement organiques (qui, suivant le 4e article de la loi de régression, disparaissent les dernières). Dans ces deux cas en effet, les impressions sont d'autant plus fréquemment répétées qu'elles se sont produites plus anciennement.

Mais ce qui est exact pour les sentiments et les actes automatiques secondaires ne l'est pas du tout pour les souvenirs personnels. C'est pendant la période moyenne de notre existence que les impressions qui constituent notre personnalité sont le plus vivaces, le plus intenses. Notre personnalité pendant l'enfance est assez rudimentaire; dans la vieillesse elle cesse de se développer. Lorsqu'elle se dissout, si c'était seulement à leur intensité et à leur répétition que nos souvenirs doivent leur persistance, ce devrait donc être ceux de la période la mieux développée, la plus fortement constituée de notre moi, qui mettraient le plus de temps à disparaître. Or, non seulement ils se dissolvent comme ceux de l'âge mûr, mais encore leur disparition concorde avec la réapparition des souvenirs d'enfance, assez faibles cependant pour être restés latents pendant la plus grande partie de l'existence. Voilà qui est singulièrement paradoxal. Mais comme la nature n'est jamais paradoxale, il doit y avoir une interprétation qui ne l'est pas.

En considérant la suite continue de nos souvenirs, c'est-à-dire, en réalité, de nos états de personnalité, il semble, en somme, que, lorsque nous entrons dans la phase régressive, nous regagnons par un bout ce que nous perdons par l'autre. C'est à peu près comme si nous regardions par une fente d'une certaine longueur un plan beaucoup plus long. A mesure que nous déplacerions cette fente de haut en bas le long du plan nous apercevrions d'autant plus de détails en bas que nous cesserions d'en voir en haut. Pendant la période la plus active de notre existence représentée sur ce plan, cette fente, qui nous sert d'oculaire, se meut facilement sur une étendue plus ou moins longue. Nous n'avons guère besoin de nous occuper des impressions des premières années de notre existence et nous ne dirigeons notre oculaire que sur celles de la période la plus riche et la plus utile au point de vue des acquisitions. Mais l'âge amène l'usure de ce mécanisme, et l'oculaire, au lieu de se mouvoir de haut en bas et de bas en haut librement, descend peu à peu, laissant de plus en plus en dehors de la vue la partie supérieure de l'existence, et, à un moment donné, atteignant même en bas la limite qu'il ne dépassait guère pendant qu'il fonctionnait bien. Alors apparaît la période de l'enfance.

Je ne fais, bien entendu, cette comparaison grossière que pour montrer qu'on peut concevoir d'une façon simple cette contradiction, si bizarre au premier abord, de la perte des souvenirs les moins anciens et de la réapparition des plus lointains. Mais nous sommes en face de phénomènes physiologiques, c'est-à-dire qui impliquent un mouvement continuel, une transformation de forces qui ne saurait cesser qu'avec la mort de l'organe qui en est le siège. Ce sont les modifications de cette force qu'il faut considérer bien plutôt que les appareils qui servent à la produire ou à la transmettre. Ces appareils peuvent être plus ou moins compliqués, produire une quantité plus ou moins grande de force, la distribuer d'une manière différente, sous des formes variées. Cela est sans doute fort intéressant à connaître, mais, ce qui l'est davantage, c'est de savoir quelle est la force produite et comment elle peut s'accumuler pour être utilisée ensuite.

Je me suis déjà servi pour la mémoire d'une comparaison avec un accumulateur électrique. Si nous reprenons cette comparaison nous voyons que l'énergie électrique à accumuler peut être produite par des procédés divers, par des appareils différents, qui donnent des quantités plus ou moins grandes, des tensions et des intensités plus ou moins élevées, etc. L'important est de savoir que l'électricité peut être accumulée, conservée et distribuée ensuite. C'est toujours une force de même nature, qu'elle soit produite par les appareils qui l'envoient dans l'accumulateur, ou qu'elle émane de l'accumulateur qui l'a conservée. N'y a-t-il pas là une singulière analogie avec ce qui se passe dans le cerveau ? Voici une excitation qui atteint le cerveau ; là elle détermine dans des centres cellulaires, dits de projection (au point de vue anatomique), ou récepteurs (au point de vue physiologique), qui, en outre, peuvent s'accoupler en plus ou moins grand nombre par des réseaux formant des centres d'association, elle détermine, dis-je, un ébranlement, une vibration. Cette vibration engendre un état dynamique, une force F spéciale, qui, bien que née sous l'influence de l'excitation X, ne lui ressemble en rien. Cette force F ébranle à son tour d'autres centres cérébraux, centres de perception, centres intellectuels, centres d'idéation, peu importe le nom. Là elle s'accumule et se conserve ; c'est une force de même nature par conséquent que F. Seulement, tandis que F ne se produit plus au niveau des centres récepteurs dès que l'excitation X cesse, elle persiste dans les centres percepteurs. Puis, sous une influence appropriée elle se dégage, et n'ayant pas d'autre chemin à suivre que celui par où elle a été amenée, elle réagit sur les centres récepteurs, et y provoque forcément le mouvement qui lui a donné primitivement naissance. Pour l'observateur qui ignore les connexions de ces deux appareils récepteur et percepteur, et qui est habitué à voir l'appareil récepteur fonctionner sous l'influence de l'excitation X, il semble donc que c'est X qui l'a mis en marche. Appliquons cela à la mémoire : X devient une impression quelconque sensorielle, excitation lumineuse, par exemple. Cette excitation atteint le centre optique ; elle y détermine une vibration particulière en rapport avec son intensité, sa durée, sa forme ; cette vibration n'est en aucune façon semblable à la vibration lumineuse, mais elle a un rapport précis avec elle ; or, cette vibration engendre une force qui n'est autre que la force nerveuse. Mais cette force nerveuse, qui n'est qu'une transformation de l'excitation lumineuse, sans laquelle le cerveau ne pourrait la percevoir et l'emmagasiner, cette force une fois produite, gagne les centres percepteurs par les fibres nerveuses qui les relient aux centres récepteurs. C'est là qu'elle se fixe, qu'elle se conserve. C'est là par conséquent que se constitue la mémoire. Jusqu'ici il y a analogie complète, pour ne pas dire identité, avec ce qui se passe pour un accumulateur électrique. L'excitation X est représentée par un moteur quelconque qui actionne une dynamo représentant le centre récepteur. Cette dynamo produit de l'électricité qui est aussi différente comme force de celle qui l'a mise en mouvement, que la force nerveuse peut l'être de l'excitation lumineuse. Le courant électrique produit par la dynamo s'écoule par des fils qui la relient à l'accumulateur, comme les fibres nerveuses transportent le courant nerveux des centres récepteurs où il s'est produit aux centres percepteurs, où on lui donne le nom de psychique. Dans l'accumulateur l'électricité s'accumule comme la force psychique dans le centre de perception.

Enfin, de même que la dynamo cesse de produire de l'électricité dès que la force qui l'actionne est supprimée, et qu'elle revient à son état statique, de même aussi le centre récepteur revient à son état primitif dès que l'excitation ne le met plus en état de vibration, et il cesse de produire de la force psychique. En réalité il ne s'arrête jamais d'en produire, mais la quantité, l'intensité et la tension de celle qu'il produit varie continuellement d'un moment à l'autre, l'excitation variant sans cesse, tandis que la dynamo est toujours actionnée par la même force.

Mais la mémoire n'est pas le souvenir. Pour qu'il y ait souvenir, il faut qu'il y ait reproduction d'une impression et préalablement évocation. Pouvons-nous poursuivre la comparaison entre la mémoire et l'accumulation d'électricité ? Lorsque l'accumulateur est saturé d'électricité il ne peut plus en emmagasiner. En est-il de même du cerveau ? Lorsque la force électrique accumulée n'est pas utilisée dans un certain délai elle se perd cependant. En est-il de même du cerveau ? La force électrique produite par la dynamo n'est emmagasinée qu'en partie seulement par l'accumulateur ? En est-il de même du cerveau ? A ces trois questions je crois qu'on peut répondre oui.

Nous savons fort bien en effet que notre pouvoir de conservation, notre pouvoir mnémotechnique, est différent pour chaque individu, qu'il est subordonné à de nombreuses conditions physiologiques, qu'il varie suivant les états pathologiques, et que pour un individu donné il ne peut dépasser certaines limites, non seulement au point de vue de la rapidité de fixation, mais de la quantité des impressions à conserver. Nous avons vu que, d'après Bourdon, la mémoire immédiate croît un peu de 8 à 20 ans, et qu'elle progresse surtout de 8 à 14 ans, puis insensiblement de 14 à 20. La faculté d'apprendre n'est pas indéfinie, et notre cerveau présente une capacité que nous pouvons plus ou moins complètement remplir, mais que nous ne pouvons dépasser. Quand on le tente on aboutit, comme je l'ai dit, à la désagrégation complète de l'intelligence, par usure du cerveau pour ainsi dire. On a ce qu'on appelle de la démence précoce, qu'on observe fréquemment chez les jeunes gens qu'on surmène intellectuellement, comme on brûle les accumulateurs qu'on veut trop charger. Nous savons d'autre part que l'exercice entretient la mémoire, que les choses que nous avons apprises s'oublient si on ne les évoque pas de temps en temps, et qu'au point de vue du pouvoir de fixation lui-même, il diminue par l'inertie intellectuelle. Il y a donc déperdition spontanée, et à la longue les souvenirs s'évanouissent d'eux-mêmes sans avoir été utilisés.

Enfin il suffit d'observer ce qui se passe quand on apprend quelque chose pour constater que l'impression reçue est loin de se transformer tout entière en force utilisable. L'impression a beau être perçue d'une façon très nette, on ne la retient pas du premier coup, et il faut la répéter un plus ou moins grand nombre de fois suivant les sujets. Il y a à cet égard des différences individuelles de pénétration et de fixation considérables, qui sont de notion trop banale pour que j'insiste davantage. L'impression étant très nettement perçue, cela prouve que l'excitation a déterminé dans le centre récepteur un dégagement de force psychique suffisante. Si donc il n'y a pas souvenir de l'impression, c'est que la quantité de force émise n'a pas été complètement fixée. Elle ne l'est du reste jamais. Si elle l'était, et qu'en outre elle pût se conserver sans déperdition, le souvenir serait aussi intense que la perception, c'est-à-dire qu'il y aurait toujours hallucination au lieu de souvenir simple.

Je ferai remarquer ici que cette déperdition de force psychique au niveau des centres percepteurs, ou de conservation, permet de comprendre comment les impressions peuvent être perçues d'une façon parfaitement nette et consciente et cependant non conservées, quoique ce soit dans les mêmes centres que se fassent la perception et la conservation. Pareille chose se produit dans l'accumulation électrique. Suivant la qualité de deux accumulateurs, la quantité et la qualité du courant émis par la dynamo étant les mêmes, le potentiel pourra s'élever également dans les deux chaque fois qu'on y déchargera de l'électricité ; mais il tombera rapidement dans l'un, tandis qu'il restera sensiblement au même niveau pendant longtemps dans l'autre.

On peut comparer la perception à l'élévation momentanée du potentiel de l'accumulateur, et comprendre ainsi que malgré une perception égale chez deux individus il puisse y avoir conservation de l'impression chez l'un et non chez l'autre. C'est aussi ce qui s'observe chez le même sujet suivant son âge, comme cela se passe pour un accumulateur qui sert depuis longtemps et finit par être hors d'usage.

Nous voici donc amenés à examiner comment, dans ces conditions, peuvent se faire l'évocation et la reproduction. Sous l'influence d'une excitation particulière, l'électricité accumulée va être mise en liberté. Elle va, par des conducteurs spéciaux, différents de ceux qui réunissent l'accumulateur à la dynamo, actionner un mécanisme quelconque. Il y a donc un dégagement de force de même nature que celle qu'a engendrée la dynamo, mais qui suit un chemin différent et se manifeste autrement. Supposons qu'au lieu d'être relié à un mécanisme nouveau, l'accumulateur le soit avec la dynamo, et que les choses soient disposées de telle sorte que celle-ci puisse être actionnée par un courant électrique aussi bien que par une machine à vapeur. Cette dynamo va se

mettre en marche et produire une nouvelle quantité d'électricité, qui va s'écouler dans l'accumulateur. Par suite de la
différence entre la quantité d'électricité produite par la
dynamo la première fois et celle emmagasinée dans l'accumulateur; par suite, en outre, de la déperdition que subit,
même pendant son inaction, cet accumulateur, le courant
qu'il dégage n'actionne que faiblement la dynamo. Il convient
aussi d'ajouter que ce courant déjà diminué subit une nouvelle réduction du fait de sa transformation en mouvement
dans la dynamo, et que celle-ci ne le restitue pas non plus
intégralement, suivant les principes les plus élémentaires de
la mécanique. Le mouvement qui se produit dans la dynamo
est sans doute de même nature que sous l'influence de la
machine à vapeur, mais il est beaucoup moins intense, et la
quantité d'électricité fournie à l'accumulateur est cette fois
bien plus faible. Ce qui se passe dans l'évocation d'un souvenir n'est-il pas analogue? Le centre percepteur, sous une
influence excitante quelconque met, en liberté une certaine
quantité de force psychique. Comme pour l'accumulateur,
cette quantité a subi une double perte; elle est inférieure à
celle produite par le centre récepteur mis en vibration par
l'excitation X, et inférieure aussi à celle qu'il a reçue à ce
moment.

Tandis que dans le système de l'accumulateur et de la
dynamo le courant suivait deux voies pour se rendre de la
seconde au premier d'abord, puis plus tard du premier à la
seconde, il n'y a ici qu'une seule et même voie, celle des
fibres d'association réunissant le centre récepteur et le
centre percepteur. Le courant psychique émané de ce dernier
va mettre en jeu le centre récepteur. C'est l'évocation. La
vibration qui se produit dans ce centre ne peut être que
d'une sorte, quel que soit le genre d'excitation qui la pro-

duise, de même que pour la dynamo tout à l'heure. Cette vibration produit de nouveau une certaine quantité de force psychique qui s'écoule dans le centre percepteur. Celui-ci reçoit donc la même impression que si le centre récepteur avait été actionné par l'excitation X, avec cette différence toutefois que la vibration — quoique de même forme — est d'une amplitude beaucoup moins grande. Elle n'en est que l'image réduite, et c'est cela qu'on appelle le souvenir.

D'après les deux derniers articles de la loi de régression, les souvenirs affectifs, les sentiments constitutifs de notre personnalité, ne disparaissent qu'après les souvenirs intellectuels, les souvenirs de notions apprises, et ceux qui subsistent le plus longtemps sont les actes automatiques secondaires. D'après cela la mémoire se dissoudrait, non seulement en descendant vers le passé, mais dans un ordre qui va de l'instable au stable.

Mais dans ies cas de régression de la mémoire au cours des démences nous nous trouvons en présence de conditions spéciales du cerveau. Il y a des lésions des cellules cérébrales, lésions qui n'atteignent pas uniformément les différentes régions du cerveau. Or, dans les cas où on observe le mieux la dissolution de la mémoire et de l'intelligence, c'est-à-dire dans la démence paralytique, où voit-on les lésions se produire d'abord? Dans les lobes frontaux ; c'est là que toujours elles prédominent, et qu'on constate après la mort les adhérences caractéristiques. Quelles sont en même temps les premières manifestations de la paralysie générale? Grande activité cérébrale et grande mémoire d'abord, puis diminution de la mémoire et dissolution progressive, sans modifications des fonctions motrices ou sensitivo-sensorielles, dans la majorité des cas. Il semble donc que la mémoire ait son siège au niveau des lobes frontaux, dans ces lobes que beaucoup de physio-psychologues, à l'exemple de Bianchi, considèrent comme les lobes intellectuels.

Mais il est d'autres formes de régression de la mémoire qui n'obéissent pas à cette loi de régression et où les souvenirs rétrogradent suivant leur seul ordre de succession dans le temps, sans intervention d'aucun coefficient de stabilité, de répétition, de netteté de l'impression première, etc. Ces formes de régression de la mémoire s'observent chez les hystériques, et leur étude va nous permettre de localiser le siège de la mémoire, et ses rapports avec la sensibilité. Ces cas constituent seuls, à mon avis, ce qu'on peut appeler la régression de la mémoire; ce qu'on observe dans les démences mérite plutôt, comme je l'ai dit, le nom d'involution de la mémoire. Dans la régression la diminution porte sur la quantité des souvenirs; dans l'involution elle est plutôt en rapport avec leur qualité.

Siège. — Je n'entreprendrai pas ici, bien entendu, d'exposer l'histoire des amnésies hystériques, des états seconds, des états délirants, ni des dédoublements de la personnalité qu'on trouve chez les hystériques. J'ai montré ailleurs le lien et le mécanisme de tous ces phénomènes décrits à part jusqu'alors, et qui ne sont en réalité que diverses faces d'un même phénomène, la régression de la personnalité et sa progression, ainsi que ses oscillations (voy. *Genèse et nature de l'hystérie*, t. I). Je me bornerai donc à résumer les faits et la doctrine.

Le premier fait à établir est celui-ci : l'hystérie est un trouble des centres cérébraux, dont l'activité diminue ou s'arrête. Cette diminution ou cet arrêt se traduit objectivement de deux façons : par la diminution ou l'arrêt des fonctions dans les régions et les organes sensoriels ou viscéraux qui sont sous la dépendance des centres intéressés, et par la diminution de la sensibilité générale ou l'anesthésie complète de ces mêmes régions et organes.

Le second fait a une grosse importance, et je crois avoir été le premier à le mettre en évidence : En même temps que l'anesthésie se montre dans les régions et organes affectés, au prorata, comme intensité, du trouble fonctionnel de ces régions et organes, elle apparaît dans certains points du crâne. Or, ces points sont superposés aux circonvolutions cérébrales contenant le centre fonctionnel des régions et organes atteints. Il est très facile de démontrer expérimentalement ce fait pour les centres moteurs qui sont bien connus et faciles à délimiter sur le crâne. Voici comment[1] : Je prends une hystérique hypnotisable et actuellement guérie. c'est-à-dire ne présentant plus ni accidents ni stigmates, sans la prévenir en aucune façon de ce que je veux faire. Je vérifie qu'elle a toute sa sensibilité normale, et toutes ses fonctions motrices et sensorielles également normales. Je l'endors et je m'assure qu'il n'existe de ce fait aucune modification, princi-. palement des régions sur lesquelles je veux expérimenter. Je lui ordonne alors de ne plus sentir son bras droit, et je pousse

---

[1] Il ne s'agit ici de rien moins qu'une nouvelle méthode de psychologie expérimentale. Elle permet de dissocier les phénomènes psychiques comme aucune autre ne le peut faire, et d'établir ainsi la subordination des éléments d'un phénomène complexe. Elle permet en outre, et c'est par cela surtout qu'elle a de l'importance, à mon avis, d'établir, en dehors de l'examen anatomo-pathologique ou de la vivisection, les rapports anatomiques et physiologiques que les phénomènes psychiques offrent avec le cerveau. Tous les progrès dans les sciences ne se font que par l'introduction de méthodes nouvelles plus perfectionnées que les anciennes ou permettant de mettre en relief des phénomènes jusqu'alors difficiles à saisir et à préciser. C'est à ce titre que je signale ici cette méthode qui m'a déjà donné des résultats intéressants et que je me propose d'exposer en détail lorsque les faits seront assez nombreux pour entraîner la conviction.

l'anesthésie par suggestion aussi loin que je peux. En même temps se développe, sans que je lui en aie donné l'ordre, une paralysie complète du bras. J'examine alors la sensibilité du crâne et je trouve une plaque d'anesthésie absolue au niveau du centre même du membre supérieur droit. c'est-à-dire à la partie moyenne de la zone rolandique de l'hémisphère gauche. Je fais alors l'épreuve contraire : Je lui ordonne de sentir de nouveau son bras droit. Elle y éprouve des tiraillements, des crampes, des tortillements. En même temps elle porte la main gauche à son crâne. Je lui demande pourquoi. — « Ça fait mal, me répond-elle. » — « Quoi donc? » — « C'est comme des crampes, une névralgie. » En appuyant sur le point qu'elle désigne ainsi, je constate qu'il est douloureux. Quand la sensibilité du bras est revenue, amenant la disparition parallèle de la paralysie, le crâne ne présente plus trace d'anesthésie.

J'ai répété cette expérience maintes fois pour tous les centres moteurs et sensoriels connus, et j'en ai rapporté d'ailleurs des exemples dans mon livre sur l'hystérie. Inférant de ce qui existe pour les fonctions dont les centres sont connus, j'ai pu établir isolément pour les fonctions des organes dont les centres ne le sont pas encore, pour les différents viscères en particulier, le siège de ces centres. Il résulte donc de cette observation, qu'on vérifie à tout instant chez les malades, mais où elle est plus difficile, en raison de la simultanéité de plusieurs troubles et même de l'extension de la maladie à tout le cerveau, que les régions du crâne dont on constate l'anesthésie sont superposées aux centres cérébraux atteints. Si, donc, je constate un trouble fonctionnel isolé, en même temps qu'une plaque d'anesthésie crânienne, je pourrai en conclure que la fonction intéressée a son centre dans la circonvolution cérébrale sous-jacente à la plaque d'anesthésie, et j'arriverai à la même conclusion si, en même temps que disparaît un trouble fonctionnel, je vois reparaître une plaque de sensibilité sur un crâne anesthésique.

Une remarque, qui a son intérêt, doit être faite à propos de ces faits : Quand l'anesthésie est très profonde elle n'est pas douloureuse ; elle ne l'est que lorsqu'elle est d'intensité moyenne. Cela revient à dire que l'arrêt complet de l'activité d'un centre cérébral est indolent, tandis que son fonctionnement incomplet est douloureux. La constatation d'un point douloureux a donc la même signification qu'une plaque d'anesthésie.

Une autre remarque n'est pas moins importante et découle de la précédente. Quand l'anesthésie diminue, c'est-à-dire quand le centre cérébral reprend son activité, ce retour de la fonction s'accompagne de phénomènes douloureux, non seulement au niveau de l'organe qu'il tient sous sa dépendance, mais à son niveau même. Le sujet a donc conscience des phénomènes qui se passent dans son cerveau, et peut, lorsqu'ils sont anormaux, les localiser. Il y a donc une sensibilité spéciale liée au fonctionnement du cerveau ; c'est ce que j'ai appelé la *cénesthésie cérébrale*.

Dans l'expérience que j'ai rapportée tout à l'heure de l'anesthésie du bras, on constate facilement la dissociation de l'évocation et de la représentation · des souvenirs, et d'autre part le parallélisme entre la perception et la représentation. Voici en effet ce qui se passe si on interroge le sujet sur un acte spécial à la partie dont la fonction est suspendue. Dans le cas particulier que j'ai rapporte tout à l'heure, je lui dis : « Vous rappelez-vous comment vous écriviez ? » — Elle me trace dans l'espace des lettres avec la main gauche. — « Vous rappelez-vous les mouvements que vous faisiez avec la main droite pour écrire ? » — « Je les vois, mais je ne sens pas

comment il faudrait faire pour écrire, » me répond-elle. —
Vous représentez-vous écrivant autrefois ? » — « Oui, dans
le passé, avec mes yeux, mes souvenirs, mais je ne me le
représente pas le faisant ; je ne sens pas comment il faudrait
faire. »

Ainsi elle ne perçoit plus aucun mouvement du bras droit ;
elle ne sent pas ceux que je lui fais faire passivement pour
écrire : elle ne se représente pas les mouvements qu'il faut
faire pour cela, non seulement actuellement, mais ceux qu'elle
faisait autrefois, en tant que perçus par le sens musculaire.

Elle s'en souvient cependant, mais sous la forme visuelle,
comme pour un acte accompli par une autre personne. La suppression du centre fonctionnel sensitivo-moteur du bras droit
a donc non seulement aboli toutes les perceptions des sensations, mais même leur représentation. La représentation se
fait donc, comme nous l'avons supposé, dans le centre même
de réception. L'évocation du souvenir des mouvements gra-
phiques se fait bien cependant, mais sous la forme d'autres
images. Quoique j'aie voulu n'évoquer que le souvenir des
mouvements, les souvenirs des autres impressions qui sont
liées à ces mouvements ont été seuls évoqués. Le travail
d'évocation a donc eu lieu ; il a amené la reproduction des
impressions associées à celles du mouvement, mais, le centre
moteur étant aboli dans son fonctionnement, la reproduction
des images motrices n'a pu se faire ; l'excitation évocatrice
n'a pas manqué, mais elle n'a pas fait vibrer le centre moteur.
Ceci nous montre que l'évocation se fait dans un autre centre
que le centre de reproduction, et que le travail d'évocation ne
nous donne pas de souvenir proprement dit. Il met simplement en jeu une force qui va atteindre les centres récepteurs,
et c'est à leur niveau que se produit la représentation. C'est
dans ce centre d'évocation que s'est faite aussi la perception

et par conséquent la conservation des perceptions. Quel est donc ce centre de perception, de conservation, d'évocation, ce centre de la mémoire en somme ?

C'est ici que vont nous servir les données que j'ai établies tout à l'heure, et que vont nous apparaître des faits nouveaux que j'ai fait connaître dans mes précédentes recherches. Ce n'est pas d'aujourd'hui qu'on a remarqué les variations parallèles de la sensibilité générale et de la mémoire. Les observations sont nombreuses maintenant où l'on voit des variations de la personnalité spontanées, ou provoquées, amener des modifications dans l'état de la sensibilité, et par contre des modifications de la sensibilité, provoquées artificiellement ou par une cause naturelle quelconque, s'accompagner de changements dans l'état de la personnalité et de la mémoire d'un sujet, certaines périodes de son existence disparaissant ou réapparaissant si elles avaient disparu. Ce n'est donc pas là que réside la nouveauté des faits que j'ai mis en lumière il y a deux ans [1], et que j'ai pu constater depuis, un grand nombre de fois, en variant mes expériences, quand la clinique ne se chargeait pas elle-même de m'offrir des variétés naturelles.

Voici les faits. Etant donné que l'hystérie est constituée par la perte plus ou moins complète de l'activité des centres cérébraux, et que cette perte se traduit par de l'anesthésie tant périphérique que cranienne, j'avais été amené tout naturellement à chercher à réveiller cette activité cérébrale pour ramener la sensibilité et les fonctions perdues. Parmi les procédés d'excitation divers qu'on peut employer il en est un qui ne convient qu'aux cas les plus sérieux, les plus profonds.

[1] *Op. cit.*, t. I.

dans lesquels tout le cerveau est plus ou moins atteint dans toute son étendue. C'est celui du réveil de la sensibilité pendant l'hypnose. J'ai montré en effet que dans cet état d'inertie cérébrale les sujets étaient plongés dans un véritable sommeil ou engourdissement, que, en raison de l'aspect éveillé qu'ils ont, j'ai appelé *vigilambulisme*. Dans les cas de grande hystérie avec anesthésie généralisée, il suffit de fermer les yeux du sujet, c'est-à-dire de lui supprimer un des sens qui lui apportent encore le plus de sensations en général, pour le plonger rapidement dans l'hypnose. Il suffit alors de lui ordonner soit de se réveiller, soit de ressentir, pour le voir présenter des réactions motrices et sensitives spéciales, qui, d'abord localisées aux régions sur lesquelles on attire l'attention du sujet, ne tardent pas à s'accompagner de sensations spéciales du côté du cerveau.

Conformément à ce que j'ai dit plus haut, ces sensations se localisent au niveau des centres cérébraux des régions successivement mises en action — car, disons-le en passant, par une simple gymnastique appropriée, on arrive exactement aux mêmes résultats qu'avec le réveil simple ou la sensibilisation pendant l'hypnose —. Lorsque tous les membres, tous les viscères, tous les organes, ont recouvré leur sensibilité et leurs fonctions, que constate-t-on? Le crâne a, lui aussi, recouvré sa sensibilité au niveau de toutes les régions motrices et sensitives du cerveau, c'est-à-dire les parties moyennes et postérieures. Une seule partie reste anesthésique : c'est le front. En vertu du principe que j'ai dit plus haut, nous sommes donc en droit de penser que les régions cérébrales correspondantes, c'est-à-dire les lobes frontaux dans leur partie antérieure, sont altérées dans leur fonctionnement.

Mais par quoi ce trouble fonctionnel se traduit-il donc

cliniquement, objectivement, maintenant que le sujet a recouvré ses fonctions motrices, sensorielles et viscérales? Par un trouble plus ou moins profond de la mémoire. Si on interroge les grandes hystériques vigilambules, on s'aperçoit facilement que non seulement, à partir du moment où elles sont entrées dans l'hystérie, elles ont cessé de pouvoir apprendre, mais que tous les souvenirs sont très faibles, certaines périodes même de leur existence étant pour elles absolument perdues, en apparence au moins, et impossibles à évoquer. Leur personnalité et leurs sentiments ne sont pas moins troublés, mais on ne le constate souvent que lorsqu'elles sont revenues à leur état normal.

Lorsqu'on a ainsi ramené la sensibilité et les fonctions motrices, sensorielles et viscérales à un certain niveau, on constate que le sujet éprouve dans la région frontale des douleurs analogues à celles qu'il éprouvait dans le reste du cerveau, et nous avons vu que l'apparition de douleurs dans une région anesthésiée indiquait une reprise de l'activité cérébrale dans la région correspondante. Ces douleurs sont d'ailleurs localisées profondément dans le cerveau lui-même. En même temps que la perception redevient possible, les douleurs apparaissent donc dans la région préfrontale : il y a donc retour de l'activité des centres préfrontaux.

C'est alors que se produit un phénomène des plus remarquables, que j'ai signalé le premier : si, à ce moment, on ordonne au sujet de *sentir sa tête*, comme on lui disait précédemment de sentir un membre ou un organe quelconque, ou qu'on lui dise de se réveiller complètement, ou encore qu'on se borne à lui faire exécuter certains mouvements forcés de la tête, ou même qu'on ne fasse rien du tout, car cela se produit fréquemment d'une façon toute spontanée une fois la mise en train faite, le sujet éprouve une série de sensations tout à fait spéciales dans le cerveau et de réactions motrices de la tête, que j'ai longuement décrites, et bientôt reparaissent tous les souvenirs de sa vie passée depuis le moment où il est tombé malade jusqu'à l'heure actuelle. Peu importe le temps que ce travail cérébral demande pour être complet. Si on l'interrompt en ouvrant les yeux du sujet, ou si, par le fait de la fatigue, il se suspend spontanément, le sujet se croit revenu à l'état de personnalité antérieure où le déroulement de ses souvenirs l'a ramené. J'ai vu des régressions de ce genre porter sur des périodes de vingt-cinq et trente ans et les sujets revenir à l'âge le plus tendre, presque jusqu'au berceau, et se retrouver par exemple à l'époque où ils tétaient encore. Ceci nous prouve que les modifications dynamiques, provoquées par les impressions depuis la naissance, conservent toujours le pouvoir de se reproduire.

Je ne suis pas seul à avoir observé ces phénomènes, qui sont très faciles à mettre en évidence quand on en connaît le mécanisme, et mon ami le docteur Comar, dont je résume plus loin une observation encore inédite, les a observés maintes fois aussi et, quoique indépendamment de moi, a constaté leur identité de forme. Comme je suis arrivé à les provoquer aujourd'hui par des procédés purement mécaniques, sans aucune intervention psychique, même indirecte, on ne saurait invoquer aucune suggestion. Quand je les ai découverts, j'aurais d'ailleurs été fort embarrassé de les suggérer au sujet, les ignorant moi-même, et depuis lors je n'ai jamais pu les déterminer en essayant de les suggérer.

Mais le phénomène le plus important pour nous n'est pas que cela se produise, ni dans quelles conditions cela se produit, c'est de constater la coïncidence de ce retour de la mémoire, de cette reconstitution de la personnalité, quand l'activité des centres préfrontaux reparaît. Cette reprise de l'activité de ces centres. dont le sujet a connaissance par les douleurs qu'il éprouve dans le front, et qu'il traduit à la fin par ces phrases caractéristiques : « Tout se remet en place, tout s'éclaircit, etc., » nous la constatons objectivement par le retour de la sensibilité du front.

Donc le retour de la mémoire résulte du retour de l'activité des centres préfrontaux, c'est-à-dire que c'est au niveau de ces centres que siège la mémoire, que se fait l'évocation des souvenirs, que se fait la conservation de l'état dynamique correspondant aux diverses impressions ayant frappé les centres récepteurs et les centres d'association qui les réunissent.

Mais cette démonstration ne serait pas encore suffisante si la contre-épreuve ne pouvait être faite. Eh bien, cette contre-épreuve, c'est la clinique elle-même qui se charge de nous la fournir, et de plusieurs manières différentes.

Si, chez un sujet auquel on a fait recouvrer toute sa sensibilité cérébrale et qui a ainsi récupéré tous ses souvenirs, la sensibilité frontale vient à diminuer, on voit les souvenirs disparaître en rétrogradant du moment actuel jusqu'à une époque plus ou moins éloignée suivant l'anesthésie survenue. Et si cette anesthésie se développe d'une façon progressive on voit aussi s'effacer peu à peu la mémoire en descendant vers le passé. Tel est le mécanisme des amnésies rétrogrades. Première contre-épreuve.

Dans certains cas. rares d'ailleurs, on voit une amnésie plus ou moins étendue comme seule manifestation hystérique, toutes les autres manifestations motrices, sensitives, sensorielles ou viscérales faisant pour ainsi dire défaut. Le sujet ne se rappelle rien du passé et est incapable de rien fixer des impressions actuelles. C'est l'amnésie rétro-antérograde, qui s'accompagne le plus souvent d'autres troubles hystériques, mais qui peut exister seule. Or, dans ce dernier cas, une seule région du corps présente de l'anesthésie; c'est la région frontale, et lorsqu'on fait recouvrer à cette région du crâne sa sensibilité, et par conséquent au cerveau sous-jacent son activité, la mémoire reparaît et les souvenirs se déroulent dans leur ordre chronologique en remontant du passé vers le présent. Deuxième contre-épreuve.

La troisième contre-épreuve consiste dans ce fait que dans les cas où il n'y a pas d'anesthésie frontale on ne constate pas d'amnésie, ou que dans ceux où il n'y a qu'une légère anesthésie le trouble de la mémoire est assez léger et porte surtout sur la fixation ou la conservation des notions intellectuelles, mais non sur l'ensemble des souvenirs constituant la personnalité elle-même.

Je me bornerai à rapporter ici, aussi brièvement que possible, quelques cas. Je n'insisterai pas sur les phénomènes qui accompagnent la régression de la personnalité et la restauration de la mémoire chez les hystériques vigilambules, ces détails ayant été exposés complètement dans mon ouvrage sur l'hystérie. J'ai rapporté dans la *Revue Philosophique* [1] le cas d'un garçon de douze ans et demi frappé d'hystérie à l'âge de cinq ans, et chez lequel s'étaient développés plus tard des accidents paralytiques et viscéraux, ainsi que des modifications du caractère et de la mémoire. Anesthésique d'une façon plus ou moins profonde sur tout le corps au début du traitement, il retrouve, sous l'influence de la réaction amenée par le changement de milieu (Sanatorium) et l'alimentation (il était anorexique et vomissait tout), quelques souvenirs, et en particulier celui de l'accident provocateur, survenu à l'âge

---

(1) *Cénesthésie cérébrale et mémoire.* N° de juillet 1899.

de cinq ans. En même temps il a des douleurs de tête qu'il n'avait pas encore présentées, et sa sensibilité reparaît avec un retard remarquable comme longueur, et d'une façon très vague d'ailleurs en tant qu'appréciation de la nature de l'excitation. Je réveille sa sensibilité sans même le placer dans l'hypnose, en lui ordonnant simplement de se réveiller, car il était manifestement en état de vigilambulisme. La sensibilité reparaît dans les parties périphériques, et la mémoire ne se modifie pas. L'amnésie rétro-antérograde est complète. Il ignore jusqu'à son nom et est incapable de reconnaître ses parents. Or, à ce moment, la sensibilité de la tête est reparue légèrement dans les parties postérieures, comme dans le reste du corps. Il est donc réduit à percevoir sans pouvoir enregistrer ses perceptions actuelles, ni évoquer les anciennes.

Cependant un travail latent se fait dans son cerveau et, à un moment donné, toute une série de souvenirs reparaissent et la personnalité se modifie, revenant à ce qu'elle était trois ans auparavant. En même temps la sensibilité périphérique est redevenue presque normale, et celle du crâne, très obtuse dans les régions postérieures et nulle dans le front, redevient presque normale aussi à la partie postérieure, en rapport avec celle de la périphérie du corps et devient obtuse seulement dans la région frontale. En outre de cette réapparition légère de la sensibilité dans le front parallèlement au retour partiel de la mémoire, on constate des douleurs dans le front. Mais si les souvenirs anciens sont en partie revenus, le pouvoir de conservation des notions nouvelles n'est pas notablement meilleur, et, à un moment, diminue en même temps que la sensibilité frontale. Enfin le petit malade rentre chez lui, allant physiquement aussi bien que possible, et là, sous l'influence d'un milieu en quelque sorte nouveau pour lui, et des mêmes impressions qu'autrefois, sa mémoire revient complètement. Il ne reste dans l'ombre de l'inconscient que la période qui a précédé le commencement de son traitement, c'est-à-dire celle où il a été le plus malade, le plus endormi. Et ce retour de mémoire s'est accompagné encore, comme la première fois, de maux de tête assez forts, prouvant bien qu'il se passe d[ ]as le cerveau un phénomène d'ordre physiologique. Son père remarque bien de lui-même la coïncidence des douleurs de tête avec la réapparition des souvenirs. Les renseignements reçus quelque temps après sur cet enfant me firent connaître que la mémoire de fixation et celle de reproduction surtout paraissaient normales, et que la sensibilité était normale partout aussi bien sur le front que sur le reste du corps.

Chez une jeune hystérique de dix-neuf ans que je. traitais dernièrement, et qui présentait depuis longtemps des accidents divers d'ordre paralytique et viscéral, avec anesthésie en plaques tant sur le corps que sur le crâne, dont le front particulièrement offrait une anesthésie uniformément répartie, il y avait depuis deux ans environ une grande diminution de la mémoire de fixation, et quand on l'interrogeait sur les années précédentes elle constatait elle-même que beaucoup de souvenirs étaient très vagues et que certaines périodes lui apparaissaient comme dans un rêve. Or, chez cette jeune fille, à la suite de quelques exercices de gymnastique suédoise générale, il se développa spontanément, à un moment où je m'y attendais peu, vu sa précocité d'apparition, une régression de la personnalité à plusieurs années en arrière. Tous ses souvenirs défilèrent dans son esprit avec une précision extraordinaire et telle qu'elle mit près de trois mois à recouvrer toute sa mémoire. Elle remonta, il est vrai, jusqu'à l'âge de six ans. Ce retour des souvenirs commença, comme cela arrive fréquemment, sous forme de rêves pendant le peu de sommeil naturel qu'elle avait. La régression se fit d'abord sur une période de trois ans seulement, puis quand elle eut recouvré les souvenirs de deux années, elle fit de nouveau un saut en arrière jusqu'à l'âge de dix ans, et rejoignit l'âge de seize ans, d'où elle était partie la première fois pour aller jusqu'à dix-huit; et une troisième fois enfin, elle fit encore un saut en arrière jusqu'à l'âge de six ans pour remonter alors rapidement vers l'époque actuelle.

Parallèlement à ces modifications de la mémoire on observait des variations de la sensibilité frontale, qui redevint seulement normale lorsque tous les souvenirs furent repassés dans la conscience de la malade. Or, à ce moment, son état fonctionnel moteur et viscéral s'étant maintenu à peu de chose près ce qu'il était, toute la région postérieure et moyenne du crâne présentait le même degré d'anesthésie. Le retour des souvenirs coïncidait donc avec le retour de la sensibilité frontale. Ayant alors procédé à la restauration de la sensibilité périphérique, toute la région du crâne encore insensible recouvra sa sensibilité, comme l'avait fait le front.

A plusieurs reprises j'observai, sous diverses influences, comme on le voit chez la plupart des malades de ce genre, des pertes plus ou moins complètes de la sensibilité frontale, et toujours au même degré d'anesthésie correspondait la même régression de la mémoire et par conséquent de la personnalité.

Ces reculs de la mémoire au prorata de l'anesthésie frontale, qui replongent les sujets dans un état de personnalité antérieure très déterminée, fournissent l'occasion d'une remarque assez intéressante au point de vue de ce que j'appellerais volontiers l'*identification personnelle des souvenirs*. Voici ce dont il s'agit. Un sujet qui m'a connu à vingt ans, par exemple, au moment où je commence à le traiter, rétro-

grade, je suppose, à quinze ans, âge auquel il ne me connais-
pas. Je ne fais donc pas partie de ses souvenirs d'alors. Si je
lui ouvre les yeux à ce moment, arrêtant ainsi le travail de
régression, et apparaisse à lui, cette perception va se mêler à
ses impressions d'autrefois. Puis je le rendors et la mémoire
reprend son cours du passé vers le présent. Quand le sujet
est arrivé à l'état de personnalité où il se trouvait à dix-neuf
ans, je le réveille de nouveau et me remontre à lui, en lui
demandant s'il me connaît. Presque toujours il me fait une
réponse qui se rapproche de ceci : « Il me semble *que je vous
connais*, mais je ne vous *reconnais* pas ; ou : je dois vous
connaître ; ou : je *sais* que je vous connais, mais je ne peux
pas dire où je vous ai vu, ni quand ; c'est comme dans un
rêve. »

On saisit là sur le fait la différence entre connaître et
reconnaître, entre savoir et sentir. En réalité je n'appartiens
pas à la personnalité vraie du sujet à quinze ans, ni à dix-huit
ans ; mon image ne fait pas partie intégrante de l'ensemble
des images qui ont constitué sa personnalité à ce moment, et
dont la reproduction actuelle amène la reviviscence. La perception qu'il a eue de moi n'est pas plus liée à sa personnalité
de quinze ans que le souvenir d'une date historique apprise
auparavant. C'est une chose qu'il sait, ce n'est pas une chose
qui est en rapport avec le sentiment qu'il a de lui-même à un
moment donné de son existence. Aussi lorsqu'il me revoit à
dix-huit ans, c'est-à-dire dans la reviviscence d'un état de
personnalité dont je n'ai pas fait partie comme image consti-
tuante autrefois, je lui apparais comme pourrait lui apparaître le souvenir de la date historique. Il *sait* qu'il me connaît, ou il *doit* me connaître, ou il lui *semble* qu'il me connaît,
ces trois termes étant déterminés par l'intensité de la perception qu'il a eue de moi la première fois. C'est donc un

souvenir tout à fait impersonnel, et c'est par cette raison qu'il ne peut le préciser, le localiser, le reconnaître, c'est-à-dire l'identifier à sa personnalité revécue, laquelle ne le comporte pas comme élément constituant.

Mon ami le Dr Comar a bien voulu me donner la primeur d'une observation des plus remarquables, qu'il se propose d'ailleurs de publier en détail prochainement, et dont je ne ferai que rapporter ici les traits essentiels. Il s'agit d'une femme de trente et un ans qui entra dans sa maison de santé pour une amnésie complète. Elle présentait alors une *très légère* analgésie généralisée, un peu de rétrécissement du champ visuel gauche, ainsi que la diminution de l'ouïe du même côté, et un peu d'anorexie. Elle avait eu autrefois de l'amaurose, de la surdité, une paralysie passagère, des crises convulsives, des éruptions cutanées et de l'asphyxie des extrémités. Le symptôme dominant actuel était constitué par une amnésie telle qu'elle ne pouvait donner absolument aucun détail sur son état présent, ni sur sa vie passée. Elle était incapable d'ailleurs de fixer aucune impression et de se souvenir à une heure de distance de ce qu'elle faisait. Elle ignorait son nom de femme, et ne savait pas où elle était dès qu'on lui fermait les yeux. Le seul trouble de la sensibilité, en dehors de cette très légère analgésie, qui disparut d'ailleurs bientôt, consistait dans une *anesthésie totale du front* dans sa région antérieure. Elle semblait toujours dans un état de rêverie dont une excitation violente paraissait un peu la tirer. Dix jours après son entrée dans l'établissement, cette femme avait repris beaucoup physiquement ; elle n'avait plus d'analgésie, et aucune trace de troubles fonctionnels, sensoriels ou viscéraux. Mais la région frontale était toujours aussi anesthésique, et l'amnésie n'avait pas été modifiée. Elle ne sait pas depuis combien de temps elle est là, ni où elle est, ni la date, ni le jour, ni l'année. A toutes les questions qu'on lui pose, ses yeux étant fermés, elle répond : « Je ne sais pas. » Elle sait seulement qu'elle est mariée, mais ne peut dire son nom, ni sa demeure, ni donner aucun renseignement sur sa situation actuelle ou passée ; elle sait aussi qui est le Dr Comar. Elle a d'ailleurs conscience de tout son corps, de son sens musculaire, et a aussi le sentiment de vivre.

Le Dr Comar lui demande à brûle-pourpoint : « Êtes-vous réveillée ? » « Je le crois, répond-elle, mais je ne suis pas sûre. » — Il lui donne alors l'ordre de se réveiller *complètement* quand il lui soufflera sur les yeux, qu'il a fermés. Elle s'étire de tout le corps légèrement, puis se met à faire osciller la tête, puis ouvre les yeux, regarde autour d'elle et ne reconnaît rien, pas même le Dr Comar. Il lui referme les yeux et insiste pour qu'elle se réveille plus complètement : nouvelles oscillations de tête plus accentuées, sensations douloureuses dans la tête, de tiraillement, de serrement. Elle sent que « ça se réveille » et s'écrie tout à coup. « Ah! comme ça dort depuis longtemps! il y a des années. » A partir de ce moment tous ses souvenirs défilent, et elle exprime au fur et à mesure tout ce qu'elle voit repasser ainsi dans sa tête. Elle se réveille au bout de trois heures et répond alors correctement à toutes les questions la concernant, et auxquelles elle n'a pu répondre avant cette séance. La *sensibilité frontale est revenue*, mais il y a encore de l'hypoesthésie par rapport au reste du corps Elle ne sait pas encore où elle est.

Sur une nouvelle injonction de se réveiller plus complètement, de nouvelles douleurs reparaissent dans le cerveau, et les souvenirs les plus récents se déroulent. Au réveil, elle ne reconnaît rien, mais dit qu'elle doit être dans une maison de santé où il a été question de la conduire. La sensibilité frontale *paraît* normale. Elle diminue les jours suivants et disparaît complètement au bout de quinze jours. La malade se retrouve alors dans le même état qu'à son arrivée : même amnésie complète, anesthésie frontale absolue, sensibilité générale de tout le corps parfaite.

Nouvelle séance de réveil, dans laquelle le Dr Comar, au lieu de lui dire de se réveiller, lui dit seulement de *sentir* son front. Mêmes phénomènes sensitifs du cerveau. Après retour de la sensibilité frontale même disparition de l'amnésie que la première fois.

De nouveau la sensibilité frontale diminue légèrement : cette fois, aux questions qu'on lui pose elle répond : « je *sais* que je suis là, » et non pas : je suis là, etc. La précision du souvenir manque. Le Dr Comar fait une nouvelle séance de réveil. Au bout d'un certain temps il arrête le travail à cause de la fatigue de la malade, et lui ouvre les yeux. Elle regarde autour d'elle, et il lui semble qu'elle a déjà vu sa chambre dans un rêve. C'est une impression qu'on trouvera signalée plusieurs fois dans mes observations d'hystérie[1] Elle voit le Dr Comar et lui dit : « Je *sais* que je vous connais, mais je ne vous *reconnais* pas. » Elle se souvient seulement de tout ce qui s'est passé jusqu'à il y a deux ans; or la sensibilité frontale est à peu près revenue, sauf à la partie tout à fait antérieure. Sur nouvelle insistance pour sentir plus, elle regagne six mois de souvenirs, et la sensibilité frontale augmente. A deux reprises, le même parallélisme de la mémoire et de la sensibilité frontale se manifeste, jusqu'à ce qu'enfin le réveil complet, avec conscience très claire de sa personnalité actuelle et passée. se produise, accompagné de la disparition absolue de l'anesthésie frontale. A la suite, la malade

____

[1] *Op. cit..* t. II.

dort bien la nuit pour la première fois. Il lui semble qu'elle a tout quitté il y a dix ans (sa régression a été jusque-là), et qu'on lui a tout remis d'un coup dans la tête.

Il est inutile d'insister sur l'intérêt de cette observation, qui démontre d'une manière saisissante ce que je soutiens quant au siège de la mémoire. Je pourrais citer deux autres cas très caractéristiques que je viens d'observer tout récemment, l'un d'une jeune fille de dix-sept ans qui a rétrogradé jusqu'à onze ans, et où les troubles de la mémoire ayant survécu à ceux du reste du corps, l'anesthésie du crâne, qui avait disparu avec ces derniers dans toute la région moyenne et postérieure, avait au contraire persisté dans le front et n'avait disparu à son tour qu'avec la réapparition de tous les souvenirs ; l'autre, d'une femme de cinquante-huit ans, dont la revivescence du passé la fit revenir à cinquante ans en arrière, et qui m'exprime ainsi ce qu'elle éprouve : « Je ressens toujours des sensations pénibles, multiples, qui semblent partir du plus intime de mon être, de l'estomac, du ventre, et qui s'accompagnent d'une sorte de frisson qui courrait dans mes veines. Mon être parfois se dédouble ; une partie vagabonde en arrière à une cinquantaine d'années ; je revois des choses que j'ai vues étant gamine ; la réalité s'efface devant ; je ne pense plus alors au présent, et parfois tout m'est indifférent ; je suis, en un mot, anéantie, incapable de penser et de saisir ce qui se dit autour de moi ; les choses les plus simples, je ne les comprends plus. » Pendant tout le temps qu'elle rétrogradait ainsi, cette malade n'avait d'autre trouble de sensibilité que de l'anesthésie frontale peu accentuée, quoique très nette, surtout par comparaison avec le reste du crâne.

Et ceci m'amène à faire remarquer que suivant le degré de cette anesthésie frontale, c'est-à-dire suivant l'état d'activité des lobes frontaux, l'amnésie se présente d'une façon différente et le retour des souvenirs également.

L'étendue de la période sur laquelle porte la régression n'a que peu de rapport avec cet état d'anesthésie ; c'est surtout la qualité de la mémoire qui en a. Si elle est toujours légère, le sujet n'a que de l'obnubilation des souvenirs, de l'imprécision, de la difficulté d'évocation et de fixation. Quand il recouvre son activité cérébrale, il peut assister consciemment au retour de ses souvenirs. Il sait que ce sont des souvenirs. Il y repense malgré lui, les mêlant à ses perceptions présentes, qui, souvent cependant, s'effacent plus ou moins devant eux momentanément, et c'est à l'état de veille que ce retour s'accomplit. Si l'anesthésie est trop profonde, la récupération de la mémoire se fait dans une sorte de rêverie, d'engourdissement, de sommeil, qui survient spontanément, et qu'il est logique par conséquent de provoquer, pour le rendre plus complet et faciliter ainsi le travail cérébral.

Mais, suivant le degré de l'anesthésie cérébrale, on observe dans cet état au moins deux manières de réagir du sujet : tantôt il revit véritablement toute sa vie passée, au point de croire y être encore et de continuer à agir en conséquence, si on arrête le travail cérébral à un moment donné ; tantôt il assiste au déroulement de son existence, comme s'il la voyait dans un rêve ou sur un cinématographe ; c'est une sorte de souvenir hallucinatoire qu'il en a. Mais, dès qu'on l'arrête, il se retrouve dans l'époque présente, avec l'impression plus ou moins vive seulement de ce qu'il vient de repasser.

Mécanisme de la Mémoire. — Il résulte de tous ces faits que la mémoire tient à une activité spéciale des lobes frontaux, et qu'il suffit de reproduire un des degrés de cette activité pour voir surgir les représentations des impressions correspondant à chaque degré particulier. Nous sommes amené à conclure d'autre part que les états successifs de la personnalité, résultant eux-mêmes de l'ensemble des impressions d'ordres divers agissant simultanément sur l'organisme, produisent une augmentation permanente de cette activité, puisque, lorsqu'elle diminue, le sujet se trouve ramené à un état de personnalité antérieure, par le fait de l'évocation et de la reproduction des impressions constitutives de cet état antérieur. Qu'est-ce donc que cette augmentation, cette accumulation d'activités successives sinon une augmentation de potentiel analogue à ce qui se produit dans un accumulateur électrique ?

Nous voici donc revenu à notre précédente comparaison. Mais il est un facteur que j'ai laissé de côté à dessein, pour ne pas compliquer les choses, c'est la résistance de l'accumulateur psychique, si je puis ainsi dire. C'est un fait d'observation que certains individus sont capables de percevoir les impressions avec une facilité beaucoup plus grande que d'autres ; c'est également un fait d'observation que la conservation des impressions n'est pas en rapport avec cette facilité, mais plutôt dans un rapport inverse. Peu importe la rapidité avec laquelle s'est faite la pénétration de l'impression pour qu'elle soit conservée et puisse être évoquée ; le point capital est que la pénétration soit bonne. Elle est donc plus ou moins difficile chez les divers individus ; il y a donc une résistance qui s'oppose à elle sur un point quelconque du parcours du courant nerveux. En quel point se présente-t-elle ?

Si nous passons en revue les différents segments du système nerveux nous voyons que plus nous nous élevons vers la partie terminale de l'acte nerveux, plus la résistance augmente, plus le courant nerveux a de peine à produire un acte. Sous l'influence d'une excitation portée sur l'extrémité d'un nerf spinal, le courant nerveux gagne rapidement la moelle, où il rencontre un groupe de cellules ganglionnaires associées à d'autres, soit au même niveau, soit à un niveau supérieur. Il peut passer très rapidement dans les cellules associées du même niveau et détermine ainsi des mouvements dits réflexes, sans passer par le cerveau. A mesure qu'on s'élève, ces réflexes deviennent de plus en plus compliqués et par conséquent plus lents à se produire. Dans le cerveau on peut observer des phénomènes analogues à ceux de la moelle. Les impressions sensorielles atteignant les nerfs craniens, par exemple, à leur périphérie, y déterminent un courant nerveux qui se propage très rapidement jusqu'aux centres sensoriels. Comme les groupes cellulaires de la moelle, ces centres sont associés entre eux mais d'une façon beaucoup plus complexe, et ce ne sont plus seulement de simples fibres d'association qui les réunissent, mais des systèmes de fibres et de cellules. Les centres qui reçoivent les premiers le courant nerveux sont les centres de projection ; les espaces qui les réunissent sont les centres d'association. J'appelle aussi les premiers centres : récepteurs. Ils forment avec les seconds un système qu'on peut désigner sous le nom de centres de reproduction ou de représentation. De même que dans la moelle le courant nerveux pouvait passer directement du groupe cellulaire qu'il traversait dans la corne postérieure au groupe de la corne antérieure de même niveau, soit du même côté, soit du côté opposé, ou même ensuite d'un niveau différent sans remonter jusqu'au cerveau, le courant nerveux qui arrive aux centres récepteurs de projection peut passer directement aussi dans les autres centres associés, sans atteindre le cerveau antérieur chargé de la perception. On a alors des réflexes psychiques, c'est-à-dire des actes psychiques inconscients ou subconscients. Quelle que soit la complexité de ces réflexes psychiques comparée à celle des réflexes médullaires, leur rapidité est extrêmement plus grande que celle d'un acte conscient qui demande au moins un dixième de seconde pour se produire. C'est donc le passage de l'inconscient au conscient qui demande plus de temps, c'est-à-dire la propagation du courant nerveux des centres récepteurs aux centres percepteurs. Comme le courant nerveux est toujours le même, si on le voit se propager à travers les centres d'association avec une aussi grande vitesse que celle qu'il avait pour atteindre les centres de projection, et au contraire mettre beaucoup plus de temps pour pénétrer dans les centres de perception, il faut en conclure que c'est dans ces centres qu'il rencontre de la résistance. Nous pouvons donc poursuivre notre comparaison avec l'accumulateur électrique, qui, lui aussi, offre au même courant électrique que lui envoie la dynamo — représentée par le centre de projection — une résistance plus ou moins grande suivant sa constitution, sa nature, et présente aussi une plus ou moins grande capacité et un pouvoir de conservation ou une déperdition plus ou moins grandes.

Cette résistance du cerveau est-elle une vue de l'esprit ou une réalité, et dans ce cas peut-on la mesurer? Je crois pouvoir répondre que c'est un fait démontrable. Il existe certains états pathologiques dans lesquels on voit se produire une grande difficulté dans l'association des idées, et surtout dans la pénétration des impressions, qui ne sont pas faussées mais très lentes à être perçues. L'évocation est aussi lente à se produire que la perception, et toutes les fonctions psychiques semblent diminuées et même quelquefois arrêtées. Ce sont les états de dépression, de mélancolie sous ses diverses formes, certains états neurasthéniques, hystériques ou hypochondriaques. Or, dans tous ces cas, on observe un phénomène commun : la résistance électrique du cerveau est augmentée Le Dr Séglas a depuis longtemps remarqué le fait en même temps que moi. D'autres observateurs l'ont également signalé depuis; Vigouroux l'avait indiqué antérieurement chez les hystériques, que nous voyons précisément présenter presque toujours des altérations de la mémoire par diminution ou arrêt de l'activité des lobes frontaux. J'ai mesuré un grand non ' re de fois la résistance électrique du cerveau chez les malades des catégories que je viens d'indiquer, et j'ai toujours vu qu'elle marchait parallèlement à l'activité cérébrale, augmentant quand celle-ci diminuait, revenant vers la normale quand elle reprenait. Il semble donc que le cerveau soit moins perméable au passage du courant électrique quand il l'est moins aussi au courant nerveux. Des expériences, trop peu nombreuses encore cependant pour que je puisse affirmer la réalité du fait, tendent à montrer que c'est au niveau des lobes frontaux que se fait cette augmentation de résistance. J'ai, en effet, fréquemment observé que c'était surtout, ou même quelquefois exclusivement, dans l'application transversale, bitemporale. du courant qu'elle se montrait, alors que le passage du courant dans le sens antéro-postérieur, du front à l'occiput. se faisait normalement. Le trajet entre les deux tempes étant beaucoup plus court qu'entre ces deux derniers points, la peau des parties sur lesquelles sont appliqués les tampons galvaniques étant aussi beaucoup plus perméable que celle du front à sa partie moyenne et surtout que celle de l'occiput, même à égalité d'ohms, la résistance des lobes frontaux était plus grande.

Nous avons ainsi deux moyens de contrôle du fonctionnement de ces lobes cérébraux : la sensibilité frontale et la résistance électrique bitemporale. Nous nous trouvons donc bien en face d'un phénomène d'ordre physiologique, et à aucun moment nous ne pouvons saisir le passage du physiologique au psychologique pur. Et si nous ne pouvons pas le saisir, cela tient simplement à ce qu'il n'y en a pas, et que tout est physiologique dans la formation et l'évolution de la mémoire, comme d'ailleurs de tous les phénomènes dits psychiques.

Mais, dira-t-on, faut-il donc admettre que le cerveau présente dans son écorce des cellules ayant une façon tout à fait différente de se comporter? Les unes, celles des centres récepteurs, de projection et d'association subissent, sous l'influence du courant nerveux propagé jusqu'à elles par les fibres nerveuses dont le bout périphérique a subi une excitation externe, une modification moléculaire qui n'est que passagère, et qui s'accompagne d'un état dynamique qui, lui aussi, n'est que passager. Dès que l'excitation a cessé, le courant nerveux cesse de se produire, et les centres récepteurs de projection et d'association reprennent leur état moléculaire primitif, jusqu'à ce qu'une nouvelle excitation vienne les faire vibrer de nouveau.

Les autres, celles des centres percepteurs, reçoivent le courant nerveux qui a traversé les centres récepteurs, le transforment, l'emmagasinent en quelque sorte, et présentent un état dynamique dont le potentiel s'accroît à chaque envoi nouveau de courant nerveux.

Est-il donc inadmissible que le cerveau ne soit pas identique dans toute son étendue au point de vue fonctionnel? Est-ce un organe dont toutes les parties sont comparables entre elles comme le foie, la rate, ou le rein? N'y voyons-nous pas au contraire des différences considérables dans la structure de son écorce, dans les éléments cellulaires qui la constituent ? Ces différences au point de vue anatomique n'existent-elles pas au point de vue physiologique ? N'y a-t-on pas distingué des centres de fonctions très diverses, et les centres d'association sont-ils comparables aux centres de projection ? Le cerveau, bien loin de présenter une fonction univoque, ne nous apparaît-il pas comme une agglomération de petits organes réunis entre eux et ayant chacun un rôle différent et spécial ? On objectera, je le sais, que ce rôle résulte des organes avec lesquels ces différents centres se trouvent reliés par leurs fibres de projection, mais qu'au point de vue de la nature du phénomène nerveux qui s'y passe, il n'y a entre eux aucune différence, et que toutes les cellules de l'écorce sont, comme on l'a dit, des cellules psychiques, qui réagissent de la même façon sous l'influence du courant nerveux. Je répondrai à cela, qu'entre les cellules de la moelle et les cellules de l'écorce cérébrale il n'y a pas moins de différence qu'entre les cellules des centres sensoriels ou moteurs et celles des lobes pré-frontaux ou des centres d'association. Il n'y aurait pas plus de raison pour accorder une fonction psychique aux cellules des centres de projection ou d'association qu'à celles des différents étages de la moelle. Dans les deux cas le courant nerveux est le même, et, à part la complexité plus grande des centres corticaux que des groupes cellulaires des cornes de la moelle, il n'y a aucune différence sous le rapport de leur mode de réagir. Dans le cerveau lui-même les centres moteurs et les centres sensoriels sont-ils comparables, les uns émettant un courant nerveux centrifuge, les autres recevant un courant nerveux centripète ? Je ne vois donc aucune raison anatomique ou physiologique pour refuser d'admettre une distinction de fonctions aux différentes régions du cerveau. Au lieu d'attribuer aux cellules cérébrales dans toute l'étendue de l'écorce un rôle psychique qui les différencie des cellules médullaires, bulbaires et autres de l'axe nerveux, je n'attribue ce rôle qu'aux cellules de l'écorce du cerveau antérieur, des circonvolutions frontales antérieures.

Là nous n'avons pas de localisations fonctionnelles comme dans le reste de l'écorce ; nous y voyons aboutir des fibres d'association de tous les points des hémisphères ; nous voyons l'activité disparaître et reparaître en entraînant avec elle des modifications générales de la mémoire et de la personnalité dont elle est un des éléments fondamentaux ; nous y constatons la conservation de la force nerveuse développée dans les centres récepteurs sous l'influence des excitations produites sur les nerfs ; nous remarquons que là se fait une transformation de cette force nerveuse, et c'est à cette force transformée que nous donnons le nom de force psychique ; force psychique qui s'accroît sans cesse, qui s'accumule, mais est sujette à toutes les causes de déperdition qu'on observe dans les appareils physiques chargés d'accumuler des forces ; nous remarquons encore que c'est là que le cerveau offre le plus de résistance à la pénétration du courant nerveux, résistance variable sous l'influence de conditions physiques et physiologiques individuelles, — circulation, nutrition générales, états pathologiques, constitution congénitale ou acquise, exercice ou inertie, veille ou sommeil, etc.

En reprenant la comparaison que je faisais au début entre le phénomène de la mémoire et celui de l'aimantation, on pourrait dire que les lobes préfrontaux sont comme un morceau d'acier qui recevrait d'une façon intermittente un courant électrique à travers un morceau de fer doux représenté par les centres récepteurs. A chaque passage du courant électrique le fer doux est électrisé et aimante le morceau d'acier, mais revient aussitôt après à son état primitif. L'accu-

mulateur électrique représente mieux les choses, comme je
me suis efforcé de le montrer. La mémoire n'est donc pas
seulement un phénomène physiologique ; elle peut se ramener aux lois physiques. Et, par là même, nous pouvons entre-
voir la possibité d'une psychologie nouvelle, lorsque nous
nous serons dégagés encore plus de toutes les influe.:es
métaphysiques inconscientes qui tendent à nous faire considérer séparément, quand il s'agit du mécanisme cérébral, la
matière de la force, le physiologique, le physique pour mieux
dire, du psychique. Et c'est pour cela que l'étude de la
mémoire est la clé de voûte de la psychologie, comme la
mémoire est la clé de voûte de l'intelligence.

Le mécanisme de la mémoire nous apparaît donc en fin de
compte de la manière suivante. Une excitation périphérique
ébranle l'extrémit· d'un nerf. La vibration ainsi produite
engendre une certaine force qui se propage le long du nerf ;
c'est la force nerveuse, le courant nerveux, lequel est mesurable et comparable à une vibration physique quelconque.
Ce courant nerveux aboutit, en suivant les fibres nerveuses
qui relient les organes périphériques aux centres nerveux,
à des agglomérations de cellules de l'écorce cérébrale, après
avoir traversé un plus ou moins grand nombre de postes
intermédiaires dans la moelle, le bulbe, etc., au niveau des-
quels il pouvait descendre à la périphérie et y déterminer
des réactions spéciales, connues sous le nom de mouvements
réflexes, et indépendantes par conséquent de l'action du cerveau. Le courant nerveux, quand il parvient jusqu'à l'écorce
cérébrale, rencontre là des groupes cellulaires. Il y détermine
une modification moléculaire, et par conséquent un état dynamique spécial, dont le potentiel est dans un rapport exactement correspondant au courant nerveux qui l'a produit, de
même que celui-ci est exactement correspondant à l'excitation

initiale, quoique la nature de cette excitation soit tout à fait différente de celle du courant nerveux. De sorte qu'en fin de compte l'état moléculaire et dynamique des centres récepteurs de l'écorce cérébrale est dans un rapport constant avec l'excitation provocatrice. Si donc, par une cause quelconque, cet état moléculaire et dynamique se reproduisait, un observateur qui l'aurait vu correspondre une première fois à une excitation donnée serait en droit de croire que c'est cette excitation qui agit de nouveau. L'observateur, dans le cas présent, de ce qui se passe dans les centres récepteurs, c'est le moi qui siège dans les centres percepteurs des lobes frontaux. Le potentiel déterminé dans le centre récepteur par le courant nerveux qui s'y répand grâce aux nombreuses ramifications de ses éléments cellulaires paraît indépendant du nombre de ces éléments. C'est ce qui semble démontré par ce fait que dans les lésions destructives des centres sensitivo-moteurs on n'observe que très rarement de l'anesthésie parallèlement à la paralysie motrice comme on devait s'y attendre. C'est que dans ces cas la lésion n'atteint pas tout le centre moteur, les fibres centrifuges dégénèrent, mais non les fibres sensitives, et grâce aux associations des cellules survivantes il peut se produire dans celles-ci, sous l'influence d'une excitation périphérique, un état dynamique d'un potentiel aussi élevé que si toutes les cellules étaient intactes. Quand, au contraire, l'arrêt fonctionnel porte sur toute l'étendue du centre moteur, comme dans l'hystérie, la paralysie s'accompagne toujours d'une anesthésie, qui la précède même ordinairement. Mais l'inverse ne se produit pas, car l'anesthésie, comme nous l'avons vu, correspond à une diminution de l'activité fonctionnelle de l'écorce ; la paralysie correspond à un arrêt complet. Mais à partir du moment où l'anesthésie est assez forte pour que la conscience des sensations musculaires soit disparue, il n'y a plus de différence apparente entre celle qui correspond à une diminution marquée du centre et celle qui correspond à son arrêt complet. Ce n'est que par les réactions motrices et certains autres signes, sur lesquels il n'y a pas lieu d'insister ici, que l'on peut juger de son degré réel.

Cette notion du potentiel développé dans les centres récepteurs par le courant nerveux centripète a une grande importance par conséquent pour la compréhension du mécanisme de la mémoire et de la fonction psychique du cerveau en général. Mais le courant nerveux ne s'arrête pas là. Dans tous les autres centres récepteurs il se produit simultanément des états dynamiques d'un potentiel plus ou moins élevé, suivant les excitations qui ont déterminé des courants nerveux, et à tout instant le cerveau récepteur, — celui que j'ai appelé autrefois, dans mes recherches sur l'hystérie, le *cerveau organique*, parce qu'il est en rapport avec les fonctions organiques, — présente une quantité innombrable d'états dynamiques différents d'intensité, mais de même nature, et dont les différents potentiels forment une somme. La force nerveuse douée de ce potentiel total agit à son tour sur les centres percepteurs, sur le *cerveau psychique*, ainsi que je l'avais nommé par opposition avec le cerveau organique. Cette force rencontre là une résistance plus ou moins grande et s'accumule par conséquent en plus ou moins grande quantité. Elle reste à partir de ce moment à l'état latent, et cesse d'être une force vive. Elle subit dans cette transformation une déperdition plus ou moins forte, et son potentiel, déjà réduit, diminuera encore spontanément ou sous diverses influences, en particulier par le fait de l'usure naturelle de l'accumulateur cérébral. Mais cette déperdition de l'énergie nerveuse au moment de sa pénétration dans le cerveau psychique d'une part, et après son accumulation, par suite des lois naturelles de l'évolution des éléments nerveux d'autre part, portant sur le potentiel total formé par les différents potentiels produits au niveau du cerveau organique à chaque moment, le rapport reste toujours le même entre l'excitation, la perception, l'évocation et la reproduction.

De même que la reproduction, dans le cerveau récepteur, de l'état dynamique et moléculaire correspondant à une excitation donnée, amène la représentation de cette excitation, de même le potentiel du cerveau psychique, ramené à ce qu'il était devenu sous l'influence de la force inhérente à cet état dynamique et moléculaire, évoque le même état moléculaire dans le cerveau récepteur et par conséquent la représentation de l'excitation correspondante. Nos observations sur les hystériques mettent en pleine lumière le mécanisme de l'évocation des souvenirs sous l'influence des variations du potentiel du cerveau psychique. Sa diminution par le fait de la vieillesse, qui use l'appareil accumulateur d'énergie psychique, comme tous les autres organes de l'économie, permet la même constatation.

De même que certaines causes peuvent abaisser le potentiel des centres psychiques, certaines autres peuvent l'augmenter. Le fait qu'il peut se produire de l'hypermnésie prouve que ce ne sont pas seulement les excitations sensorielles ou psychiques qui peuvent augmenter ce potentiel, mais aussi d'autres excitants physiologiques agissant sur la cellule corticale. C'est ainsi que l'alcool, la morphine, etc., sont capables d'augmenter la fonction psychique momentanément, en congestionnant, en infectant les cellules cérébrales. L'anémie, l'épuisement général de la nutrition, etc., agissent en sens inverse. Ces faits viennent encore démontrer que la fonction mnésique et la fonction psychique en général est directement liée à des conditions physiologiques et matérielles. Il faudrait se demander sans doute aussi comment les cellules, soumises du fait de la nutrition à un mouvement perpétuel d'assimilation, peuvent emmaganiser une force quelconque. Mais nous touchons ici à un problème de chimie biologique qui sortirait du cadre que nous nous sommes imposé.

Il reste cependant un point à éclaircir. Dans le phénomène de l'évocation, comment pouvons-nous disposer d'un potentiel inférieur à celui que présente actuellement le cerveau psychique? Si la comparaison que j'ai faite avec l'accumulateur électrique était absolument exacte cela ne pourrait pas se produire. Ce ne serait jamais que la force maxima actuelle dont je pourrais disposer. Pour arriver à un degré de potentiel présenté autrefois, je serais obligé de dépenser l'excédent de force accumulé depuis, et une fois dépensée elle serait définitivement perdue. Je pourrais combler la perte par l'apport d'une nouvelle quantité de force, mais cette nouvelle quantité, quoique *égale* et de *même nature* que la première, ne serait pas *la même*. Or je peux indéfiniment me servir dans un ordre quelconque des potentiels successifs qui ont formé le potentiel total actuel de mon cerveau psychique.

Les phénomènes connus en électricité sous le nom de résonance permettent de faire comprendre comment cela est possible. On sait quel est le principe du résonateur électrique : Un excitateur électrique développe dans le champ qui l'entoure une perturbation et fait vibrer un second excitateur semblable placé dans le champ, si les deux périodes de vibrations sont les mêmes. Le résonateur n'est autre chose que ce second excitateur. Mais tandis que le premier est chargé par une bobine d'induction, cette bobine est supprimée dans le résonateur. Le mécanisme du résonateur électrique est tout à fait analogue à celui du résonateur acoustique. On sait que si un diapason vibre, ses vibrations se transmettent à l'air environnant, et que s'il se trouve dans le voisinage un diapason d'accord avec le premier, il entre aussitôt en vibration. Il y a cependant une différence entre le résonateur acoustique et le résonateur électrique. La réponse du résonateur acoustique est beaucoup plus précise que celle du résonateur électrique. Si la période de vibration des excitations acoustiques et du résonateur n'est pas absolument la même, la réponse du résonateur est nulle. Au contraire, le résonateur électrique, tout en répondant surtout très bien aux excitations complètement d'accord avec lui, répond aussi, mais moins, à celles dont la période est un peu différente, et encore, mais mal, à celles qui en diffèrent notablement.

N'observons-nous pas des phénomènes analogues avec la mémoire ? Ne voyons-nous pas des souvenirs n'ayant que certains points de communs, s'évoquer les uns les autres, sous l'influence de l'excitation de ce caractère commun ? Assimilons les centres récepteurs à des excitateurs et les centres psychiques à un résonateur. Toute sensation détermine une excitation caractéristique et des ondes de vibration de périodes égales pour des sensations identiques, de périodes d'autant plus voisines que les sensations sont analogues et renfermant des éléments communs en plus ou moins grand nombre. Les ondes se propagent aux centres psychiques et s'y accumulent en augmentant par conséquent leur potentiel, si nous comparons ces centres à un accumulateur. Or nous savons que les phénomènes de résonance électrique sont, dans une certaine mesure, directement proportionnels au potentiel : plus un potentiel électrique est élevé, plus les phénomènes de résonance ont de sensibilité. N'avons-nous pas vu que plus la mémoire est exercée, plus aussi elle est facile sous le rapport de l'évocation, c'est-à-dire que la résonance se fait plus facilement aux excitations ; et comme, d'autre part, nous savons que la résonance électrique est moins précise que la résonance acoustique, nous pouvons admettre que s'il en est de même, ce qui n'a rien d'invraisemblable, pour la résonance nerveuse, une excitation ne fait pas seulement vibrer le résonateur psychique dans le point précis correspondant à l'excitation, mais sur une certaine étendue qui correspond à des excitations d'ordre analogue, plus ou moins voisines, plus ou moins semblables, mais différentes, d'où l'évocation de souvenirs différents sous l'influence d'une impression commune à plusieurs. Ceci nous permet de comprendre comment se fait la localisation des souvenirs voisins reparaissant en même temps, parce qu'ils correspondent à des vibrations nerveuses de périodes voisines. Mais au fur et à mesure que la vibration, produite par l'excitation qui doit évoquer un souvenir précis, se prolonge, le résonateur psychique réagit d'une façon plus précise et bientôt la vibration de même période que celle du courant produit par l'excitant actuel, finit par être la seule. C'est à ce moment que le souvenir semble surgir.

Cette hypothèse de la résonance psychique nous permet encore de comprendre un autre caractère de la mémoire : c'est la simultanéité d'évocation de souvenirs différents. Et peut-être trouvons-nous là l'explication des souvenirs panoramiques qu'on observe dans certaines conditions, comme la mort imminente par exemple [1], et comme je l'ai signalé dans le réveil des hystériques. Chez ces dernières, en effet, il arrive

---

[1] Egger. *Le moi des mourants*, Rev. Philos., 1896. t. 1. p. 26. Keller, Moulin, Sollier. *Observations sur l'état mental des mourants*, Rev. Phil., 1896, t. 1, p. 303.

fréquemment, pour ne pas dire toujours, que, après avoir repassé par tous leurs états de personnalité antérieurs, avoir recouvré le souvenir complet de leur vie passée, elles revoient tout à coup, dans une vue d'ensemble, dans un véritable panorama, toute leur existence antérieure, absolument comme on a signalé souvent le fait chez les gens qui se noient. Si, chez les hystériques, cette évocation panoramique correspond au moment où elles recouvrent leur potentiel psychique le plus élevé, il n'est pas illogique d'admettre que, sous l'influence de l'émotion violente ressentie au moment d'un accident capable d'entraîner rapidement la mort, l'excitation nerveuse soit telle que le résonateur psychique vibre dans son entier, amenant ainsi l'évocation de toutes les impressions qui ont donné naissance aux excitations qui l'ont fait résonner une première fois.

Mais si l'augmentation de potentiel augmente la résonance psychique comme la résonance électrique, ne peut-on voir là aussi une explication de la régression de la mémoire chez les vieillards, ou pour mieux dire de l'*involution* de leur mémoire.

Supposons, en effet, comme nous l'avons fait, que chaque excitation augmente la capacité du cerveau psychique, et en même temps son potentiel. Sous l'influence de la vieillesse le cerveau psychique ne fonctionne plus aussi bien. Il n'accumule plus avec la même facilité et il laisse écouler sa charge.

Le défaut d'accumulation se traduit par l'impossibilité d'acquérir de nouvelles notions, par la difficulté ou l'impossibilité de la conservation des impressions nouvelles, d'où absence de mémoire des faits récents. En même temps la résonance se fait moins facilement, d'où difficulté d'évocation des souvenirs. Enfin, par suite de la perte de charge, si je puis dire, par suite de la diminution de capacité et de potentiel, le champ de la mémoire diminue, et il ne peut diminuer, exactement comme dans une capacité électrique quelconque, qu'aux dépens des dernières charges reçues. Or ces dernières charges proviennent d'excitations, résultant elles-mêmes d'impressions récentes, et plus par conséquent la capacité va diminuer, plus l'étendue de la mémoire, du champ des souvenirs, va diminuer aussi. Représentons les choses comme elles le sont réellement en électricité.

Soit A (fig. 6) une source d'énergie électrique, C une capacité quelconque, une tige métallique de large diamètre par exemple. En prenant sur cette tige des longueurs variables on a des débits de potentiels variables. Le débit que j'aurai en laissant écouler la charge par le point extrême D sera supérieur à celui du point E, comme le galvanomètre G l'indiquera. Supposons maintenant que C représente le cerveau psychique, dont la ca-

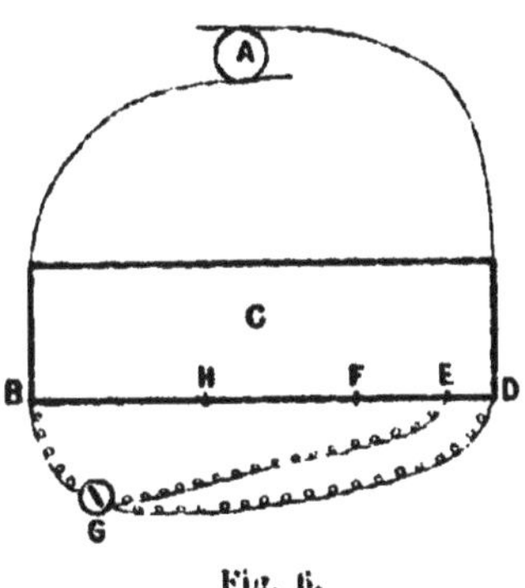

Fig. 6.

pacité a été sans cesse s'accroissant depuis la naissance B jusqu'au moment actuel D, correspondant, par exemple, à 75 ans. A 70 ans la capacité de C n'était égale qu'à la charge dont l'écoulement se ferait actuellement, je suppose, par le point E. Si cette capacité diminue, si le potentiel tombe à celui qui correspond au point E, toutes les impressions correspondant à l'augmentation de potentiel produite entre E et D seront impossible à reproduire, puisque le potentiel nécessaire pour les évoquer a disparu.

Toutes les impressions antérieures sont au contraire encore

possibles, théoriquement du moins. En réalité cela n'est pas, en raison de la diminution de la résonance. Le potentiel des centres psychiques subissant une déperdition avec le temps, la résonance en subit elle-même le contre-coup, et devient moins sensible. D'où la difficulté de plus en plus grande de rappeler des souvenirs éloignés.

Imaginons que cette capacité C soit divisée en 75 tranches, et que chacune corresponde aux charges produites par les excitations survenues au cours d'une année. Le potentiel s'élevant progressivement, ces augmentations successives nous représentent des impressions de plus en plus nombreuses. Nous pourrons nous figurer ainsi ce qu'on a appelé la *stratification des souvenirs*. Nous pouvons facilement expliquer avec cela les diverses formes d'amnésies, rétrograde, antérograde, et rétro-antérograde. Qu'à partir d'un certain point, E par exemple, l'accumulateur psychique cesse de fonctionner, le sujet disposera de toute la quantité accumulée de B à E. Mais il cessera d'enmagasiner l'énergie développée par les excitations qui se produisent pendant la période E. D. Pendant ce temps les souvenirs de B E seront possibles à évoquer; mais il y aura de l'amnésie antérograde pour la période ED. Que par suite d'un choc survenu en E le potentiel disponible tombe à celui qui existait en F, les souvenirs de B F seront perdus, et les impressions de E D ne s'enmagasinant plus, il y aura pendant la période E D amnésie rétro-antérograde.

Supposons maintenant une impression survenue au moment où la capacité psychique correspondait au point H, à 25 ans par exemple, et se reproduisant à 50 ans, alors que la capacité a atteint le point F. La différence du potentiel à ces deux niveaux étant très grande, comment peut-on s'expliquer que l'impression actuelle F évoque le souvenir de H ?

Il convient de faire remarquer tout d'abord que l'excitation produite par l'impression F doit être, sinon égale, au moins très rapprochée, comme période de vibration de celle de l'impression ancienne H, et qu'elle serait identique si ces deux impressions l'étaient elles-mêmes, ce qui n'est guère probable. Le potentiel de la force produite par cette excitation doit donc être dans les deux cas à peu près le même. C'est alors qu'on peut faire intervenir les phénomènes de résonance.

Au moment où l'excitation F se produit dans les centres récepteurs, le courant nerveux se propage aux centres psychiques avec une force douée d'un certain potentiel, qui s'y condense, s'y accumule. Mais, en même temps, les vibrations nerveuses produites par l'excitation F provoquent par résonance sur les centres psychiques des vibrations de même période. Or ces vibrations de même période correspondent à une excitation analogue H, ayant produit autrefois une force douée d'un même potentiel que l'excitation actuelle F. Ces vibrations, comme nous l'avons vu pour les résonateurs électriques, peuvent se produire même sous l'influence de vibrations primaires d'une période un peu différente. Et en effet il y a bien des chances pour que les éléments composants de l'impression H ne soient pas identiquement les mêmes, ni comme nombre, ni comme qualités, de ceux de F. Mais ils s'en rapprochent cependant suffisamment, ils ont assez de points communs pour que l'impression actuelle F évoque le souvenir de H. Les choses se passent en somme comme elles se passaient avec un résonateur électrique.

Il y a cependant une différence. C'est que ce n'est pas, ainsi que je me suis appliqué à le démontrer, au niveau des centres psychiques que se fait la reproduction du souvenir, mais seulement son évocation, c'est-à-dire que c'est de là que part l'énergie qui met de nouveau en jeu les centres récepteurs, lesquels sont seuls capables de reproduire l'impression.

Deux caractères des phénomènes de mémoire contribuent encore à renforcer l'analogie que je poursuis avec les phénomènes de résonance électrique. C'est, d'une part, la moindre intensité des souvenirs comparativement avec les sensations, et d'autre part le caractère explosif des phénomènes psychiques. De même que l'étincelle produite par résonance est considérablement plus petite que l'étincelle de l'excitateur, de même le souvenir évoqué est singulièrement plus faible que la sensation excitatrice.

Quant au caractère explosif des phénomènes intellectuels en général, Ch. Richet l'a signalé avec beaucoup de justesse [1]. « Au fond, dit-il, toute action cellulaire peut être comparée à un phénomène explosif ; car la réaction de la cellule dépasse de beaucoup la force excitatrice. Chaque cellule contient une grande provision d'énergie qui se libère subitement, au moment de l'excitation... L'excitation met en jeu les forces chimiques latentes, provision d'énergie accumulée dans la cellule, tout à fait comme les corps explosifs ont en eux une source d'énergie latente énorme qui n'attend que l'occasion, c'est-à-dire l'excitation, pour se dégager. » Pour la mémoire il est facile de constater ces phénomènes explosifs. Lorsqu'on cherche un souvenir qui échappe, il est on ne peut plus fréquent de le voir reparaître tout à coup au moment quelquefois où on s'y attend le moins. Il semble qu'un travail se fasse sourdement en notre cerveau, et que brusquement une force se dégage qui met en liberté notre souvenir. Ne se passe-t-il pas quelque chose d'absolument analogue dans le cas de la résonance électrique ? La bobine

---

[1] *Cerveau. Dictionnaire de Physiologie*, t. III. p. 52.

d'induction charge l'excitateur d'une façon latente, puis tout
à coup l'étincelle se produit. C'est comme l'impression sensorielle qui devient consciente. Si dans le voisinage de l'excitateur se trouve un résonateur il pourra se produire un
nombre d'étincelles plus ou moins grand sans qu'il entre en
vibration, si la période des vibrations de l'excitateur est trop
petite ou trop grande par rapport à celle du résonateur. Que
cette période se rapproche de celle du résonateur et celui-ci
va commencer à entrer en vibration, d'une façon très faible,
à peine distincte encore, absolument comme nos souvenirs se
montrent d'abord d'une manière confuse, vague, peu consciente. Puis les périodes devenant de plus en plus semblables, la résonance se fait, et alors avec une assez grande
netteté et une assez grande rapidité pour que brusquement
l'étincelle éclate brillante dans le résonateur comme dans
l'excitateur, de même que tout à coup notre souvenir vague
et confus surgit avec précision dans notre esprit.

Les choses se passent donc à peu près comme lorsqu'on
produit des courants électriques de haute fréquence avec
un appareil analogue à celui de Tesla (fig. 7). Une source
d'énergie S envoie son courant dans le primaire d'un transformateur; T le secondaire de ce transformateur charge un
condensateur C, qui se décharge en haute fréquence à travers le primaire d'un second transformateur T' et un déchargeur à boules D; au secondaire de ce second transformateur on peut recueillir des courants de haute fréquence et
à très haut potentiel. S représenterait l'excitation produite
par une action quelconque sur le système nerveux périphérique; T les centres récepteurs où se fait la transformation
de cette forme particulière d'énergie en énergie nerveuse,
transformation qui s'accompagne d'un phénomène explosif
comme il s'en produit un sous forme d'étincelle au niveau du

déchargeur D ; C représenterait les centres psychiques, les
centres percepteurs, où se produit la condensation de l'énergie
nerveuse ; mais, pour se traduire sous la forme psychique, elle
y subit une nouvelle transformation T'. Le courant recueilli
sur T' après ces diverses transformations a des caractères
tout à fait distincts de ceux de
la source d'énergie initiale et
donne lieu en particulier à des
phénomènes de résonance tout
à fait spéciaux. Dans le cerveau
ce courant réagit à son tour
sur les centres récepteurs. et,
par l'excitation qu'il y produit,
amène la reproduction des phénomènes qui avaient agi sur eux
de dehors en dedans.

Quand on considère les nombreux centres échelonnés sur
tout l'axe cérébro-spinal, on se
demande s'il ne s'agit pas là
d'une série d'espèces de condensateurs, qui tantôt laissent
écouler immédiatement l'énergie qu'ils reçoivent, déterminant

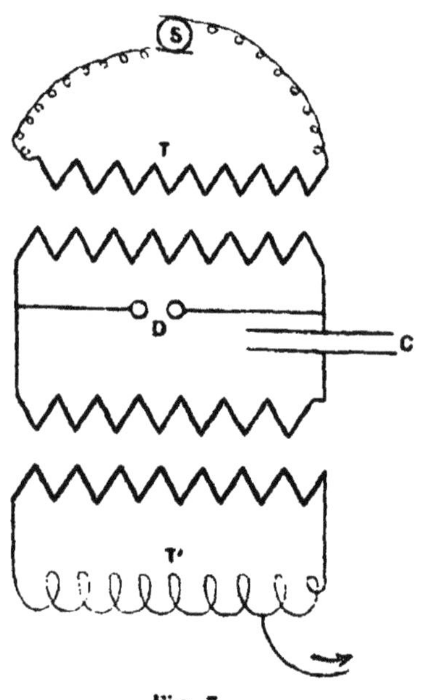

Fig. 7.

ainsi des mouvements réflexes, tantôt la condensent et la
déchargent à un moment donné à travers les centres situés
au-dessus, jusqu'à ce qu'elle parvienne à des centres où elle
se transforme et prend des caractères nouveaux auxquels on
a donné le nom de psychiques. Tant que la propagation ne
s'est pas faite jusqu'au niveau des centres que j'appelle percepteurs des centres psychiques où la condensation est seule
possible, on a affaire à de l'énergie nerveuse, même au niveau

des centres sensoriels et moteurs du cerveau, que j'appelle les centres récepteurs. Si la condensation ne se fait pas, il n'y a ni conscience, ni mémoire, rien de psychique par conséquent.

Cette comparaison des centres échelonnés sur l'axe cérébro-spinal, et particulièrement dans le cerveau, avec des condensateurs et des transformateurs électriques, trouve un certain appui dans la manière dont on conçoit la constitution du système nerveux central depuis la doctrine des neurones, que tout le monde admet aujourd'hui, à part de rares exceptions.

Un transformateur électrique n'est-il pas à la fois récepteur par son primaire, et générateur de force par son secondaire, comme la cellule nerveuse par ses deux prolongements?

Et maintenant qu'il est démontré que ces cellules nerveuses ne sont plus anastomosées entre elles, mais que leurs prolongements viennent seulement se mettre en contact d'une façon plus ou moins étroite, n'avons-nous pas là en petit l'image d'un excitateur électrique, surtout si, comme je le rappelais tout à l'heure, on remarque le caractère explosif des phénomènes psychiques. N'est-il pas vraisemblable d'admettre que que ce n'est que lorsque les prolongements des cellules sont assez rapprochés que le courant peut passer et se propager. La substance nerveuse interposée entre les extrémités des dendrites ne peut-elle pas être considérée comme un diélectrique dont la résistance est vaincue quand l'excitation des cellules est assez intense pour que leurs prolongements se rapprochent. Je ne veux pas d'ailleurs rouvrir ici la discussion sur l'amœbisme des cellules nerveuses. Mais je ne puis m'empêcher de faire remarquer combien son existence, qui paraît démontrée pour certains, donne de poids à ma thèse.

Mais je m'arrête. En relevant les analogies qui existent entre la façon dont se comportent le courant nerveux et le courant électrique, je n'ai voulu faire aucune assimilation de nature entre les deux. Je dis que les choses se passent dans le cerveau comme si le courant nerveux d'une part, les centres nerveux de l'autre, subissaient les mêmes transformations et jouaient le même rôle que le courant électrique dans de certains dispositifs. Encore moins ai-je eu la prétention de donner une théorie de la mémoire. Comme je l'ai fait remarquer dès le début, je me suis proposé avant tout de montrer les différentes faces du problème. De toutes les considérations que j'ai exposées il semble résulter que la mémoire est une fonction des centres psychiques, que c'est bien une fonction générale, et qu'il n'y a pas de mémoires partielles, comme on l'a prétendu, de même qu'on ne peut pas regarder la mémoire comme une faculté de l'âme dans le sens spiritualiste. Au cours de cet examen, aussi impartial que possible, je me suis trouvé amené à émettre certaines hypothèses, que je suis loin de vouloir pour le moment t. sformer en théorie et en doctrine. Je crois cependant qu'il y a lieu de marcher dans la direction que j'ai suivie, et d'envisager la question au point de vue, non pas tant de la physiologie que de la physique pure. C'est pourquoi j'ai cherché à montrer que l'on pouvait non seulement imaginer, mais même trouver réalisés par l'industrie, des appareils de physique capables de rendre compte dans une certaine mesure de phénomènes qui semblent d'un domaine tout à fait spécial, et d'un caractère qu'on ne peut soi-disant retrouver nulle part.

On a regardé pendant longtemps les phénomènes électriques comme échappant à toute mesure, et on est arrivé aujourd'hui, à les produire, à les régler, à les transformer, à les manier à volonté. On s'est malheureusement habitué à regarder l'esprit comme une chose impondérable, non mesurable, une essence d'une nature unique. Et cependant le courant nerveux a une vitesse déterminée qu'on a évaluée ; les lois de l'excitabilité des nerfs, la forme des vibrations nerveuses, commencent à être connues. Tout ce qu'on en sait, encore que ce soit peu, nous le montre comme une forme de l'énergie, et le fait rentrer par conséquent dans l'ordre des phénomènes physiques. Nous pouvons suivre ses transformations, sa propagation à travers l'axe cérébro-spinal. A quel moment cesse-t-il d'être une force physique? Nous ne voyons d'un bout à l'autre que des cellules et des fibres, de volume divers, d'agencement varié, c'est vrai, mais identiques dans leur nature. Où donc prend naissance le phénomène psychique : est-il une transformation du phénomène physique, ou se greffe-t-il sur lui ? Et comment le courant nerveux, en donnant naissance au phénomène psychique, quelque transformation qu'on lui suppose, cesserait-il d'être une force physique? L'énergie a beau se montrer sous les formes les plus variées, elle reste toujours de l'ordre physique, comme la matière dont elle émane. En dehors du système nerveux il n'y a pas d'énergie psychique. Elle ne se crée pas elle-même, elle résulte des forces physiques qui agissent sur le système nerveux et se transforment à travers lui. De sorte que notre esprit n'est qu'un mode de l'énergie, et que ce n'est peut-être ni la physiologie, ni la pathologie qui nous permettront de soulever un coin du voile qui nous cache le mystère de son mécanisme et de sa nature, mais simplement l'étude, par des procédés physiques — plus délicats sans doute que ceux dont nous disposons actuellement — des conditions de production, de propagation et de conservation de l'énergie nerveuse. Le problème de l'âme n'est probablement au fond qu'un problème de physique et de mécanique. L'avenir nous le dira sans doute.

TABLE DES MATIÈRES

ÉVREUX, IMPRIMERIE DE CHARLES HÉRISSEY

ANCIENNE LIBRAIRIE GERMER BAILLIÈRE ET Cⁱᵉ

FÉLIX ALCAN, Éditeur

PHILOSOPHIE — HISTOIRE

CATALOGUE

DES

Livres de Fonds

On peut se procurer tous les ouvrages qui se trouvent dans ce Catalogue par l'intermédiaire des libraires de France et de l'Étranger.

On peut également les recevoir franco par la poste, sans augmentation des prix désignés, en joignant à la demande des TIMBRES-POSTE FRANÇAIS *ou un* MANDAT *sur Paris.*

PARIS

108, BOULEVARD SAINT-GERMAIN, 108

Au coin de la rue Hautefeuille

JANVIER 1900

Les titres précédés d'un astérisque sont recommandés par le Ministère de l'Instruction publique pour les Bibliothèques des élèves et des professeurs et pour les distributions de prix des lycées et collèges.

BIBLIOTHÈQUE DE PHILOSOPHIE CONTEMPORAINE

Volumes in-12, brochés, à 2 fr. 50.

Cartonnés toile, 3 francs. — En demi-reliure, plats papier, 4 francs.

ALAUX, professeur à la Faculté des lettres d'Alger. Philosophie de V. Cousin.

ALLIER (R.). *La Philosophie d'Ernest Renan. 1895.

ARRÉAT (L.). * La Morale dans le drame, l'épopée et le roman. 2ᵉ édition
— *Mémoire et imagination (Peintres, Musiciens, Poètes, Orateurs). 1895.
— Les Croyances de demain. 1898.

BALLET (G.). Le Langage intérieur et les diverses formes de l'aphasie. 2ᵉ édit.

BEAUSSIRE, de l'Institut. * Antécédents de l'hégél. dans la philos. française.

BERSOT (Ernest), de l'Institut. * Libre philosophie.

BERTAULD. De la Philosophie sociale.

BERTRAND (A.), professeur à l'Université de Lyon. La Psychologie de l'effort
et les doctrines contemporaines.

BINET (A.), directeur du lab. de psych. physiol. de la Sorbonne. La Psychologie
du raisonnement, expériences par l'hypnotisme. 2ᵉ édit.

BOUGLÉ, maître de conf. à l'Univ. Montpellier. Les Sciences sociales en Allemagne.

BOUTROUX, de l'Institut. * De la contingence des lois de la nature. 3ᵉ éd. 1896

CARUS (P.). * Le Problème de la conscience du moi, trad. par M. A. MONOD.

COIGNET (Mᵐᵉ). La Morale indépendante.

CONTA (B.). * Les Fondements de la métaphysique, trad. du roumain par D. TESCANU

COQUEREL FILS (Ath.). Transformations historiques du christianisme.

COSTE (Ad.). * Les Conditions sociales du bonheur et de la force 3ᵉ édit.

CRESSON (A.), agrégé de philos. La Morale de Kant. Couronné par l'Institut.

DAURIAC (L.), professeur au lycée Janson-de-Sailly. La Psychologie dans l'Opéra
français (Auber, Rossini, Meyerbeer). 1897.

DANVILLE (Gaston). Psychologie de l'amour. 1894.

DELBŒUF (J.), prof. à l'Université de Liège. La Matière brute et la Matière vivante

DUGAS, docteur ès lettres. * Le Psittacisme et la pensée symbolique. 1896.
— La Timidité. 2ᵉ éd. 1900.

DUMAS (G.), agrégé de philosophie. *Les états intellectuels dans la Mélancolie. 1894

DUNAN, docteur ès lettres. La théorie psychologique de l'Espace. 1895.

DUPRAT (G.-L.). docteur ès lettres. Les Causes sociales de la Folie. 1900.

DURKHEIM (Émile), professeur à l'Université de Bordeaux. * Les règles de la
méthode sociologique. 1895.

D'EICHTHAL (Eug.). Les Problèmes sociaux et le Socialisme. 1899.

ESPINAS (A.), prof. à la Sorbonne. * La Philosophie expérimentale en Italie.

FAIVRE (E.). De l. Variabilité des espèces.

FÉRÉ (Ch.). Sensation et Mouvement. Étude de psycho-mécanique, avec fig. 2ᵉ éd.
— Dégénérescence et Criminalité, avec figures. 2ᵉ édit.

FERRI (E.) Les Criminels dans l'Art et la Littérature. 1897.

FIERENS-GEVAERT. Essai sur l'Art contemporain. (Couronné par l'Acad. franç.)
— La Tristesse contemporaine, essai sur les grands courants moraux et intellectuels du xixᵉ siècle. 3ᵉ édit. 1900.

FLEURY (Maurice de). L'Âme du criminel. 1898.

FONSEGRIVE, professeur au lycée Buffon. La Causalité efficiente. 1893.

FRANCK (Ad.), de l'Institut. * Philosophie du droit pénal. 5ᵉ édit.
— Des Rapports de la Religion et de l'État. 2ᵉ édit.
— La Philosophie mystique en France au XVIIIᵉ siècle.

GAUCKLER. Le Beau et son histoire.

GREEF (de). Les Lois sociologiques. 2ᵉ édit.

GUYAU. * La Genèse de l'idée de temps. 2ᵉ édit.

Suite de la *Bibliothèque de philosophie contemporaine*, format in-12, à 2 fr. 50 le vol.

HARTMANN (E. de). La Religion de l'avenir. 4° édit.
— Le Darwinisme, ce qu'il y a de vrai et de faux dans cette doctrine. 6° édit.
HERCKENRATH. (C.-R.-C.) Problèmes d'Esthétique et de Morale. 1897.
HERBERT SPENCER. * Classification des sciences. 6° édit.
— L'Individu contre l'État. 5° édit.
JAELL (M°°). * La Musique et la psycho-physiologie. 1895.
JANET (Paul), de l'Institut. * Philosophie de la Revolution française. 5° édit.
— * Les Origines du socialisme contemporain. 3° édit. 1890.
— * La Philosophie de Lamennais.
LACHELIER, de l'Institut. Du fondement de l'induction, suivi de psychologie
    et métaphysique. 3° édit. 1898.
LAMPÉRIÈRE (M°° A.). Rôle social de la femme, son éducation. 1898.
LANESSAN (J.-L. de). La Morale des philosophes chinois. 1896.
LANGE, professeur à l'Université de Copenhague. Les émotions, étude psycho-
    physiologique, traduit par G. Dumas. 1895.
LAPIE, maître de conf. à l'Univ. de Rennes. La Justice par l'État. 1899.
LAUGEL (Auguste). L'Optique et les Arts.
— * Les Problèmes de l'âme.
LE BLAIS. Matérialisme et Spiritualisme.
LE BON (D' Gustave). Lois psychol. de l'évolution des peuples. 3° édit.
— * Psychologie des foules. 4° édit.
LÉCHALAS. * Étude sur l'espace et le temps. 1895.
LE DANTEC, chargé du cours d'Embryologie générale à la Sorbonne. Le Détermi-
    nisme biologique et la Personnalité consciente. 1897.
— L'Individualité et l'Erreur individualiste. 1898.
— Lamarckiens et Darwiniens. 1899.
LEFÈVRE, prof. à l'Univ. de Lille. Obligation morale et idéalisme. 1895.
LEOPARDI. Opuscules et Pensées, traduit de l'italien par M. Aug. Dapples.
LEVALLOIS (Jules). Déisme et Christianisme.
LIARD, de l'Institut * Les Logiciens anglais contemporains. 3° édit.
— Des définitions géométriques et des définitions empiriques. 4° édit.
LICHTENBERGER (Henri, professeur à l'Université de Nancy. La philosophie de
    Nietzsche. 4° édit. 1900.
— Friedrich Nietzsche, aphorismes et fragments choisis. 1899.
LOMBROSO. L'Anthropologie criminelle et ses récents progrès. 3° édit. 1896.
— Nouvelles recherches d'anthropologie criminelle et de psychiatrie. 1892.
— Les Applications de l'anthropologie criminelle. 1892.
LUBBOCK (Sir John). * Le Bonheur de vivre. 2 volumes. 5° édit.
— * L'Emploi de la vie. 2° éd. 1897.
LYON (Georges), maître de conf. à l'École normale. * La Philosophie de Hobbes.
MARGUERY (E.). L'Œuvre d'art et l'évolution. 1899.
MARIANO. La Philosophie contemporaine en Italie.
MARION professeur à la Sorbonne. * J. Locke, sa vie, son œuvre. 2° édit.
HAUS (I.), avocat à la Cour d'appel de Bruxelles. De la Justice pénale.
MILHAUD (G.), professeur à l'Université de Montpellier. Le Rationnel. 1898.
— Essai sur les conditions et les limites de la Certitude logique. 2° édit. 1898.
MOSSO. * La Peur Étude psycho-physiologique (avec figures) 2° édit.
— * La fatigue intellectuelle et physique, trad. Langlois. 3° édit.
NORDAU (Max). * Paradoxes psychologiques, trad. Dietrich. 3° édit. 1898.
— Paradoxes sociologiques, trad. Dietrich. 2° édit. 1898.
— Psycho-physiologie du Génie et du Talent. 2° édit. 1898.
NOVICOW (J.). L'Avenir de la Race blanche. 1897.
OSSIP-LOURIÉ. Pensées de Tolstoï. 1898.
— La Philosophie de Tolstoï. 1899.
PAULHAN (Fr.). Les Phénomènes affectifs et les lois de leur apparition.
— * Joseph de Maistre et sa philosophie. 1893.
PILLON (F.). La Philosophie de Ch. Secrétan. 1898.
PILO (Mario). * La psychologie du Beau et de l'Art, trad. Aug. Dietrich.

Suite de la *Bibliothèque de philosophie contemporaine*, format in-8

BIBLIOTHÈQUE DE PHILOSOPHIE CONTEMPORAINE
Volumes in-8.

Br. à 5 fr., 7 fr. 50 et 10 fr.; Cart. angl., 1 fr. en plus par vol.; Demi-rel. en plus 2 fr. par vol.

ADAM (Ch.), recteur de l'Académie de Dijon. * La Philosophie en France (première moitié du XIXe siècle).   7 fr. 50

AGASSIZ.* De l'Espèce et des Classifications.   5 fr.

ARRÉAT. *Psychologie du peintre.   5 fr.

AUBRY (le Dr P.). La contagion du meurtre. 1896. 3e édit.   5 fr.

BAIN (Alex.). La Logique inductive et déductive. Trad. Compayré. 2 vol. 3e éd. 20 fr.

— * Les Sens et l'Intelligence. 1 vol. Trad. Cazelles. 3e édit.   10 fr.

— * Les Émotions et la Volonté. Trad. Le Monnier.   10 fr.

BALDWIN (Mark), professeur à l'Université de Princeton (États-Unis). Le Développement mental chez l'enfant et dans la race. Trad. Nourry. 1897.   7 fr. 50

BARTHÉLEMY-SAINT HILAIRE, de l'Institut. La Philosophie dans ses rapports avec les sciences et la religion.   5 fr.

BARZELLOTTI, prof. à l'Univ. de Rome. La Philosophie de H. Taine. Trad. Aug. Dietrich. 1900.   7 fr. 50

BERGSON (H.), maître de conférences à l'École normale sup. Matière et mémoire, essai sur les relations du corps à l'esprit. 2e édit. 1900.   5 fr.

— Essai sur les données immédiates de la concience. 2e édit. 1898.   3 fr. 75

BERTRAND, prof. à l'Université de Lyon. L'Enseignement intégral. 1898.   5 fr.

— Les Études dans la démocratie. 1900.   5 fr.

BOIRAC (Émile), recteur de l'Acad. de Grenoble. * L'idée du Phénomène.   5 fr.

BOUGLÉ, maître de conf. à l'Univ. de Montpellier. Les idées égalitaires. 1899.   3 fr. 75

BOURDEAU (L.). Le Problème de la mort. 2e édition. 1896.   5 fr.

BOURDON, professeur à l'Université de Rennes. *L'expression des émotions et des tendances dans le langage.   7 fr. 50

BOUTROUX (Ém.), de l'Institut. Études d'histoire de la philos. 1898.   7 fr. 50

BROCHARD (V.), professeur à la Sorbonne. De l'Erreur. 1 vol. 2e édit. 1897.   5 fr.

BRUNSCHWICG (E.), agrégé de phil., docteur ès lettres. * Spinoza.   3 fr. 75

— La modalité du jugement.   5 fr.

CARRAU (Ludovic), professeur à la Sorbonne. La Philosophie religieuse en Angleterre, depuis Locke jusqu'à nos jours.   5 fr.

CHABOT (Ch.), prof. à l'Univ. de Lyon. Nature et Moralité. 1897.   5 fr.

CLAY (R.). * L'Alternative, *Contribution à la psychologie.* 2e édit.   10 fr.

COLLINS (Howard). *La Philosophie de Herbert Spencer, avec préface de H. Herbert Spencer, traduit par H. de Varigny. 2e édit. 1895.   10 fr.

COMTE (Aug.). La Sociologie, résumé par E. Rigolage. 1897.   7 fr. 50

CONTA (B.). Théorie de l'ondulation universelle. 1894.   3 fr. 75

COSTE. Les principes d'une Sociologie objective. 1899.   3 fr. 75

CRÉPIEUX-JAMIN. L'Écriture et le Caractère. 4e édit. 1897.   7 fr. 50

DE LA GRASSERIE (R.), lauréat de l'Institut. De la psychologie des religions. 1899.   5 fr.

DEWAULE, docteur ès lettres. *Condillac et la Psychol. anglaise contemp.   5 fr.

DUPRAT (G. L.), docteur ès lettres. L'Instabilité mentale. 1899.   5 fr.

DUPROIX (P.), professeur à l'Université de Genève. * Kant et Fichte et le problème de l'éducation. 2e édit. 1897. (Ouvrage couronné par l'Académie française.).   5 fr.

DURAND (de Gros). Aperçus de taxinomie générale. 1893.   5 fr.

— Nouvelles recherches sur l'esthétique et la morale. 1 vol. in-8. 1890.   5 fr.

DURKHEIM, prof. à l'Univ. de Bordeaux. * De la division du travail social. 1893.   7 fr. 50

— Le Suicide, *étude sociologique.* 1897.   7 fr. 10

— L'Année sociologique. Collaborateurs : MM. SIMMEL, BOUGLÉ, MAUSS, HUBERT, LAPIE, EM. LÉVY, RICHARD, A. MILHAUD, SIMIAUD, MUFFANG, FAUCONNET et PARODI. 1re année, 1896-1897. 2e année, 1897-1898. Chaque volume.   10 fr.

Suite de la *Bibliothèque de philosophie contemporaine*, format in-8.

JANET (Pierre), chargé de cours à la Sorbonne. * L'Automatisme psychologique, essai sur les formes inférieures de l'activité mentale. 3e édit.   7 fr. 50
LALANDE (A.), agrégé de philosophie, docteur ès lettres. La dissolution opposée à l'évolution, dans les sciences physiques et morales. 1 vol in-8. 1899.   7 fr. 50
LANG (A.). *Mythes, Cultes et Religion. Traduit par MM. Marillier et Durr, introduction de Marillier. 1896.   10 fr.
LAVELEYE (de). *De la Propriété et de ses formes primitives. 4e édit.   10 fr.
— *Le Gouvernement dans la démocratie. 2 vol. 3e édit. 1896.   15 fr.
LE BON (Dr Gustave). Psychologie du socialisme. 2e édit.   7 fr. 50
LÉVY-BRUHL, maître de conférences à la Sorbonne. *La Philosophie de Jacobi. 1894.   5 fr.
— Lettres inédites de J.-S. Mill à Auguste Comte, *publiées avec les réponses de Comte et une introduction.* 1899.   10 fr.
— La Philosophie d'Aug. Comte. 1900.   7 fr. 50
LIARD, de l'Institut. * Descartes.   5 fr.
— * La Science positive et la Métaphysique. 4e édit.   7 fr. 50
LICHTENBERGER (H.), professeur à l'Université de Nancy. Richard Wagner, poète et penseur. 2e édit. 1899.   10 fr.
LOMBROSO. * L'Homme criminel (criminel-né, fou-moral, épileptique), précédé d'une préface de M. le docteur LETOURNEAU. 2e éd. 2 vol. et atlas. 1895.   36 fr.
LOMBROSO ET FERRERO. La Femme criminelle et la prostituée.   15 fr.
LOMBROSO et LASCHI. Le Crime politique et les Révolutions 2 vol.   15 fr.
LYON (Georges), maître de conférences à l'École normale supérieure. *L'Idéalisme en Angleterre au XVIIIe siècle.   7 fr. 50
MALAPERT (P.), docteur ès lettres, prof. au lycée Louis-le-Grand. Les Éléments du caractère et leurs lois de combinaison. 1897.   5 fr.
MARION (H.), professeur à la Sorbonne. *De la Solidarité morale. Essai de psychologie appliquée. 6e édit. 1897.   5 fr.
MARTIN (Fr.), docteur ès lettres, prof. au lycée Saint-Louis. La perception extérieure et la science positive, essai de philosophie des sciences. 1894.   5 fr.
MATTHEW ARNOLD. La Crise religieuse.   7 fr. 50
MAX MULLER, prof. à l'Université d'Oxford. Nouvelles études de mythologie, trad. de l'anglais par L. Job, docteur ès lettres. 1898.   12 fr. 50
NAVILLE (E.), correspond. de l'Institut. La physique moderne. 2e édit.   5 fr.
— * La Logique de l'hypothèse. 2e édit.   5 fr.
— * La définition de la philosophie. 1894.   5 fr.
— Le Libre arbitre. 2e édit. 1898.   5 fr.
— Les philosophies négatives. 1899.   5 fr.
NORDAU (Max). *Dégénérescence, trad. de Aug. Dietrich. 5e éd. 1898. 2 vol. Tome I. 7 fr. 50. Tome II.   10 fr.
— Les Mensonges conventionnels de notre civilisation, 5e édit. 1899.   5 fr.
NOVICOW. Les Luttes entre Sociétés humaines. 2e édit.   10 fr.
— * Les gaspillages des sociétés modernes. 2e édit. 1899.   5 fr.
OLDENBERG, professeur à l'Université de Kiel. *Le Bouddha, sa Vie, sa Doctrine, sa Communauté, trad. par P. Foucher. Préf. de Lucien Lévy.   7 fr. 50
PAULHAN (Fr.). L'Activité mentale et les Éléments de l'esprit.   10 fr.
— Les types intellectuels : esprits logiques et esprits faux. 1896.   7 fr. 50
PAYOT (J.), inspect. d'académie. *L'Éducation de la volonté. 10e édit. 1900.   5 fr.
— De la croyance. 1896.   5 fr.
PÉRÈS (Jean), prof. à l'Univ. de Grenoble. L'Art et le Réel. 1898.   3 fr. 75
PÉREZ (Bernard), professeur au lycée de Toulouse. Les Trois premières années de l'enfant. 5e édit.   5 fr.
— L'Éducation morale dès le berceau. 3e édit. 1896.   5 fr.
— *L'éducation intellectuelle dès le berceau. 1896.   5 fr.
PIAT (C.). La Personne humaine. 1898. (Couronné par l'Institut).   7 fr. 50
— Destinée de l'homme. 1898.   5 fr.

Suite de la *Bibliothèque de philosophie contemporaine*, format in-8.

PICAVET (E.), maître de conférences à l'École des hautes études. * Les Idéologues, essai sur l'histoire des idées, des théories scientifiques, philosophiques, religieuses, etc., en France, depuis 1789. (Ouvr. couronné par l'Académie française.)   10 fr.

PIDERIT. La Mimique et la Physiognomonie. Trad. par M. Girot.   5 fr.

PILLON (F.). *L'Année philosophique, 9 années : 1890, 1891, 1892, 1893 (épuisé), 1894, 1895, 1896, 1897 et 1898. 9 vol. Chaque volume séparément.   5 fr.

PIOGER (J.). La Vie et la Pensée, essai de conception expérimentale. 1894.   5 fr.
— La vie sociale, la morale et le progrès. 1894.   5 fr.

PREYER, prof. à l'Université de Berlin. Éléments de physiologie.   5 fr.
—* L'Ame de l'enfant. Développement psychique des premières années.   10 fr.

PROAL. *Le Crime et la Peine. 3e édit. Couronné par l'Institut.   10 fr.
— * La criminalité politique. 1895.   5 fr.

RAUH, professeur à l'Université de Toulouse. De la méthode dans la psychologie des sentiments. 1899.   5 fr.

RÉCÉJAC, docteur ès lettres. Essai sur les Fondements de la Connaissance mystique. 1897.   5 fr.

RIBOT (Th.). * L'Hérédité psychologique. 5e édit.   7 fr. 50
— * La Psychologie anglaise contemporaine. 4e édit.   7 fr. 50
— * La Psychologie allemande contemporaine. 4e édit.   7 fr. 50
— La psychologie des sentiments. 3e édit. 1899.   7 fr. 50
— L'Évolution des idées générales. 1897.   5 fr.

RICARDOU (A.), docteur ès lettres. * De l'Idéal. Couronné par l'Institut.   5 fr.

ROBERTY (E. de). L'Ancienne et la Nouvelle philosophie.   7 fr. 50
—* La Philosophie du siècle (positivisme, criticisme, évolutionnisme).   5 fr.

ROMANES. * L'Évolution mentale chez l'homme.   7 fr. 50

SAIGEY (E.). *Les Sciences au XVIIIe siècle. La Physique de Voltaire.   5 fr.

SANZ Y ESCARTIN. L'Individu et la réforme sociale, trad. Dietrich.   7 fr. 50

SCHOPENHAUER. Aphor. sur la sagesse dans la vie. Trad. Cantacuzène.   5 fr.
— *De la Quadruple racine du principe de la raison suffisante, suivi d'une *Histoire de la doctrine de l'idéal et du réel.* Trad. par M. Cantacuzène.   5 fr.
—* Le Monde comme volonté et comme représentation. Traduit par M. A. Burdeau. 3e ed. 3 vol. Chacun séparément.   7 fr. 50

SÉAILLES (G.), prof. à la Sorbonne. Essai sur le génie dans l'art. 2e édit.   5 fr.

SERGI, prof. à l'Univ. de Rome. La Psychologie physiologique.   7 fr. 50

SOLLIER. Le Problème de la mémoire. 1900.   3 fr. 75

SOURIAU (Paul), prof. à l'Univ. de Nancy. L'Esthétique du mouvement.   5 fr.
— * La suggestion dans l'art.   5 fr.

STUART MILL. * Mes Mémoires. Histoire de ma vie et de mes idées. 3e éd.   5 fr.
— * Système de logique déductive et inductive. 4e édit. 2 vol.   20 fr.
— * Essais sur la religion. 2e édit.   5 fr.
— Lettres inédites à Aug. Comte et réponses d'Aug. Comte, publiées et précédées d'une introduction par L. Lévy Bruhl. 1899.   10 fr.

SULLY (James). Le Pessimisme. Trad. Bertrand. 2e édit.   7 fr. 50
— Études sur l'enfance. Trad. A. Monod, préface de G. Compayré. 1898.   10 fr.

TARDE (G.). *La logique sociale. 2e édit. 1898.   7 fr. 50
— *Les lois de l'imitation. 3e édit. 1900.   7 fr. 50
— L'Opposition universelle. *Essai d'une théorie des contraires.* 1897.   7 fr. 50

THOMAS (P.-F.), docteur ès lettres. L'Éducation des sentiments. 1898, couronné par l'Institut.   5 fr.

THOUVEREZ (Émile), professeur à l'Université de Toulouse. Le Réalisme métaphysique. 1894. Couronné par l'Institut.   5 fr.

VACHEROT (Et.), de l'Institut. * Essais de philosophie critique.   7 fr. 50
— La Religion.   7 fr. 50

WUNDT. Éléments de psychologie physiologique. 2 vol. avec figures.   20 fr.

COLLECTION HISTORIQUE DES GRANDS PHILOSOPHES

PHILOSOPHIE ANCIENNE

ARISTOTE (Œuvres d'), traduction de J. BARTHÉLEMY-SAINT-HILAIRE, de l'Institut.
— *Rhétorique. 2 vol. in-8. 16 fr.
— *Politique. 1 vol. in-8... 10 fr.
— La Métaphysique d'Aristote. 3 vol. in-8 .... 30 fr.
— De la Logique d'Aristote, par M. BARTHÉLEMY-SAINT-HILAIRE. 2 vol. in-8............... 10 fr.
— Table alphabétique des matières de la traduction générale d'Aristote, par M. BARTHÉLEMY-SAINT HILAIRE, 2 forts vol. in-8. 1892 .... 30 fr.
— L'Esthétique d'Aristote, par M. BÉNARD. 1 vol. in-8. 1889. 5 fr.
SOCRATE. *La Philosophie de Socrate, par Alf. FOUILLÉE. 2 vol. in-8 .... 16 fr.
— Le Procès de Socrate, par G. SOREL. 1 vol. in-8...... 3 fr. 50
PLATON. Études sur la Dialectique dans Platon et dans Hegel, par Paul JANET. 1 vol. in-8. 6 fr.
— *Platon, sa philosophie, sa vie et de ses œuvres, par Ch. BÉNARD. 1 vol. in-8. 1893........ 10 fr.
— La Théorie platonicienne des Sciences, par ÉLIE HALÉVY. In-8. 1895.................. 5 fr.
PLATON. Œuvres, traduction Victor Cousin revue par J. BARTHÉLEMY-

SAINT-HILAIRE : Socrate et Platon ou le Platonisme — Eutyphron — Apologie de Socrate — Criton — Phédon. 1 vol. in-8. 1896. 7 fr. 50
ÉPICURE *La Morale d'Épicure et ses rapports avec les doctrines contemporaines, par M. GUYAU. 1 volume in-8. 3e édit...... 7 fr. 50
BÉNARD. La Philosophie ancienne, histoire de ses systèmes. La Philosophie et la Sagesse orientales. — La Philosophie grecque avant Socrate. — Socrate et les socratiques. — Études sur les sophistes grecs. 1 v. in-8........ 9 fr.
FAVRE (Mme Jules), née VELTEN. La Morale des stoïciens. In-18. 3 fr. 50
— La Morale de Socrate In-18. 3 fr. 50
— La Morale d'Aristote. In-18. 3 fr. 50
OGEREAU. Système philosophique des stoïciens. In-8..... 5 fr.
RODIER (G.). *La Physique de Straton de Lampsaque. In-8. 3 fr.
TANNERY (Paul). Pour l'histoire de la science hellène (de Thalès à Empédocle). 1 v. in-8. 1887............... 7 fr. 50
MILHAUD (G.). *Les origines de la science grecque. 1 vol. in-8. 1893................... 5 fr.

PHILOSOPHIE MODERNE

* DESCARTES, par L. LIARD. 1 vol. in-8..................... 5 fr.
— Essai sur l'Esthétique de Descartes, par E. KRANTZ. 1 vol. in-8, 2e éd. 1897............ 6 fr.
SPINOZA. Benedicti de Spinoza opera, quotquot reperta sunt, recognoverunt J. Van Vloten et J.-P.-N. Land. 2 forts vol. in-8 sur papier de Hollande............ 45 fr.
Le même en 3 volumes élégamment reliés............ 18 fr.
— Inventaire des livres formant sa bibliothèque, publié d'après un document inédit avec des notes biographiques et bibliographiques et une introduction par A.-J. SERVAAS VAN ROIJEN. 1 v. in-4 sur papier de Hollande....... 15 fr.

SPINOZA. La Doctrine de Spinoza, exposée à la lumière des faits scientifiques, par E. FERRIÈRE. 1 vol in-12.......... 3 fr. 50
GEULINCX (Arnoldi). Opera philosophica recognovit J.-P.-N. LAND, 3 volumes, sur papier de Hollande, gr. in-8. Chaque vol... 17 fr. 75
GASSENDI. La Philosophie de Gassendi, par P.-F. THOMAS. In-8. 1889.................. 6 fr.
LOCKE. *Sa vie et ses œuvres, par MARION. In-18. 3e éd... 2 fr 50
MALÉBRANCHE *La Philosophie de Malebranche, par OLLÉ-LAPRUNE, de l'Institut. 2 v. in-8 16 fr.
PASCAL. Études sur le scepticisme de Pascal, par DROZ. 1 vol. in-8............. 6 fr.

VOLTAIRE. Les Sciences au XVIII° siècle. Voltaire physicien, par Ém. Saigey. 1 vol. in-8. 5 fr.

FRANCK (Ad.), de l'Institut. La Philosophie mystique en France au XVIII° siècle. 1 volume in-18................ 2 fr. 50

DAMIRON. Mémoires pour servir à l'histoire de la philosophie au XVIII° siècle. 3 vol. in-8. 15 fr.

J.-J. ROUSSEAU. Du Contrat social, édition comprenant avec le texte définitif les versions primitives de l'ouvrage d'après les manuscrits de Genève et de Neuchâtel, avec introduction, par Edmond Dreyfus-Brisac. 1 fort volume grand in-8. 12 fr.

ERASME. Stultitiæ laus des. Erasmi Rot. declamatio. Publié et annoté par J.-B. Kan, avec les figures de Holbein. 1 v. in-8, 6 fr. 75

PHILOSOPHIE ÉCOSSAISE

DUGALD STEWART. *Éléments de la philosophie de l'esprit humain. 3 vol. in-12... 9 fr.

BARCH. Étude sur François Bacon, par J. Barthélemy-Saint-Hilaire. In-18 .... 2 fr. 50

— *Philosophie de François Bacon, par Ch. Adam. (Couronné par l'Institut). In-8..... 7 fr. 50

BERKELEY. Œuvres choisies. Essai d'une nouvelle théorie de la vision. Dialogues d'Hylas et de Philonoüs. Trad. de l'angl. par MM. Beaulavon (G.) et Parodi (D.). In-8. 1895. 5 fr.

PHILOSOPHIE ALLEMANDE

KANT. La Critique de la raison pratique, traduction nouvelle avec introduction et notes, par M. Picavet. 1 vol. in-8. .... 6 fr.

— Éclaircissements sur la Critique de la raison pure, trad. Tissot. 1 vol. in-8........ 6 fr.

— *Principes métaphysiques de la morale, et Fondements de la métaphysique des mœurs, traduct. Tissot. In-8............ 8 fr.

— Doctrine de la vertu, traduction Barni. 1 vol. in-8 .... 8 fr.

— *Mélanges de logique, traduction Tissot. 1 v. in-8..... 6 fr.

— *Prolégomènes à toute métaphysique future qui se présentera comme science, traduction Tissot 1 vol. in-8........ 6 fr.

— *Anthropologie, suivie de divers fragments relatifs aux rapports du physique et du moral de l'homme, et du commerce des esprits d'un monde à l'autre, traduction Tissot 1 vol. in-8........ 6 fr.

— Essai critique sur l'Esthétique de Kant, par V. Basch. 1 vol in-8. 1896........ 10 fr.

— Sa morale, par Cresson. 1 vol. in-12................ 2 fr. 50

KANT et FICHTE et le problème de l'éducation par Paul Duproix. 1 vol. in-8. 1897. 5 fr.

SCHELLING. Bruno, ou du principe divin. 1 vol. in-8....... 3 fr. 50

HEGEL. *Logique. 2 vol. in-8. 14 fr.

— *Philosophie de la nature. 3 vol. in-8.............. 25 fr.

— *Philosophie de l'esprit. 2 vol. in-8.............. 18 fr.

— *Philosophie de la religion. 2 vol. in-8............ 20 fr.

— La Poétique, trad. par M. Ch. Bénard. Extraits de Schiller, Gœthe, Jean-Paul, etc., 2 v. in-8. 12 fr.

— Esthétique. 2 vol. in-8, trad. Bénard................ 16 fr.

— Antécédents de l'hégélianisme dans la philosophie française, par E. Beaussire. 1 vol. in-18........... 2 fr. 50

— Introduction à la philosophie de Hegel, par Véra. 1 vol. in-8. 2° édit................ 6 fr. 50

— La logique de Hegel, par Eug. Noël. In-8. 1897........ 3 fr.

HERBART. Principales œuvres pédagogiques, trad. A. Pinloche. In-8. 1894............ 7 fr. 50

HUMBOLDT (G. de). Essai sur les limites de l'action de l'État. In-8................ 3 fr. 50

MAURION (M.). La métaphysique de Herbart et la critique de Kant. 1 vol. in-8..... 7 fr. 50

RICHTER (Jean-Paul-Fr.). Poétique ou introduction à l'Esthétique. 2 vol. in-8. 1862....... 15 fr.

SCHILLER. Ses esthétique, par Fr. Montargis. In-8..... 4 fr.

PHILOSOPHIE ANGLAISE CONTEMPORAINE

(Voir *Bibliothèque de philosophie contemporaine*, pages 2 à 8.)

ARNOLD (Matt.). — BAIN (Alex). — CARRAU (Lud.). — CLAY (R.). — COLLINS (H.). — CARUS. — FERRI (L.). — FLINT. — GUYAU. — GURNEY, MYERS et PODMOR. — HERBERT-SPENCER. — HUXLEY. — LIARD. — LANG, — LUBBOCK (Sir John). — LYON (Georges). — MARION. — MAUDSLEY. — STUART-MILL (John). — ROMANES. — SULLY (James).

PHILOSOPHIE ALLEMANDE CONTEMPORAINE

(Voir *Bibliothèque de philosophie contemporaine*, pages 2 à 8.)

BOUGLÉ — HARTMANN (E. de). — NORDAU (Max). — NIETZSCHE. — OLDENBERG. — PIDERIT. — PREYER. — RIBOT (Th.). — SCHMIDT (O.). — SCHOEBEL. — SCHOPENHAUER. — SELDEN (C.). — STRICKER. — WUNDT. — ZELLER. — ZIEGLER.

PHILOSOPHIE ITALIENNE CONTEMPORAINE

(Voir *Bibliothèque de philosophie contemporaine*, pages 2 à 8.)

ESPINAS. — FERRERO. — FERRI (Enrico). — FERRI (L.). — GAROFALO. — LÉOPARDI. — LOMBROSO. — LOMBROSO et FERRERO. — LOMBROSO et LASCHI. — MARIANO. — MOSSO. — PILO (Marco). — SERGI. — SIGHELE.

LES GRANDS PHILOSOPHES
Publiés sous la direction de M. l'Abbé C. PIAT

Sous ce titre, M. L'ABBÉ PIAT, agrégé de philosophie, docteur ès lettres, professeur à l'École des Carmes, va publier, avec la collaboration de savants et de philosophes connus, une série d'études consacrées aux grands philosophes: *Socrate, Platon, Aristote, Philon, Plotin et Saint Augustin; Saint Anselme, Saint Bonaventure, Saint Thomas d'Aquin et Dunsscot, Malebranche, Pascal, Spinoza, Leibniz, Kant, Hégel, Herbert-Spencer*, etc.

Chaque étude formera un volume in-8° carré de 300 pages environ, du prix de 5 francs.

PARAITRONT DANS LE COURANT DE L'ANNÉE 1900 :

Avicenne, par le baron CARRA DE VAUX.

Saint Anselme, par M. DOMET DE VORGES, ancien ministre plénipotentiaire.

Socrate, par M. l'abbé C. PIAT.

Saint Augustin, par M. l'abbé JULES MARTIN.

Descartes, par M. le baron Denys COCHIN, député de Paris.

Saint Thomas d'Aquin, par Mgr MERCIER, directeur de l'Institut supérieur de philosophie de l'Université de Louvain, et par M. DE WULF, professeur au même Institut.

Malebranche, par M. Henri JOLY, ancien doyen de la Faculté des lettres de Dijon.

Saint Bonaventure, par Mgr DADOLLE, recteur des Facultés libres de Lyon.

Maine de Biran, par M. Marius COUAILHAC, docteur ès lettres.

Rosmini, par M. BAXAILLAS, agrégé de l'Université, professeur au collège Stanislas.

Pascal, par M. HATZFELD, professeur honoraire au lycée Louis-le-Grand.

Kant, par M. RUYSSEN, agrégé de l'Université, professeur au lycée de La Rochelle.

Spinoza, par M. G. FONSEGRIVE, professeur au lycée Buffon.

Dunsscot, par le R. P. DAVID FLEMING, définiteur général de l'ordre des Franciscains.

BIBLIOTHÈQUE GÉNÉRALE
DES
SCIENCES SOCIALES

SECRÉTAIRE DE LA RÉDACTION :

DICK MAY, Secrétaire général du Collège libre des Sciences sociales.

Depuis plusieurs années, le cercle des études sociales s'est élargi ; elles sont sorties du domaine de l'observation pour entrer dans celui des applications pratiques et de l'histoire, qui s'adressent à un plus nombreux public.

Aussi ont-elles pris leur place dans le haut enseignement. La récente fondation du *Collège libre des sciences sociales* a montré la diversité et l'utilité des questions qui font partie de leur domaine ; les nombreux auditeurs qui en suivent les cours et conférences prouvent par leur présence que cette nouvelle institution répond à un besoin de curiosité générale.

C'est à ce besoin que répond également la *Bibliothèque générale des sciences sociales*.

La *Bibliothèque générale des sciences sociales* est ouverte à tous les travaux intéressants, quelles que soient les opinions des sociologues qui lui apportent leur concours, et l'école à laquelle ils appartiennent.

VOLUMES PUBLIÉS :

L'individualisation de la peine, par R. SALEILLES, professeur à la Faculté de droit de l'Université de Paris.

L'idéalisme social, par Eugène FOURNIÈRE, député.

Ouvriers du temps passé (xvᵉ et xviᵉ siècles), par H. HAUSER, professeur à l'Université de Clermont-Ferrand.

Les transformations du pouvoir, par G. TARDE.

Morale sociale. Leçons professées au collège libre des sciences sociales, par MM. G. BELOT, MARCEL BERNÈS, BRUNSCHVICG, F. BUISSON, DARLU, DAURIAC, DELBET, CH. GIDE, M. KOVALEVSKY, MALAPERT, le R. P. MAUMUS, DE ROBERTY, G. SOREL, le PASTEUR WAGNER. Préface de M. EMILE BOUTROUX, de l'Institut.

Les enquêtes, pratique et théorie, par P. DU MAROUSSEM.

Chaque volume in-8° carré de 300 pages environ, cartonné à l'anglaise. . . . . 6 fr.

EN PRÉPARATION :

La méthode historique appliquée aux sciences sociales, par Charles SEIGNOBOS, maître de conférences à la Faculté des lettres de l'Université de Paris.

La formation de la démocratie socialiste en France, par Albert MÉTIN, agrégé de l'Université.

Le mouvement social catholique depuis l'encyclique *Rerum novarum*, par Max TURMANN.

La méthode géographique appliquée aux sciences sociales, par Jean BRUNHES, professeur à l'Université de Fribourg (Suisse).

Les Bourses, par THALLER, professeur à la Faculté de droit de l'Université de Paris.

La décomposition du Marxisme, par Ch. ANDLER, maître de conférences à l'École normale supérieure.

La statique sociale, par le Dʳ DELBET, député, directeur du Collège libre des sciences sociales.

Le monisme économique (sociologie marxiste), par DE KELLÈS-KRAUS.

L'organisation industrielle moderne. Ses caractères, son développement, par Maurice DUFOURMANTELLE.

Précis d'économie sociale. *Le Play et la méthode d'observation*, par Alexis DELAIRE, secrétaire général de la Société d'économie sociale.

BIBLIOTHÈQUE
D'HISTOIRE CONTEMPORAINE

Volumes in-12 brochés à 3 fr. 50. — Volumes in-8 brochés de divers prix
Cartonnage anglais, 50 cent. par vol. in-12; 1 fr. par vol. in-8.
Demi-reliure, 1 fr. 50 par vol. in-12; 2 fr. par vol. in-8.

EUROPE

SYBEL (H. de). * Histoire de l'Europe pendant la Révolution française,
traduit de l'allemand par M\\\\e Dosquet. Ouvrage complet en 6 vol. in-8. 42 fr.

DEBIDOUR, inspecteur général de l'instruction publique. * Histoire diplomatique de l'Europe, de 1815 à 1878. 2 vol. in-8. (Ouvrage couronné
par l'Institut.)   18 fr.

FRANCE

AULARD, professeur à la Sorbonne. * Le Culte de la Raison et le Culte de
l'Être suprême, étude historique (1793-1794). 1 vol. in-12.   3 fr. 50
— * Études et leçons sur la Révolution française. 2 vol. in-12. Chacun.   3 fr. 50

DESPOIS (Eug.). * Le Vandalisme révolutionnaire. Fondations littéraires,
scientifiques et artistiques de la Convention. 4e édition, précédée d'une
notice sur l'auteur par M. Charles Bigot. 1 vol. in-12.   3 fr. 50

DEBIDOUR, inspecteur général de l'instruction publique. Histoire des
rapports de l'Église et de l'État en France (1789-1870). 1 fort
vol. in-8. 1898. (Couronné par l'Institut.)   12 fr.

ISAMBERT (G.). * La vie à Paris pendant une année de la Révolution
(1791-1792). 1 vol. in-12. 1896.   3 fr. 50

MARCELLIN PELLET, ancien député. Variétés révolutionnaires. 3 vol.
in-12, précédés d'une préface de A. Ranc. Chaque vol. séparém.   3 fr. 50

BONDOIS (P.), agrégé de l'Université. * Napoléon et la société de son
temps (1793-1821). 1 vol. in-8.   7 fr.

CARNOT (H.), sénateur. * La Révolution française, résumé historique.
1 volume in-12. Nouvelle édit.   3 fr. 50

WEILL (G.). Histoire du parti républicain, de 1814 à 1870. 1 vol.
in-8. 1900.   7 fr.

BLANC (Louis). * Histoire de Dix ans (1830-1840). 5 vol. in-8.   25 fr.
— 25 pl. en taille-douce. Illustrations pour l'*Histoire de Dix ans*.   6 fr.

ÉLIAS REGNAULT. Histoire de Huit ans (1840-1848). 3 vol. in-8.   15 fr.
— 14 planches en taille-douce. Illustrations pour l'*Histoire de Huit ans*.   4 fr.

GAFFAREL (P.), professeur à l'Université de Dijon. * Les Colonies françaises. 1 vol. in-8. 6e édition revue et augmentée.   5 fr.

LAUGEL (A.). * La France politique et sociale. 1 vol. in-8.   5 fr.

SPULLER (E.), ancien ministre de l'instruction publique. * Figures disparues, portraits contemp., littér. et politiq. 3 vol. in-12. Chacun.   3 fr. 50
— Histoire parlementaire de la deuxième République. 1 volume in-12.
2e édit.   3 fr. 50
— Hommes et choses de la Révolution. 1 vol. in-12. 1896.   3 fr. 50

TAXILE DELORD. * Histoire du second Empire (1848-1870). 6 v. in-8.   42 fr.

VALLAUX (C.). Les campagnes des armées françaises (1792-1815). 1 vol.
in-12, avec 17 cartes dans le texte.   3 fr. 50

ZEVORT (E.), recteur de l'Académie de Caen. Histoire de la troisième
République:
    Tome I. * La présidence de M. Thiers. 1 vol. in-8. 2e édit.   7 fr.
    Tome II. * La présidence du Maréchal. 1 vol. in-8. 2e édit.   7 fr
    Tome III. La présidence de Jules Grévy. 1 vol. in-8.   7 fr.
    Tome IV. La présidence de Sadi Carnot. 1 vol. in-8. (*Sous presse.*) 7 fr.

WAHL, inspecteur général honoraire de l'Instruction aux colonies. *L'Algérie. 1 vol. in-8, 3e édit. refondue. (Ouvrage couronné par l'Institut.) 5 fr.

LANESSAN (J.-L. de). *L'Indo-Chine française. Étude économique, politique et administrative sur la Cochinchine, le Cambodge, l'Annam et le Tonkin. (Ouvrage couronné par la Société de géographie commerciale de Paris, médaille Duplaix.) 1 vol. in-8, avec 5 cartes en couleurs hors texte. 15 fr.

— *La colonisation française en Indo-Chine. 1 vol. in-12, avec une carte de l'Indo-Chine. 1895. 3 fr. 50

LAPIE (P.), agrégé de l'Université. Les Civilisations tunisiennes (Musulmans, israélites, Européens). 1 v. in-12. 1898. (Couronné par l'Académie française.) 3 fr. 50

WEILL (Georges), agrégé de l'Université, docteur ès lettres. L'École saint-simonienne, son histoire, son influence jusqu'à nos jours. 1 vol. in-12. 1896. 3 fr. 50

ANGLETERRE

LAUGEL (Aug.). * Lord Palmerston et lord Russell. 1 vol. in-12. 3 fr. 50

SIR CORNEWAL LEWIS. * Histoire gouvernementale de l'Angleterre, depuis 1770 jusqu'à 1830. Traduit de l'anglais. 1 vol. in-8. 7 fr.

REYNALD (H.), doyen de la Faculté des lettres d'Aix. * Histoire de l'Angleterre, depuis la reine Anne jusqu'à nos jours. 1 vol. in-12, 2e éd. 3 fr. 50

MÉTIN (Albert). Le Socialisme en Angleterre. 1 vol. in-12. 1897. 3 fr. 50

ALLEMAGNE

VÉRON (Eug.). * Histoire de la Prusse, depuis la mort de Frédéric II jusqu'à la bataille de Sadowa. 1 vol. in-12. 6e édit., augmentée d'un chapitre nouveau contenant le résumé des événements jusqu'à nos jours, par P. Bondois, professeur agrégé d'histoire au lycée Buffon. 3 fr. 50

— * Histoire de l'Allemagne, depuis la bataille de Sadowa jusqu'à nos jours. 1 vol. in-12. 3e éd., mise au courant des événements par P. Bondois. 3 fr. 50

ANDLER (Ch.), maître de conférences à l'École normale. Les origines du socialisme d'état en Allemagne. 1 vol. in-8. 1897. 7 fr.

GUILLAND (A.), professeur d'histoire à l'École polytechnique suisse. L'Allemagne nouvelle et ses historiens. Niebuhr, Ranke, Mommsen, Sybel, Treitschke. 1 vol. in-8. 1899. 5 fr.

AUTRICHE-HONGRIE

ASSELINE (L.). * Histoire de l'Autriche, depuis la mort de Marie-Thérèse jusqu'à nos jours. 1 vol. in-12, 3e édit. 3 fr. 50

BOURLIER (J.). * Les Tchèques et la Bohême contemporaine, avec préface de M. Flourens, ancien ministre des Affaires étrangères. 1 vol. in-12. 1897. 3 fr. 50

AUERBACH, professeur à la Faculté des lettres de Nancy. Les races et les nationalités en Autriche-Hongrie. 1 vol. in-8, avec une carte hors texte. 1898. 5 fr.

SAYOUS (Ed.), professeur à la Faculté des lettres de Toulouse. Histoire des Hongrois et de leur littérature politique, de 1790 à 1815. 1 vol. in-18. 3 fr. 50

ITALIE

SORIN (Élie). * Histoire de l'Italie, depuis 1815 jusqu'à la mort de Victor-Emmanuel. 1 vol. in-12. 1888. 3 fr. 50

GAFFAREL (P.), professeur à la Faculté des lettres de Dijon. * Bonaparte et les Républiques italiennes (1796-1799). 1895. 1 vol. in-8. 5 fr.

ESPAGNE

REYNALD (F.). * Histoire de l'Espagne, depuis la mort de Charles III jusqu'à nos jours. 1 vol. in-12. 3 fr. 50

ROUMANIE

DAMÉ (Fr.). La Roumanie contemporaine, 1 vol. in-8. 1900. 5 fr.

RUSSIE

GRÉHANGE (M.), agrégé de l'Université. * Histoire contemporaine de la Russie, depuis la mort de Paul Ier jusqu'à l'avènement de Nicolas II (1801-1894). 1 vol. in-12. 2e édit. 1895.   3 fr. 50

SUISSE

DAENDLIKER. * Histoire du peuple suisse. Trad. de l'allem. par Mme Jules Favre et précédé d'une Introduction de Jules FAVRE. 1 vol. in-8.   5 fr.

GRÈCE & TURQUIE

BÉRARD (V.), docteur ès lettres. * La Turquie et l'Hellénisme contemporain. (Ouvrage cour. par l'Acad. française). 1 v. in-12 4e éd. 1895 3 fr. 50
RODOCANACHI (E.). Bonaparte et les Iles Ioniennes, épisode des conquêtes de la République et du premier Empire (1797-1816). 1 volume in-8. 1899.   5 fr.

AMÉRIQUE

OEBERLE (Alf.). * Histoire de l'Amérique du Sud, depuis sa conquête jusqu'à nos jours. 1 vol. in-12. 3e édit., revue par A. MILSAUD, agrégé de l'Université.   3 fr. 50

BARNI (Jules). * Histoire des idées morales et politiques en France au XVIIIe siècle. 3 vol. in-12. Chaque volume.   3 fr. 50
— * Les Moralistes français au XVIIIe siècle. 1 vol. in-12 faisant suite aux deux précédents.   3 fr. 50
BEAUSSIRE (Émile), de l'Institut. La Guerre étrangère et la Guerre civile. 1 vol. in-12.   3 fr. 50
BOURDEAU (J.). * Le Socialisme allemand et le Nihilisme russe. 1 vol. in-12. 2e édit. 1894   3 fr. 50
D'EICHTHAL (Eug.). Souveraineté du peuple et gouvernement. 1 vol. in-12. 1895.   3 fr. 50
DEPASSE (Hector). Transformations sociales. 1894. 1 vol. in-12.   3 fr. 50
— Du Travail et de ses conditions (Chambres et Conseils du travail). 1 vol. in-12. 1895.   3 fr. 50
DRIAULT (E.). La question d'Orient, préface de G. MONOD, de l'Institut. 1 vol. in-8. 1898.   7 fr.
GUÉRIOULT (O.). * Le Centenaire de 1789, évolution polit., philos., artist. et scient. de l'Europe depuis cent ans. 1 vol. in-12. 1889.   3 fr. 50
LAVELEYE (E. de), correspondant de l'Institut. Le Socialisme contemporain 1 vol. in-12. 10e édit. augmentée.   3 fr. 50
LICHTENBERGER (A). Le Socialisme utopique, étude sur quelques précurseurs du Socialisme. 1 vol. in-12. 1898.   3 fr. 50
— Le Socialisme et la Révolution française. 1 vol. in-8.   5 fr.
MATTER (P.). La dissolution des assemblées parlementaires, étude de droit public et d'histoire. 1 vol. in-8. 1898.   5 fr.
REINACH (Joseph). Pages républicaines. 1894. 1 vol. in-12.   3 fr. 50
SCHEFER (C.). Bernadotte roi (1810—1818-1844). 1 vol. in-8. 1899. 5 fr.
SPULLER (E.). * Éducation de la démocratie. 1 vol. in-12. 1892. 3 fr. 50
— L'Évolution politique et sociale de l'Église. 1 vol. in-12 1893. 3 fr. 50

BIBLIOTHÈQUE HISTORIQUE ET POLITIQUE

DESCHANEL (E.), sénateur, professeur au Collège de France. * Le Peuple et la Bourgeoisie. 1 vol. in-8. 2e édit.   5 fr.
DU CASSE. Les sept frères de Napoléon Ier. 1 vol. in-8.   10 fr.
LOUIS BLANC. Discours politiques (1848-1881). 1 vol. in-8.   7 fr. 50
PHILIPPSON. La Contre-révolution religieuse au XVIe siècle. 1 vol. in-8.   10 fr.
HENRARD (P.). Henri IV et la princesse de Condé. 1 vol. in-8. 6 fr.
NOVICOW. La Politique internationale. 1 fort vol. in-8.   7 fr.
REINACH (Joseph). * La France et l'Italie devant l'histoire. 1 vol. in-8. 1893.   5 fr.
LORIA (A.). Les Bases économiques de la constitution sociale. 1 vol. in-8. 1893.   7 fr. 50

BIBLIOTHÈQUE DE LA FACULTÉ DES LETTRES
DE L'UNIVERSITÉ DE PARIS

De l'authenticité des épigrammes de Simonide, par Am. HAUVETTE, professeur adjoint. 1 vol. in-8.   5 fr.

* Antinomies linguistiques, par M. le Prof. VICTOR HENRY, 1 v. in-8. 2 fr.

Mélanges d'histoire du moyen âge, par MM. le Prof. A. LUCHAIRE, DUPONT, FERRIER et POUPARDIN. 1 vol. in-8.   3 fr. 50

Études linguistiques sur la Basse-Auvergne, phonétique historique du patois de Vinzelles (Puy-de-Dôme), par ALBERT DAUZAT, préface de M. le Prof. ANT. THOMAS. 1 vol. in 8.   6 fr.

De la flexion dans Lucrèce, par M. le Prof. A. CARTAULT, 1 v. in-8. 4 fr.

Le treize vendémiaire an IV, par HENRY ZIVY. 1 vol. in-8, avec 2 pl. hors texte.   4 fr.

Essai de restitution des plus anciens Mémoriaux de la Chambre des Comptes de Paris, par MM. J. PETIT, archiviste aux Archives nationales, GAVRILOVITCH, MAURY et TÉODORU, préface de M. CH.-V. LANGLOIS, chargé de cours. 1 vol. in-8 avec un fac-similé en phototypie.   9 fr.

Étude sur quelques manuscrits de Rome et de Paris, par M. le Prof. A. LUCHAIRE, membre de l'Institut 1 vol. in-8.   6 fr.

TRAVAUX DE L'UNIVERSITÉ DE LILLE

PAUL FABRE. La polyptyque du chanoine Benoît — Étude sur un manuscrit de la bibliothèque de Cambrai.   3 fr. 50

MÉDÉRIC DUFOUR. Sur la constitution rythmique et métrique du drame grec. 1re série, 4 fr.; 2e série, 2 fr. 50; 3e série, 2 fr. 50.

A. PINLOCHE. * Principales œuvres de Herbart.   7 fr. 50

A. PENJON. Pensée et réalité, de A. SPIR, trad. de l'allem. in-8.   10 fr.

ANNALES DE L'UNIVERSITÉ DE LYON

Lettres intimes de J.-M. Alberoni adressées au comte J. Rocca, ministre des finances du duc de Parme, par Émile BOURGEOIS, maître de conférences à l'École normale. 1 vol. in-8.   10 fr.

Saint Ambroise et la morale chrétienne au IVe siècle, par Raymond THAMIN, professeur au lycée Condorcet. 1 vol. in-8.   7 fr. 50

La république des Provinces-Unies, la France et les Pays-Bas espagnols, de 1630 à 1650, par M. le Prof. A. WADDINGTON. TOME I (1630-42). 1 vol. in-8. 6 fr. — TOME II (1642-50). 1 vol. in-8.   6 fr.

Le Vivarais, essai de géographie régionale, par BURDIN. 1 vol. in-8.   6 fr.

PUBLICATIONS HISTORIQUES ILLUSTRÉES

*HISTOIRE ILLUSTRÉE DU SECOND EMPIRE, par Taxile DELORD. 6 vol. in-8 colombier avec 500 gravures de FERAT, Fr. REGAMEY, etc. Chaque vol. broché, 8 fr. — Cart. doré, tr. dorées.   11 fr. 50

HISTOIRE POPULAIRE DE LA FRANCE, depuis les origines jusqu'en 1815. — 4 vol. in-8 colombier avec 1323 gravures. Chaque vol. broché, 7 fr. 50. — Cart. toile, tr. dorées.   11 fr.

*De Saint-Louis à Tripoli
Par le Lac Tchad
Par le Lieutenant-Colonel MONTEIL

1 beau volume in-8 colombier, précédé d'une préface de M. de Vogüé, de l'Académie française, illustrations de RIOU. 1895.   20 fr.

Ouvrage couronné par l'Académie française (Prix Montyon)

RECUEIL DES INSTRUCTIONS
DONNÉES
AUX AMBASSADEURS ET MINISTRES DE FRANCE
DEPUIS LES TRAITÉS DE WESTPHALIE JUSQU'A LA RÉVOLUTION FRANÇAISE
Publié sous les auspices de la Commission des archives diplomatiques
au Ministère des Affaires étrangères.

Beaux vol. in-8 rais., imprimés sur pap. de Hollande, avec Instruction et notes.

I. — AUTRICHE, par M. Albert SOREL, de l'Académie française. Épuisé.
II. — SUÈDE, car M. A. GEFFROY, de l'Institut.............. 10 fr.
III. — PORTUGAL, par le vicomte DE CAIX DE SAINT-AYMOUR..... 20 fr.
IV et V. — POLOGNE, par M. Louis FARGES, 2 vol.............. 30 fr.
VI. — ROME, par M. G. HANOTAUX, de l'Académie française..... 20 fr.
VII. — BAVIÈRE, PALATINAT ET DEUX-PONTS, par M. André LEBON. 25 fr.
VIII et IX. — RUSSIE, par M. Alfred RAMBAUD, de l'Institut. 2 vol. "
    Le 1ᵉʳ vol. 20 fr. Le second vol............................. 25 fr.
X. — NAPLES ET PARME, par M. Joseph REINACH............... 20 fr.
XI. — ESPAGNE (1649-1750), par MM. MOREL-FATIO et LÉONARDON
    (tome I)....... .... 20 fr.
XII et XII bis. — ESPAGNE (1750-1789) (t. II et III), par les mêmes.... 40 fr.
XIII. — DANEMARK, par A. GEFFROY, de l'Institut............... 14 fr.
XIV et XV. — SAVOIE-MANTOUE, par M. Horric de BEAUCAIRE. 2 vol. 40 fr.

*INVENTAIRE ANALYTIQUE
DES
ARCHIVES DU MINISTÈRE DES AFFAIRES ÉTRANGÈRES
PUBLIÉ
Sous les auspices de la Commission des archives diplomatiques

I. — Correspondance politique de MM. de CASTILLON et de
MARILLAC, ambassadeurs de France en Angleterre (1538-
1540), par M. JEAN KAULEK, avec la collaboration de MM. Louis Farges
et Germain Lefèvre-Pontalis. 1 vol. in-8 raisin............... 15 fr.
II. — Papiers de BARTHÉLEMY, ambassadeur de France en
Suisse, de 1792 à 1797 (année 1792), par M. Jean KAULEK. 1 vol.
in-8 raisin.. 15 fr.
III. — Papiers de BARTHÉLEMY (janvier-août 1793), par M. JEAN
KAULEK. 1 vol. in-8 raisin.................................. 15 fr.
IV. — Correspondance politique de ODET DE SELVE, ambas-
sadeur de France en Angleterre (1546-1549), par M. G. LEFÈVRE-
PONTALIS. 1 vol. in-8 raisin.............................. 15 fr.
V. — Papiers de BARTHÉLEMY (septembre 1793 à mars 1794), par
M. Jean KAULEK. 1 vol. in-8 raisin....................... 18 fr.
VI. — Papiers de BARTHÉLEMY (avril 1794 à février 1795), par
M. JEAN KAULEK. 1 vol. in-8 raisin....................... 20 fr.
VII. — Papiers de BARTHÉLEMY (mars 1795 à septembre 1796).
Négociations de la paix de Bâle, par M. Jean KAULEK. 1 v. in-8 raisin. 20 fr.
VIII. — Correspondance politique de GUILLAUME PELLICIER,
ambassadeur de France à Venise (1540-1542), par M. Alexandre
TAUSSERAT-RADEL. 1 vol. in-8 raisin....................... 40 fr.

Correspondance des Beys d'Alger avec la Cour de France
(1559-1833), recueillie par Eug. PLANTET, attaché au Ministère des Affaires
étrangères. 2 vol. in-8 raisin avec 2 planches en taille-douce hors texte. 30 fr.
Correspondance des Beys de Tunis et des Consuls de France avec
la Cour (1577-1830), recueillie par Eug. PLANTET, publiée sous les auspices
du Ministère des Affaires étrangères. Tome I (1577-1700). in-8 raisin. Épuisé.
— Tome II (1700-1770). 1 fort vol. in-8 raisin, 20 fr. — Tome III (1770-
1830). 1 fort vol. in-8 raisin............................... 20 fr.

 F. ALCAN.

BIBLIOTHÈQUE SCIENTIFIQUE
INTERNATIONALE
Publiée sous la direction de M. Émile ALGLAVE

La *Bibliothèque scientifique internationale* est une œuvre dirigée par les auteurs mêmes, en vue des intérêts de la science, pour la populariser sous toutes ses formes, et faire connaître immédiatement dans le monde entier les idées originales, les directions nouvelles, les découvertes importantes qui se font chaque jour dans tous les pays. Chaque savant expose les idées qu'il a introduites dans la science et condense pour ainsi dire ses doctrines les plus originales.

La *Bibliothèque scientifique internationale* ne comprend pas seulement des ouvrages consacrés aux sciences physiques et naturelles; elle aborde aussi les sciences morales, comme la philosophie, l'histoire, la politique et l'économie sociale, la haute législation, etc.; mais les livres traitant des sujets de ce genre se rattachent encore aux sciences naturelles, en leur empruntant les méthodes d'observation et d'expérience qui les ont rendues si fécondes depuis deux siècles.

Cette collection paraît à la fois en français et en anglais: à Paris, chez Félix Alcan; à Londres, chez C. Kegan, Paul et C⁰; à New-York, chez Appleton.

Les titres marqués d'un astérisque* sont adoptés par le *Ministère de l'Instruction publique de France* pour les bibliothèques des lycées et des collèges.

LISTE DES OUVRAGES PAR ORDRE D'APPARITION
93 VOLUMES IN-8, CARTONNÉS A L'ANGLAISE. CHAQUE VOLUME : 6 FRANCS.

1. J. TYNDALL. * Les Glaciers et les Transformations de l'eau, avec figures. 1 vol. in-8. 6⁰ édition.　　6 fr.
2. BAGEHOT. * Lois scientifiques du développement des nations dans leurs rapports avec les principes de la sélection naturelle et de l'hérédité. 1 vol. in-8 6⁰ édition.　　6 fr.
3. MAREY. * La Machine animale, locomotion terrestre et aérienne, avec de nombreuses fig. 1 vol. in-8. 6⁰ édit. augmentée.　　6 fr.
4. BAIN. * L'Esprit et le Corps. 1 vol. in-8. 6⁰ édition.　　6 fr.
5. PETTIGREW. * La Locomotion chez les animaux, marche, natation. 1 vol. in-8, avec figures. 2⁰ édit.　　6 fr.
6. HERBERT SPENCER. * La Science sociale. 1 v. in-8, 12⁰ édit.　　6 fr.
7. SCHMIDT (O.). * La Descendance de l'homme et le Darwinisme. 1 vol. in-8, avec fig. 6⁰ édition.　　6 fr.
8. MAUDSLEY. * Le Crime et la Folie. 1 vol. in-8. 6⁰ édit.　　6 fr.
9. VAN BENEDEN. * Les Commensaux et les Parasites dans le règne animal. 1 vol. in-8, avec figures. 3⁰ édit.　　6 fr.
10. BALFOUR STEWART. * La Conservation de l'énergie, suivi d'une Étude sur la *nature de la force*, par M. P. de SAINT-ROBERT, avec figures. 1 vol. in-8. 6⁰ édition.　　6 fr.
11. DRAPER. Les Conflits de la science et de la religion. 1 vol. in-8. 9⁰ édition.　　6 fr.
12. L. DUMONT. * Théorie scientifique de la sensibilité. 1 vol. in-8. 4⁰ édition.　　6 fr.
13. SCHUTZENBERGER. * Les Fermentations. 1 vol. in-8, avec fig. 3⁰ édit.　　6 fr.
14. WHITNEY * La Vie du langage. 1 vol. in-8. 4⁰ édit.　　6 fr.
15. COOKE et BERKELEY. * Les Champignons. 1 vol. in-8, avec figures. 4⁰ édition　　6 fr.
16. BERNSTEIN. * Les Sens. 1 vol. in-8, avec 91 fig. 5⁰ édit.　　6 fr.
17. BERTHELOT. * La Synthèse chimique. 1 vol. in-8. 3⁰ édit.　　6 fr.

18. NIEWENGLOWSKI (H.). *La photographie et la photochimie. 1 vol. in-8, avec gravures et une planche hors texte.   6 fr.
19. LUYS. *Le Cerveau et ses fonctions, avec figures. 1 vol. in-8. 7e édition.   6 fr.
20. STANLEY JEVONS. *La Monnaie et le mécanisme de l'échange. 1 vol. in-8. 5e édition.   6 fr.
21. FUCHS. *Les Volcans et les Tremblements de terre. 1 vol. in-8, avec figures et une carte en couleur. 5e édition.   6 fr.
22. GÉNÉRAL BRIALMONT. *Les Camps retranchés et leur rôle dans la défense des États, avec fig. dans le texte et 2 planches hors texte. 3e édit. Épuisé.
23. DE QUATREFAGES. *L'Espèce humaine. 1 v. in-8. 12e édit.   6 fr.
24. BLASERNA et HELMHOLTZ. *Le Son et la Musique. 1 vol. in-8, avec figures. 5e édition.   6 fr.
25. ROSENTHAL. *Les Nerfs et les Muscles. 1 vol. in-8, avec 75 figures. 3e édition. Épuisé.
26. BRUCKE et HELMHOLTZ. *Principes scientifiques des beaux-arts. 1 vol. in-8, avec 39 figures. 4e édition.   9 fr.
27. WURTZ. *La Théorie atomique. 1 vol. in-8. 8e édition.   6 fr.
28-29. SECCHI (le père). *Les Étoiles. 2 vol. in-8, avec 63 figures dans le texte et 17 pl. en noir et en couleur hors texte. 3e édit.   12 fr.
30. JOLY. *L'Homme avant les métaux. 1 v. in-8, avec fig. 4e éd.   Épuisé.
31. A. BAIN. *La Science de l'éducation. 1 vol. in-8. 9e édit.   6 fr.
32-33. THURSTON (R.). *Histoire de la machine à vapeur, précédée d'une introduction par M. Hirsch. 2 vol. in-8, avec 140 figures dans le texte et 16 planches hors texte. 3e édition.   12 fr.
34. HARTMANN (R.). *Les Peuples de l'Afrique. 1 vol. in-8, avec figures. 2e édition. Épuisé.
35. HERBERT SPENCER. *Les Bases de la morale évolutionniste. 1 vol. in-8. 5e édition.   6 fr.
36. HUXLEY. *L'Écrevisse, introduction à l'étude de la zoologie. 1 vol. in-8, avec figures. 2e édition.   6 fr.
37. DE ROBERTY. *De la Sociologie. 1 vol. in-8. 3e édition.   6 fr.
38. ROOD. *Théorie scientifique des couleurs. 1 vol. in-8, avec figures et une planche en couleur hors texte. 2e édition.   6 fr.
39. DE SAPORTA et MARION. *L'Évolution du règne végétal (les Cryptogames). 1 vol. in-8, avec figures.   6 fr.
40-41. CHARLTON BASTIAN. *Le Cerveau, organe de la pensée chez l'homme et chez les animaux. 2 vol. in-8, avec figures. 3e éd. 12 fr.
42. JAMES SULLY. *Les Illusions des sens et de l'esprit. 1 vol. in-8, avec figures. 2e édit.   6 fr.
43. YOUNG. *Le Soleil. 1 vol. in-8, avec figures.   Épuisé.
44. DE CANDOLLE. *L'Origine des plantes cultivées. 4e édition. 1 vol. in-8.   6 fr.
45-46. SIR JOHN LUBBOCK. *Fourmis, abeilles et guêpes. Études expérimentales sur l'organisation et les mœurs des sociétés d'insectes hyménoptères. 2 vol. in-8, avec 65 figures dans le texte et 13 planches hors texte, dont 5 coloriées.   12 fr.
47 PERRIER (Edm.). La Philosophie zoologique avant Darwin. 1 vol. in-8. 3e édition.   6 fr.
48. STALLO. *La Matière et la Physique moderne. 1 vol. in-8. 3e éd., précédé d'une introduction par Ch. Friedel.   6 fr.
49. MANTEGAZZA. La Physionomie et l'Expression des sentiments. 1 vol. in-8. 3e édit., avec huit planches hors texte.   6 fr.
50. DE MEYER. *Les Organes de la parole et leur emploi pour la formation des sons du langage. 1 vol. in-8, avec 51 figures, précédé d'une introd. par M. O. Claveau.   6 fr.
51. DE LANESSAN. *Introduction à l'étude de la botanique (le Sapin.) 1 vol. in-8. 2e édit., avec 143 figures dans le texte.   6 fr.

62-63. DE SAPORTA et MARION. *L'Évolution du règne végétal (les
    Phanérogames). 2 vol. in-8, avec 136 figures.   12 fr.
64. TROUESSART. *Les Microbes, les Ferments et les Moisissures.
    1 vol. in-8. 2e édit., avec 107 figures dans le texte.   6 fr.
65. HARTMANN (R.) *Les Singes anthropoïdes, et leur organisation
    comparée à celle de l'homme. 1 vol. in-8. avec figures.   6 fr.
66. SCHMIDT (O.) *Les Mammifères dans leurs rapports avec leurs
    ancêtres géologiques. 1 vol. in-8, avec 51 figures.   6 fr.
67. BINET et FÉRÉ. Le Magnétisme animal. 1 vol. in-8. 4e édit.   6 fr.
68-69. ROMANES. *L'Intelligence des animaux. 2 v. in-8. 3e édit. 12 fr.
60. F. LAGRANGE. Physiologie des exercices du corps. 1 vol. in-8.
    7e édition.   6 fr.
61. DREYFUS. *Évolution des mondes et des sociétés. 1 vol. in-8.
    3e édit.   6 fr.
62. DAUBRÉE * Les Régions invisibles du globe et des espaces
    célestes. 1 vol. in-8, avec 85 fig. dans le texte. 3e édit.   6 fr.
63-64. SIR JOHN LUBBOCK. * L'Homme préhistorique. 2 vol. in-8,
    avec 228 figures dans le texte. 4e édit.   12 fr.
65. RICHET (Ch.). La Chaleur animale. 1 vol. in-8, avec figures.   6 fr.
66. FALSAN (A.). *La Période glaciaire principalement en France et
    en Suisse. 1 vol. in-8, avec 105 figures et 2 cartes. *Épuisé.*
67. BEAUNIS (H.). Les Sensations internes. 1 vol. in-8.   6 fr.
68. CARTAILHAC (E.). La France préhistorique, d'après les sépultures
    et les monuments. 1 vol. in-8, avec 162 figures. 2e édit.   6 fr.
69. BERTHELOT. *La Révolution chimique, Lavoisier 1 vol in-8. 6 fr.
70. SIR JOHN LUBBOCK. * Les Sens et l'Instinct chez les animaux,
    principalement chez les insectes. 1 vol. in-8, avec 150 figures. 6 fr.
71. STARCKE. *La Famille primitive. 1 vol. in-8.   6 fr.
72. ARLOING. * Les Virus. 1 vol. in-8, avec figures.   -6 fr.
73. TOPINARD * L'Homme dans la Nature. 1 vol. in-8, avec fig.   6 fr.
74. BINET (Alf.). *Les Altérations de la personnalité. 1 vol. in-8, avec
    figures.   6 fr.
75. DE QUATREFAGES (A.). *Darwin et ses précurseurs français. 1 vol.
    in-8. 2e édition refondue.   6 fr.
76. LEFÈVRE (A.). * Les Races et les langues. 1 vol. in-8.   6 fr.
77-78. DE QUATREFAGES. * Les Émules de Darwin. 2 vol. in-8, avec
    préfaces de MM. E. Perrier et Hamy.   12 fr.
79. BRUNACHE (P.). *Le Centre de l'Afrique. Autour du Tchad. 1 vol.
    in-8, avec figures.   6 fr.
80. ANGOT (A.). *Les Aurores polaires. 1 vol. in-8, avec figures.   6 fr.
81. JACCARD. Le pétrole, le bitume et l'asphalte au point de vue
    géologique. 1 vol. in-8, avec figures.   6 fr.
82. MEUNIER (Stan.). La Géologie comparée. 1 vol. in-8, avec fig.   6 fr.
83. LE DANTEC. Théorie nouvelle de la vie. 1 vol. in-8, avec fig. 6 fr.
84. DE LANESSAN. Principes de colonisation. 1 vol. in-8.   6 fr.
85. DEMOOR, MASSART et VANDERVELDE. L'évolution régressive en
    biologie et en sociologie. 1 vol. in-8, avec gravures.   6 fr.
86. MORTILLET (G. de) Formation de la Nation française. 1 vol.
    in-8, avec 150 gravures et 18 cartes.   6 fr.
87. ROCHE (G.). La Culture des Mers (piscifacture, pisciculture, ostréi-
    culture). 1 vol. in-8, avec 81 gravures.   6 fr.
88. CONSTANTIN (J.). Les Végétaux et les milieux cosmiques (adap-
    tation, évolution). 1 vol. in-8, avec 171 gravures.   6 fr.
89. LE DANTEC. L'évolution individuelle et l'hérédité. 1 vol. in-8. 6 fr.
90. GUIGNET et GARNIER. La Céramique ancienne et moderne.
    1 vol. avec grav.   6 fr.
91. GELLÉ (E.-M.). L'audition et ses organes. 1 v. in-8, avec grav   6 fr.
92. MEUNIER (St.). La Géologie expérimentale. 1 v. in-8, avec grav. 6 fr.
93. COSTANTIN. La Nature tropicale. 1 vol. in-8, avec grav.   6 fr.

LISTE PAR ORDRE DE MATIÈRES
DES 93 VOLUMES PUBLIÉS
DE LA BIBLIOTHÈQUE SCIENTIFIQUE INTERNATIONALE

Chaque volume in-8, cartonné à l'anglaise..... 6 francs.

SCIENCES SOCIALES

* Introduction à la science sociale, par HERBERT SPENCER. 1 vol. in-8. 12e édit.   6 fr.
* Les Bases de la morale évolutionniste, par HERBERT SPENCER. 1 vol. in-8. 4e édit.   6 fr.

Les Conflits de la science et de la religion, par DRAPER, professeur à l'Université de New-York. 1 vol. in-8. 8e édit.   6 fr.

* Le Crime et la Folie, par H. MAUDSLEY, professeur de médecine légale à l'Université de Londres. 1 vol. in-8. 5e édit.   6 fr.
* La Monnaie et le Mécanisme de l'échange, par W. STANLEY JEVONS, professeur à l'Université de Londres. 1 vol. in-8. 5e édit.   6 fr.
* La Sociologie, par DE ROBERTY. 1 vol. in-8. 3e édit.   6 fr.
* La Science de l'éducation, par Alex. BAIN, professeur à l'Université d'Aberdeen (Écosse). 1 vol. in-8. 9e édit.   6 fr.
* Lois scientifiques du développement des nations dans leurs rapports avec les principes de l'hérédité et de la sélection naturelle, par W. BAGEHOT. 1 vol. in-8. 6e édit.   6 fr.
* La Vie du langage, par D. WHITNEY, professeur de philologie comparée à Yale-College de Boston (États-Unis). 1 vol. in-8. 3e édit.   6 fr.
* La Famille primitive, par J. STARCKE, professeur à l'Université de Copenhague. 1 vol. in-8.   6 fr.

PHYSIOLOGIE

* Les Illusions des sens et de l'esprit, par James SULLY. 1 v. in-8. 3e édit. 6 fr.
* La Locomotion chez les animaux (marche, natation et vol), par J.-B. PETTIGREW, professeur au Collège royal de chirurgie d'Édimbourg (Écosse). 1 vol. in-8, avec 140 figures dans le texte. 2e édit.   6 fr.
* La Machine animale, par E.-J. MAREY, membre de l'Institut, prof. au Collège de France. 1 vol. in-8, avec 117 figures. 6e édit.   6 fr.
* Les Sens, par BERNSTEIN, professeur de physiologie à l'Université de Halle (Prusse). 1 vol. in-8, avec 91 figures dans le texte. 4e édit.   6 fr.
* Les Organes de la parole, par H. DE MEYER, professeur à l'Université de Zurich, traduit de l'allemand et précédé d'une introduction sur l'*Enseignement de la parole aux sourds-muets*, par O. CLAVEAU, inspecteur général des établissements de bienfaisance. 1 vol. in-8, avec 51 grav.   6 fr.

La Physionomie et l'Expression des sentiments, par P. MANTEGAZZA, professeur au Muséum d'histoire naturelle de Florence. 1 vol. in-8, avec figures et 8 planches hors texte. 3e édit.   6 fr.

* Physiologie des exercices du corps, par le docteur F. LAGRANGE. 1 vol. in-8. 7e édit. (Ouvrage couronné par l'Institut.)   6 fr.

La Chaleur animale, par CH. RICHET, professeur de physiologie à la Faculté de médecine de Paris. 1 vol. in-8, avec figures dans le texte.   6 fr.

Les Sensations internes, par H. BEAUNIS. 1 vol. in-8.   6 fr.

* Les Virus, par M. ARLOING, professeur à la Faculté de médecine de Lyon, directeur de l'école vétérinaire. 1 vol. in-8, avec fig.   6 fr.

Théorie nouvelle de la vie, par F. LE DANTEC, docteur ès sciences, 1 vol. in-8, avec figures.   6 fr.

L'évolution individuelle et l'hérédité, par *le même*. 1 vol. in-8.   6 fr.

L'audition et ses organes, par le Docteur E.-M. GELLE, membre de la Société de biologie. 1 vol. in-8 avec grav.   6 fr.

PHILOSOPHIE SCIENTIFIQUE

* Le Cerveau et ses fonctions, par J. LUYS, membre de l'Académie de médecine, médecin de la Charité. 1 vol. in-8, avec fig. 7e édit.   6 fr.
* Le Cerveau et la Pensée chez l'homme et les animaux, par CHARLTON BASTIAN, professeur à l'Université de Londres. 2 vol. in-8, avec 184 fig. dans le texte. 2e édit.   12 fr.
* Le Crime et la Folie, par H. MAUDSLEY, professeur à l'Université de Londres. 1 vol. in-8. 6e édit.   6 fr.
* L'Esprit et le Corps, considérés au point de vue de leurs relations, suivi d'études sur les *Erreurs généralement répandues au sujet de l'esprit*, par Alex. BAIN, prof. à l'Université d'Aberdeen (Écosse). 1 v. in-8. 6e éd.   6 fr.
* Théorie scientifique de la sensibilité : *le Plaisir et la Peine*, par Léon DUMONT. 1 vol. in-8. 3e édit.   6 fr.

* La Matière et la Physique modernes, par STALLO, précédé d'une préface par M. Th. FRIEDEL, de l'Institut. 1 vol. in-8. 2ᵉ édit.   6 fr.
Le Magnétisme animal, par Alf. BINET et Ch. FÉRÉ. 1 vol. in-8, avec figures dans le texte. 4ᵉ édit.   6 fr.
* L'Intelligence des animaux, par ROMANES. 2 v. in-8. 2ᵉ éd. précédée d'une préface de M. E. PERRIER, prof. au Muséum d'histoire naturelle.   12 fr.
* L'Évolution des mondes et des sociétés, par G. DREYFUS. In-8.   6 fr.
L'évolution régressive en biologie et en sociologie, par DEMOOR, MASSART et VANDERVELDE, prof. des Univ. de Bruxelles. 1 v. in-8, avec grav. 6 fr.
* Les Altérations de la personnalité, par Alf. BINET, directeur du laboratoire de psychologie à la Sorbonne. In-8, avec gravures.   6 fr.

ANTHROPOLOGIE

* L'Espèce humaine, par A. DE QUATREFAGES, de l'Institut, professeur au Muséum d'histoire naturelle de Paris. 1 vol. in-8. 12ᵉ édit.   6 fr.
* Ch. Darwin et ses précurseurs français, par A. DE QUATREFAGES. 1 v. in-8. 2ᵉ édition.   6 fr.
* Les Émules de Darwin, par A. DE QUATREFAGES, avec une préface de M. Edm. PERRIER, de l'Institut, et une notice sur la vie et les travaux de l'auteur par E.-T. HAMY, de l'Institut. 2 vol. in-8.   12 fr.
* L'Homme avant les métaux, par N. JOLY, correspondant de l'Institut. 1 vol. in-8, avec 150 gravures. 4ᵉ édit.   6 fr.
* Les Peuples de l'Afrique, par R. HARTMANN, professeur à l'Université de Berlin. 1 vol. in-8, avec 93 figures dans le texte. 2ᵉ édit.   6 fr.
* Les Singes anthropoïdes et leur organisation comparée à celle de l'homme, par R. HARTMANN, prof. à l'Univ. de Berlin. 1 vol. in-8, avec 63 fig. 6 fr.
* L'Homme préhistorique, par SIR JOHN LUBBOCK, membre de la Société royale de Londres. 2 vol. in-8, avec 228 gravures dans le texte. 3ᵉ édit.   15 fr.
La France préhistorique, par E. CARTAILHAC. In-8, avec 150 gr. 2ᵉ édit. 6 fr.
* L'Homme dans la Nature, par TOPINARD, ancien secrétaire général de la Société d'Anthropologie de Paris. 1 vol. in-8, avec 101 gravures.   6 fr.
* Les Races et les Langues, par André LEFÈVRE, professeur à l'École d'Anthropologie de Paris. 1 vol. in-8.   6 fr.
* Le centre de l'Afrique. Autour du Tchad, par P. BRUNACHE, administrateur à Aïn-Fezza (Algérie). 1 vol. in-8 avec gravures.   6 fr.
Formation de la Nation française, par G. de MORTILLET, professeur à l'École d'Anthropologie. In-8, avec 150 grav. et 18 cartes. 6 fr.

ZOOLOGIE

* La Descendance de l'homme et le Darwinisme, par O. SCHMIDT, professeur à l'Université de Strasbourg. 1 vol. in-8, avec figures. 6ᵉ édit. 6 fr.
* Les Mammifères dans leurs rapports avec leurs ancêtres géologiques, par O. SCHMIDT. 1 vol. in-8, avec 51 figures dans le texte.   6 fr.
* Fourmis, Abeilles et Guêpes, par sir JOHN LUBBOCK, membre de la Société royale de Londres. 2 vol. in-8, avec figures dans le texte, et 13 planches hors texte dont 5 coloriées.   12 fr.
* Les Sens et l'Instinct chez les animaux, et principalement chez les insectes, par Sir JOHN LUBBOCK. 1 vol. in-8 avec grav.   6 fr.
* L'Écrevisse, introduction à l'étude de la zoologie, par Th.-H. HUXLEY, membre de la Société royale de Londres. 1 vol. in-8, avec 82 grav.   6 fr.
* Les Commensaux et les Parasites dans le règne animal, par P.-J. VAN BENEDEN, professeur à l'Université de Louvain (Belgique). 1 vol. in-8, avec 82 figures dans le texte. 3ᵉ édit.   6 fr.
* La Philosophie zoologique avant Darwin, par EDMOND PERRIER, de l'Institut, prof. au Muséum. 1 vol. in-8. 2ᵉ édit.   6 fr.
* Darwin et ses précurseurs français, par A. de QUATREFAGES, de l'Institut. 1 vol. in-8. 2ᵉ édit.   6 fr.
La Culture des mers en Europe (Pisciculture, piscifacture, ostréiculture), par G. ROCHÉ, insp. gén. des pêches maritimes. In-8, avec 81 grav.   6 fr.

BOTANIQUE — GÉOLOGIE

* Les Champignons, par COOKE et BERKELEY. 1 v. in-8, avec 110 fig. 4ᵉ éd. 6 fr.
* L'Évolution du règne végétal, par G. DE SAPORTA et MARION, prof. à la Faculté des sciences de Marseille :
* I. *Les Cryptogames.* 1 vol. in-8, avec 85 figures dans le texte.   6 fr.
* II. *Les Phanérogames.* 2 vol. in-8, avec 136 fig. dans le texte.   12 fr.
* Les Volcans et les Tremblements de terre, par FUCHS, prof. à l'Univ. de Heidelberg. 1 vol. in-8, avec 36 fig. 5ᵉ éd. et une carte en couleur. 6 fr.

* **La Période glaciaire**, principalement en France et en Suisse, par A. FALSAN. 1 vol. in-8, avec 105 gravures et 2 cartes hors texte. *Épuisé.*
* **Les Régions invisibles du globe et des espaces célestes**, par A. DAUBRÉE, de l'Institut. 1 vol. in-8, 4ᵉ édit., avec 89 gravures.   6 fr.
* **Le Pétrole, le Bitume et l'Asphalte**, par M. JACCARD, professeur à l'Académie de Neuchâtel (Suisse). 1 vol. in-8, avec figures.   6 fr.
* **L'Origine des plantes cultivées**, par A. DE CANDOLLE, correspondant de l'Institut. 1 vol. in-8. 4ᵉ édit.   6 fr.
* **Introduction à l'étude de la botanique** (*le Sapin*), par J. DE LANESSAN, professeur agrégé à la Faculté de médecine de Paris. 1 vol. in-8. 2ᵉ édit., avec figures dans le texte.   6 fr.
* **Microbes, Ferments et Moisissures**, par le docteur L. TROUESSART. 1 vol. in-8. avec 108 figures dans le texte. 2ᵉ édit.   6 fr.
* **La Géologie comparée**, par STANISLAS MEUNIER, professeur au Muséum. 1 vol. in-8. avec figures.   6 fr.
* **Les Végétaux et les milieux cosmiques** (adaptation, évolution), par J. COSTANTIN, maître de conférences à l'École normale supérieure. 1 vol. in-8 avec 171 gravures.   6 fr.
* **La Géologie expérimentale**, par STANISLAS MEUNIER, professeur au Muséum. 1 vol. in-8, avec fig.   6 fr.
* **La Nature tropicale**, par J. COSTANTIN, maître de conférences à l'École normale supérieure. 1 vol. in-8, avec fig.   6 fr.

CHIMIE

* **Les Fermentations**, par P. SCHUTZENBERGER, memb. de l'Institut. 1 v. in-8, avec fig. 6ᵉ édit.   6 fr.
* **La Synthèse chimique**, par M. BERTHELOT, secrétaire perpétuel de l'Académie des sciences. 1 vol. in-8. 8ᵉ édit.   6 fr.
* **La Théorie atomique**, par Ad. WURTZ, membre de l'Institut. 1 vol. in-8. 8ᵉ édit., précédée d'une introduction sur *la Vie et les Travaux* de l'auteur, par M. Ch. FRIEDEL, de l'Institut.   6 fr.
* **La Révolution chimique** (*Lavoisier*), par M. BERTHELOT. 1 vol. in-8. 6 fr.
* **La Photographie et la Photochimie**, par H. NIEWENGLOWSKI. 1 vol. avec gravures et une planche hors texte.   6 fr.

ASTRONOMIE — MÉCANIQUE

* **Histoire de la Machine à vapeur, de la Locomotive et des Bateaux à vapeur**, par R. THURSTON, professeur à l'Institut technique de Hoboken, près de New-York, revue, annotée et augmentée d'une introduction par M. HIRSCH, professeur à l'École des ponts et chaussées de Paris. 2 vol. in-8, avec 160 figures et 16 planches hors texte. 3ᵉ édit.   12 fr.
* **Les Étoiles**, notions d'astronomie sidérale, par le P. A. SECCHI, directeur de l'Observatoire du Collège Romain. 2 vol. in-8, avec 68 figures dans le texte et 16 planches en noir et en couleurs. 2ᵉ édit.   12 fr.
* **Les Aurores polaires**, par A. ANGOT, membre du Bureau central météorologique de France. 1 vol. in-8 avec figures.   6 fr.

PHYSIQUE

* **La Conservation de l'énergie**, par BALFOUR STEWART, prof. de physique au collège Owens de Manchester (Angleterre). 1 vol. in-8 avec fig. 6ᵉ édit.   6 fr.
* **Les Glaciers et les Transformations de l'eau**, par J. TYNDALL, suivi d'une étude sur le même sujet, par HELMHOLTZ, professeur à l'Université de Berlin. 1 vol. in-8, avec fig. et 8 planches hors texte. 5ᵉ édit. 6 fr.
* **La matière et la Physique moderne**, par STALLO, précédé d'une préface par Ch. FRIEDEL, membre de l'Institut. 1 vol. in-8. 3ᵉ édit.   6 fr.

THÉORIE DES BEAUX-ARTS

* **Le Son et la Musique**, par P. BLASERNA, prof. à l'Université de Rome, prof. à l'Université de Berlin. 1 vol. in-8, avec 41 fig. 5ᵉ édit.   6 fr.
* **Principes scientifiques des Beaux-Arts**, par E. BRUCKE, professeur à l'Université de Vienne. 1 vol. in-8, avec fig. 4ᵉ édit.   6 fr.
* **Théorie scientifique des couleurs** et leurs applications aux arts et à l'industrie, par O. N. ROOD, professeur à Colombia-College de New-York. 1 vol. in-8, avec 130 figures et une planche en couleurs.   6 fr.
* **La Céramique ancienne et moderne**, par MM. GUIGNET, directeur des teintures à la Manufacture des Gobelins, et GARNIER, directeur du Musée de la Manufacture de Sèvres. 1 vol. in-8 avec grav.   6 fr.

RÉCENTES PUBLICATIONS
HISTORIQUES, PHILOSOPHIQUES ET SCIENTIFIQUES
qui ne se trouvent pas dans les collections précédentes.

ALAUX. Esquisse d'une philosophie de l'être. In-8.   4 fr.
— Les Problèmes religieux au XIX° siècle. 1 vol. in-8.   7 fr. 50
— Philosophie morale et politique, in-8. 1893.   7 fr. 50
— Théorie de l'âme humaine. 1 vol. in-8. 1895. 10 fr. (Voy. p. 2.)
ALTMEYER (J.-J.). Les Précurseurs de la réforme aux Pays-Bas. 2 forts volumes in-8.   12 fr.
AMIABLE (Louis). Une loge maçonnique d'avant 1789. (La loge des Neuf-Sœurs.) 1 vol. in-8. 1897.   6 fr.
ANSIAUX (N.). Heures de travail et salaires, étude sur l'amélioration directe de la condition des ouvriers industriels. 1 vol. in-8. 1896.   5 fr.
ARNAUNÉ (A.). La monnaie, le crédit et le change. in-8.   7 fr.
ARRÉAT. Une Éducation intellectuelle. 1 vol. in-18.   2 fr. 50
— Journal d'un philosophe. 1 vol. in-18. 3 fr. 50 (Voy. p. 2 et 5.)
AZAM. Hypnotisme et double conscience. 1 vol. in-8.   9 fr.
BAETS (Abbé M. de). Les Bases de la morale et du droit. In-8. 6 fr.
BAISSAC (J.). Les Origines de la religion. 2 vol. in-8.   12 fr.
BALFOUR STEWART et TAIT. L'Univers invisible. 1 vol. in-8.   7 fr.
BARRÉ (É.). Le nabab René Madec. Histoire diplomatique des projets de la France sur le Bengale et le Pendjab (1772-1808). 1894. 1 vol. in-8.   5 fr.
BARNI. Les Martyrs de la libre pensée. 1 vol. in-18, 2° édit.   3 fr. 50
(Voy. KANT, p. 10, 15 et 31.)
BARTHÉLEMY-SAINT-HILAIRE. (Voy. pages 5 et 9, ARISTOTE.)
— *Victor Cousin, sa vie, sa correspondance. 3 vol. in-8. 1895.   30 fr.
BAUTAIN (Abbé). La Philosophie morale. 2 vol. in-8.   12 fr.
BEAUNIS (H.). Impressions de campagne (1870-1871). in-18. 3 fr. 50
BERTAULD (P.-A.). Positivisme et philosophie scientifique. 1 vol. in-12. 1899.   2 fr. 50
BLANQUI. Critique sociale. 2 vol. in-18.   7 fr.
BLONDEAU (C.). L'absolu et sa loi constitutive. 1 vol. in-8. 1897.   6 fr.
BOILLEY (P.). La Législation internationale du travail. in-12.   3 fr.
— Les trois socialismes : anarchisme, collectivisme, réformisme. 3 fr. 50
— De la production industrielle, association du capital, du travail et du talent. 1 vol. in-12. 1899.   2 fr. 50
BOURDEAU (Louis). Théorie des sciences. 2 vol. in-8.   20 fr.
— La Conquête du monde animal. In-8.   5 fr.
— La Conquête du monde végétal. In-8. 1893.   5 fr.
— L'Histoire et les historiens. 1 vol. in-8.   7 fr. 50
— *Histoire de l'alimentation. 1894. 1 vol. in-8. 5 fr. (V. p. 5.)
BOURDET (Eug.). Principes d'éducation positive. In-18.   3 fr. 50
— Vocabulaire de la philosophie positive. 1 vol. in-18.   3 fr. 50
BOUTROUX (Em.). *De l'idée de loi naturelle dans la science et la philosophie. 1 vol. in-8. 1895.   2 fr. 50 (V. p. 2 et 5.)
BOUSREZ (L.). L'Anjou aux âges de la Pierre et du Bronze. 1 vol. gr. in-8, avec pl. h. texte. 1897.   3 fr. 50
BRASSEUR. La question sociale. 1 vol. in-8. 1900.   7 fr. 50
BROOKS ADAMS. La loi de la civilisation et de la décadence, et loi historique. 1 vol. in-8, trad. Aug. Dietrich. 1899   7 fr. 50
BUNGE (N.-Ch.). Esquisses de littérature politico-économique. 1 vol. in-8. 1898.   7 fr. 50
CARDON (G.). *Les Fondateurs de l'Université de Douai. In-8. 10 fr.
CASTELAR (Emilio). La politique européenne. 3 vol. in-8. 1896, 1898, 1899 Chacun.   3 fr.
CLAMAGERAN. La Réaction économique et la démocratie. In-18. 1 fr. 25
— La lutte contre le mal. 1 vol. in-18. 1897.   3 fr. 50

COIGNET (Mᵐᵉ). * Victor Considérant, sa vie et son œuvre. In-8.   2 fr.

COLLIGNON (A.). *Diderot, sa vie et sa correspondance. In-12. 1895. 3 fr. 50

COMBARIEU (J.). *Les rapports de la musique et de la poésie considérés au point de vue de l'expression. 1893. 1 vol. in-8.   7 fr. 50

COSTE (Ad.). Hygiène sociale contre le paupérisme. In-8.   6 fr.
— Nouvel exposé d'économie politique et de physiologie sociale. In-18   3 fr. 50 (Voy. p. 2 et 32.)

COUTURAT (Louis). *De l'infini mathématique. In-8. 1896.   12 fr.

DAURIAC. Croyance et réalité. 1 vol. in-18. 1889.   3 fr. 50
— Le Réalisme de Reid. In-8.   1 fr. (V. p. 2.)

DAUZAT (A.), docteur en droit. Du Rôle des chambres en matière de traités internationaux. 1 vol. grand in-8. 1899. 5 fr. (V. p. 16.)

DELBŒUF, de la loi psychophysique. In-18.   3 fr. 50 (V. p. 2.)

DENFUR. De la réserve héréditaire des enfants. In-8.   5 fr.

DENIS (Abbé Ch.). Esquisse d'une apologie du Christianisme dans les limites de la nature et de la révélation. 1 vol. in-12. 1898.   4 fr.

DERAISMES (Mˡˡᵉ Maria), Œuvres complètes:
— Tome I. France et progrès. — Conférences sur la noblesse. 1 vol. in-12. 1895. 3 fr. 50. — Tome II. Eve dans l'humanité. — Les droits de l'enfant. 1 vol. in-12, 1896. 3 fr. 50. — Tome III. Nos principes et nos mœurs. — L'ancien devant le nouveau. 1 vol. in-12. 1896. — Tome IV. Lettre au clergé français. Polémique religieuse. 1 vol. in-12. 1898.   3 fr. 50

DESCHAMPS. La Philosophie de l'écriture. 1 vol. in-8. 1892.   3 fr.

DESDOUITS. La philosophie de l'inconscient. 1893. 1 vol. in-8.   3 fr.

DROZ (Numa). Études et portraits politiques. 1 vol. in-8. 1895. 7 fr. 50
— Essais économiques. 1 vol. in-8. 1894.   7 fr. 50
— La démocratie fédérative et le socialisme d'État. In-12.   1 fr.

DURIC (P.). *Essai sur la méthode en métaphysique. 1 vol. in-8. 5 fr.

DU CASSE. Le 5ᵉ corps de l'armée d'Italie en 1859. Br.   2 fr.

DUGAS (L.). *L'amitié antique, d'après les mœurs et les théories des philosophes. 1 vol. in-8. 1895.   7 fr. 50 (V. p. 2.)

DUNAN. *Sur les formes à priori de la sensibilité. 1 vol. in-8. 5 fr.
— Les Arguments de Zénon d'Élée contre le mouvement. 1 br. in-8.   1 fr. 50 (V. p. 2.)

DUVERGIER DE HAURANNE (Mᵐᵉ E.). Histoire populaire de la Révolution française. 1 vol. in-18. 4ᵉ édit.   3 fr. 50

Éléments de science sociale. 1 vol. in-18 4ᵉ édit.   3 fr. 50

ESPINAS (A.). Les Origines de la technologie. 1 vol. in-8. 1897. 5 fr.

FEDERICI. Les Lois du progrès. 2 vol. in-8 Chacun.   6 fr.

FERRÈRE (F.). La situation religieuse de l'Afrique romaine depuis la fin du IVᵉ siècle jusqu'à l'invasion des Vandales. 1 v. in-8. 1898. 7 fr. 50

FERRIÈRE (Em.). Les apôtres, essai d'histoire religieuse. 1 vol. in-12. 3 fr. 50
— L'Ame est la fonction du cerveau. 2 volumes in-18.   7 fr.
— Le Paganisme des Hébreux jusqu'à la captivité de Babylone. 1 vol. in-18.   3 fr. 50
— La Matière et l'énergie. 1 vol. in-18.   4 fr. 50
— L'Ame et la vie. 1 vol. in-18.   4 fr. 50
— Les Mythes de la Bible. 1 vol. in-18. 1893.   3 fr. 50
— La cause première d'après les données expérimentales. 1 vol. in-18. 1896.   3 fr. 50
— Étymologie de 400 prénoms usités en France. 1 vol. in-18. 1898   1 fr. 50 (Voy p. 9 et 32).

FLEURY (Maurice de). Introduction à la médecine de l'Esprit. 1 vol. in-8. 5ᵉ éd. 1898.   7 fr. 50 (V. p. 2.)

FLOURNOY. Des phénomènes de synopsie. In-8. 1893.   6 fr.

FREDERICQ (P.) professeur à l'Université de Gand. L'Enseignement supérieur de l'histoire, notes et impressions de voyage. Allemagne, France, Écosse, Angleterre, Hollande, Belgique. 1 vol. grand in-8. 1899.   7 fr.

GAYTE (Claude). Essai sur la croyance. 1 vol. in-8. 3 fr.
GOBLET D'ALVIELLA. L'Idée de Dieu, d'après l'anthr. et l'histoire. In-8. 6 fr.
GOURD. Le Phénomène. 1 vol. in-8. 7 fr. 50
GREEF (Guillaume de). Introduction à la Sociologie. 2 vol. in-8. 10 fr.
— L'évolution des croyances et des doctrines politiques. 1 vol. in-12. 1895. 4 fr. (V. p. 6.)
GRIMAUX (Ed.). *Lavoisier (1743-1794), d'après sa correspondance et divers documents inédits. 1 vol. gr. in-8, avec gravures, 3ᵉ éd. 1898. 15 fr.
GRIVEAU (M.). Les Éléments du beau. In-18. 4 fr. 50
SULLY. La Nature et la Morale. 1 vol. in-18. 2ᵉ édit. 2 fr. 50
GUYAU. Vers d'un philosophe. In-18. 3ᵉ édit. 3 fr. 50 (Voy. p. 2, 6 et 9.)
GYEL (le Dʳ E.). L'être subconscient. 1 vol. in-8. 1899. 4 fr.
HAURIOU (M.). La science sociale traditionnelle. 1 v. in-8. 1896. 7 fr. 50
HALLEUX (J.). Les principes du positivisme contemporain, exposé et critique. (Ouvrage récompensé par l'Institut). 1 vol. in-12. 1895. 3 fr. 50
HARRACA (J.-M.). Contributions à l'étude de l'hérédité et des principes de la formation des races. 1 vol. in-18. 1898. 2 fr.
HIRTH (G.). La Vue plastique, fonction de l'écorce cérébrale. In-8, Trad. de l'allem. par L. Arréat, avec grav. et 34 pl. 8 fr. (Voy. p. 6.)
— Les localisations cérébrales en psychologie. Pourquoi sommes-nous distraits? 1 vol. in-8. 1895. 2 fr.
HOCQUART (E.). L'Art de juger le caractère des hommes sur leur écriture, préface de J. Crépieux-Jamin. Br. in-8. 1898. 1 fr.
HORION. Essai de Synthèse évolutionniste, in-8. 1899. 7 fr.
ICARD (S.). Paradoxes ou vérités. 1 vol. in-12. 1895. 3 fr. 50
JANET (Pierre) et PROF. RAYMOND. Névroses et idées fixes. 2 vol. grand in-8, avec gravures. 1898-1899. Tome I, 12 fr.; tome II. 14 fr
JOYAU. De l'invention dans les arts et dans les sciences. 1 v. in-8. 5 fr.
— Essai sur la liberté morale. 1 vol. in-18. 3 fr. 50
KAUFMAN. Étude de la cause finale et son importance au temps présent. Trad. de l'allem. par Deiber. In-12. 1898. 2 fr. 50
KINGSFORD (A.) et MAITLAND (E.). La Voie parfaite ou le Christ ésotérique, précédé d'une préface d'Édouard Schuré. 1 vol. in-8. 1892. 6 fr.
KUFFERATH (Maurice). Musiciens et philosophes. (Tolstoï, Schopenhauer, Nietzsche, Richard Wagner). 1 vol. in-12. 1899. 3 fr. 50
KUMS (A.). Les choses naturelles dans Homère. 1 vol. in-8. 1897. 5 fr.
— Supplément. 1 fr. 25
LABORDE. Les Hommes et les Actes de l'insurrection de Paris devant la psychologie morbide. 1 vol. in-18. 2 fr. 50
LAVELEYE (Em. de). De l'avenir des peuples catholiques. In-8. 25 c.
— L'Afrique centrale. 1 vol. in-12. 3 fr.
— Essais et Études. Première série (1861-1875). 1 vol. in-8. 7 fr. 50. — Deuxième série (1875-1882). 1 vol. in-8. 7 fr. 50. — Troisième série (1892-1894). 1 vol. in-8. 7 fr. 50 (Voy. p. 7 et 15.)
LÉGER (C.). La liberté intégrale, esquisse d'une théorie des lois républicaines. 1 vol. in-12. 1896. 1 fr. 50
LETAINTURIER (J.). Le socialisme devant le bon sens. In-18. 1 fr. 50
LÉVY (Albert). *Psychologie du caractère. In-8. 1896. 5 fr.
LICHTENBERGER (A.). Le socialisme au XVIIIᵉ siècle. Études sur les idées socialistes dans les écrivains français au XVIIIᵉ siècle, avant la Révolution. 1 vol. in-8. 1895. 7 fr. 50 (Voy. p. 15.)
MABILLEAU (L.). *Histoire de la philosophie atomistique. 1 vol. in-8. 1895. (Ouvrage couronné par l'Institut.) 12 fr.
MALCOLM MAC COLL. Le Sultan et les grandes puissances, essai historique, traduct. de Jean Longuet, préface d'Urbain Gohier. 1 vol. in-8. 1899. 5 fr.
MANACÉINE (Marie de). L'anarchie passive et Tolstoï. In-18. 2 fr.
MAINDRON (Ernest). *L'Académie des sciences (Histoire de l'Académie;

fondation de l'Institut national; Bonaparte, membre de l'Institut). 1 beau vol. in-8 cavalier, avec 58 gravures dans le texte, portraits, plans, etc. 8 planches hors texte et 9 autographes. 12 fr.

MARSAUCHE (L.). La Confédération helvétique d'après la constitution, préface de M. Frédéric Passy. 1 vol. in-18. 1891. 3 fr. 50

MERCIER (Mgr). Les origines de la psych. contemp. In-12. 1898. 5 fr.
— La Définition philosophique de la vie. Broch. in-8. 1899. 1 fr. 50

MISMER (Ch.). Principes sociologiques. 1 vol. in-8. 2° éd. 1897. 5 fr.

MONCALM. Origine de la pensée et de la parole. In-8. 1899. 5 fr.

MONTIER (Amand). Robert Lindet, député à l'Assemblée législative et à la Convention, membre du Comité du Salut public, ministre des finances, préface d'E. Charavay. 1 fort vol. grand in-8. 1899. 10 fr.

MORIAUD (P.). La question de la liberté et la conduite humaine. 1 vol. in-12. 1897. 3 fr. 50

MOSSO (A.). L'éducation physique de la jeunesse. 1 vol. in-12, cart., préface du commandant Legros. 1895. 4 fr.

NAUDIER (F.). Le socialisme et la révolution sociale. In-18. 3 fr. 50

NETTER (A.). La Parole intérieure et l'âme. 1 vol. in-18. 2 fr. 50

NIZET. L'Hypnotisme, étude critique. 1 vol. in-12. 1892. 2 fr. 50

NODET (V.). Les agnosies, la cécité psychique. In-8. 1899. 4 fr.

NOTOVITCH. La Liberté de la volonté. In-18. 3 fr. 50

NOVICOW (J.). La Question d'Alsace-Lorraine. In-8. 1 fr. (V. p. 3, 7 et 15.)

NYS (Ernest). Les Théories polit. et le droit intern. In-8. 4 fr.

PARIS (comte de). Les Associations ouvrières en Angleterre (Trades-unions). 1 vol. in-18. 7° édit. 1 fr. — Édition sur papier fort. 2 fr. 50

PAULHAN (Fr.). Le Nouveau mysticisme. 1 vol. in-18. 1891. 2 fr. 50 (Voy. p. 4, 7 et 32.)

PELLETAN (Eugène). *La Naissance d'une ville (Royan). In-18. 2 fr.
— *Jarousseau, le pasteur du désert. 1 vol. in-18. 2 fr.
— *Un Roi philosophe; Frédéric le Grand. In-18. 3 fr. 50
— Droits de l'homme. 1 vol. in-12. 3 fr. 50
— Profession de foi du XIX° siècle. In-12. 3 fr. 50 (V. p. 31.)

PEREZ (Bernard). Thiery Tiedmann. Mes deux chats. In-12. 2 fr.
— Jacotot et sa Méthode d'émancipation intellect. In-18. 3 fr.
— Dictionnaire abrégé de philosophie. 1893 in-12. 1 fr. 50 (V. p. 7.)

PHILBERT (Louis). Le Rire. In-8. (Cour. par l'Académie française.) 7 fr. 50

PHILIPPE (J.). Lucrèce dans la théologie chrétienne du III° au XIII° siècle. 1 vol. in-8. 1896. 2 fr. 50

PIAT (C.). L'Intellect actif ou Du rôle de l'activité mentale dans la formation des idées. 1 vol. in-8. 3 fr. (V. p. 7.)

PICARD (Ch.). Sémites et Aryens (1893). In-18. 1 fr. 50

PICARD (E.). Le Droit pur, les permanences juridiques abstraites. 1 vol. in-8. 1899. 7 fr. 50

PICAVET (F.). La Mettrie et la crit. allem. 1889. In-8. 1 fr. (V. p. 8.)

PICTET (Raoul). Étude critique du matérialisme et du spiritualisme par la physique expérimentale. 1 vol. gr. in-8. 1896. 10 fr.

POEY. Le Positivisme. 1 fort vol. in-12. 4 fr. 50
— M. Littré et Auguste Comte. 1 vol. in-18. 3 fr. 50

PORT. La Légende de Cathelineau. In-8. 5 fr.

POULLET. La Campagne de l'Est (1870-1871). In-8, avec cartes. 7 fr.

*Pour et contre l'enseignement philosophique, par MM. VANDEREM (Fernand), Ribot (Th.), Boutroux (E.), Marion (H.), Janet (P.) et Fouillée (A.) de l'Institut ; Monod (G.), Lyon (Georges), Marillier (L.), Clamadieu (abbé), Bourdeau (J.), Lacaze (G.), Taine (H.). 1894. In-18. 2 fr.

PRÉAUBERT. La vie, mode de mouvement. In-8, 1897. 5 fr.

PRINS (Ad.). L'organisation de la liberté et le devoir social. 1 vol. in-8. 1895. 4 fr.

PUJO (Maurice). *Le règne de la grâce. L'idéalisme intégral. 1894. 1 vol. in-18. 3 fr. 50

RATAZZI (Mᵐᵉ). Emilio Castelar, sa vie, son œuvre, son rôle politique. (Notes, impressions et souvenirs). In-8, avec illustr., portr. 1899. 8 fr.

RIBOT (Paul) Spiritualisme et Matérialisme. 2ᵉ éd. 1 vol. in-8. 6 fr.

RUTE (Marie-Letizia de). Lettres d'une voyageuse. Vienne, Budapest, Constantinople. 1 vol. in-8 1896. 8 fr.

SANDERVAL (O. de). De l'absolu. La loi de vie. 1 vol. in-8 2ᵉ éd. 5 fr.

— Kahel. Le Soudan français. In-8, avec gravures et cartes. 8 fr.

SAUSSURE (L. de). Psychologie de la colonisation française. 1 vol. in-12. 1899. 3 fr. 50

SECRÉTAN (Ch.). Études sociales. 1889. 1 vol. in-18. 3 fr. 50

— Les Droits de l'humanité. 1 vol. in-18. 1891. 3 fr. 50

— La Croyance et la civilisation. 1 vol. in-18. 2ᵉ édit. 1891. 3 fr. 50

— Mon Utopie. 1 vol. in-18. 3 fr. 50

— Le Principe de la morale. 1 vol. in-8. 2ᵉ éd. 7 fr. 50

— Essais de philosophie et de littérature. 1 vol. in-12. 1896. 3 fr. 50

SECRÉTAN (H.). La Société et la morale. 1 vol. in-12. 1897. 3 fr. 50

BÉE (Paul). La question monétaire. Br. gr. in-8. 1898. 2 fr.

SILVA WHITE (Arthur). Le développement de l'Afrique. 1894. 1 fort vol. in-8 avec 15 cartes en couleur hors texte. 10 fr.

SOLOWEITSCHIK (Leonty). Un prolétariat méconnu, étude sur la situation sociale et économique des Juifs. 1 vol. in-8. 1898. 2 fr. 50

SOREL (Albert) Le Traité de Paris du 20 novembre 1815. In-8. 4 fr. 50

SPIR (A.). Esquisses de philosophie critique. 1 vol. in-18 2 fr. 50

— Nouvelles études de philosophie critique. In-8. 1899. 3 fr. 50

STOCQUART (Emile). Le contrat de travail. In-12. 1895. 3 fr.

STRADA (J.). La loi de l'histoire. 1 vol. in-8. 1894. 5 fr.

— Jésus et l'ère de la science. 1 vol. in-8. 1896. 5 fr.

— Ultimum organum, constit. scient. de la mét. générale. 2 v. in-12. 7 fr.

— La Méthode générale. 1 vol. in-12. 3 fr.

— La religion de la science et de l'esprit pur, constitution scientifique de la religion. 2 vol. in-8. 1897. Chacun séparément. 7 fr.

TERQUEM (A.). Science romaine à l'époque d'Auguste. In-8. 3 fr.

THURY. Le chômage moderne, causes et remèdes. 1 v. in-12. 1895. 2 fr. 50

TISSOT. Principes de morale. 1 vol. in-8. 6 fr (Voy. KANT, p. 10.)

ULLMO (L.). Le Problème social. 1897. 1 vol. in-8. 3 fr.

VACHEROT. La Science et la métaphysique. 3 vol. in-18. 10 fr 50

VAN BIERVLIET (J.-J.). Psychologie humaine. 1 vol. in-8. 8 fr.

— La Mémoire. Br. in-8. 1893. 2 fr.

VIALLATE (A.). Joseph Chamberlain. 1 vol. in-12, préface de E. BOUTMY, de l'Institut. 1899. 2 fr. 50

VIALLET (C.-Paul). Je pense, donc je suis. Introduction à la méthode cartésienne. 1 vol. in-12. 1896. 2 fr. 50

VIGOUREUX (Ch.). L'Avenir de l'Europe au double point de vue de la politique de sentiment et de la politique d'intérêt. 1892. 1 vol. in-18. 3 fr. 50

WEIL (Denis). Le Droit d'association et le Droit de réunion devant les chambres et les tribunaux 1893. 1 vol. in-12. 3 fr. 50

— Les Élections législatives. Histoire de la législation et des mœurs. 1 vol. in-18. 1895. 3 fr. 50

WIARIN (L.). Le Contribuable. 1 vol. in-16. 3 fr. 50

WULF (M. de). Histoire de la philosophie scolastique dans les Pays-Bas et la principauté de Liège jusqu'à la Révol. franç. In-8. 5 fr.

— sur l'esthétique de saint Thomas d'Aquin. In-8. 1 fr. 50

— La Philosophie médiévale, précédée d'un *Aperçu sur la philosophie ancienne*. 1 vol. in-8. 1899. 7 fr. 50

ZIEGLER (Th.). Érasme ou Salignac. Étude sur la lettre de François Rabelais. 1 vol. gr. in-8. 4 fr.

ZOLLA (D.). Les questions agricoles d'hier et d'aujourd'hui. 1894. 1895. 2 vol. in-12. Chacun. 3 fr. 50

SCIENCES APPLIQUÉES

Le Génie de la science et de l'industrie, par B. GASTINEAU.

Causeries sur la mécanique, par BROTHIER 2e édit.

Médecine populaire, par le Dr TURCK. 7e édit., revue par le Dr L. LARRIVÉ

La Médecine des accidents, par le Dr BROQUÈRE

Les Maladies épidémiques (Hygiène et Prévention), par le Dr L. MONIN.

Hygiène générale, par le Dr CRUVEILHIER.

La tuberculose, son traitement hygiénique, par P. MERKLEN, interne des hôpitaux

Petit Dictionnaire des falsifications, par DUFOUR, pharmacien de 1re classe.

L'Hygiène de la cuisine, par le Dr LAUMONIER.

Les Mines de la France et de ses colonies, par P. MAIGNE.

Les Matières premières et leur emploi, par le Dr H. GENEVOIX, pharmacien de 1re cl.

Les Procédés industriels, du même

La Photographie, par H. GOSSIN.

La Machine à vapeur, du même (avec figures).

La Navigation aérienne, par G. DALLET.

L'Agriculture française, par A. LARBALÉTRIER, prof d'agriculture (avec figures).

La Culture des plantes d'appartement, par A. LARBALÉTRIER (avec figures).

La Viticulture nouvelle, par A. BERGET.

Les Chemins de fer, p. G. MAYER (av. fig.).

Les grands ports maritimes de commerce, par D. BELLET (avec figures).

SCIENCES PHYSIQUES ET NATURELLES

Télescope et Microscope, par ZURCHER et MARGOLLÉ.

Les Phénomènes de l'atmosphère, par ZURCHER. 7e édit.

Histoire de l'air, par ALBERT-LÉVY.

Histoire de la terre, par BROTHIER.

Principaux faits de la chimie, par BOUANT, prof. au lycée Charlemagne.

Les Phénomènes de la mer, par E. MARGOLLÉ. 5e édit.

L'Homme préhistorique, par ZABOROWSKI. 2e édit.

Les Mondes disparus, du même.

Les grands singes, du même.

Histoire de l'eau, par BOUANT, prof. au lycée Charlemagne (avec grav.).

Introduction à l'étude des sciences physiques, par MORAND. 5e édit.

Le Darwinisme, par E. FERRIÈRE.

Géologie, par GEIKIE (avec figures).

Les Migrations des animaux et le Pigeon voyageur, par ZABOROWSKI. 4e éd.

Premières Notions sur les sciences, par Th. HUXLEY.

La Chasse et la Pêche des animaux marins, par JONAN.

Zoologie générale, par H. BEAUREGARD.

Botanique générale, par E. GÉRARDIN. (avec figures).

La Vie dans les mers, par H. COUPIN.

Les Insectes nuisibles, par A. ACLOQUE.

PHILOSOPHIE

La Vie éternelle, par ENFANTIN. 2e éd.

Voltaire et Rousseau, par E. NOEL. 3e éd.

Histoire populaire de la philosophie, par L. BROTHIER. 3e édit.

La Philosophie zoologique, par Victor MEUNIER. 3e édit.

L'Origine du langage, par ZABOROWSKI.

Physiologie de l'esprit, par PAULHAN (avec figures).

L'Homme est-il libre? par G. RENARD.

La Philosophie positive, par le docteur ROBINET. 2e édition.

ENSEIGNEMENT. — ÉCONOMIE DOMESTIQUE

De l'Éducation, par H. SPENCER. 3e édit.

La Statistique humaine de la France, par Jacques BERTILLON.

Le Journal, par HAVIN.

De l'Enseignement professionnel, par CORBON. 3e édit.

Les Délassements du travail, par Maurice CRISTAL. 2e édit.

Le Budget du foyer, par H. LENEVEUX.

Paris municipal, par H. LENEVEUX.

Histoire du travail manuel en France, par H. LENEVEUX.

L'Art et les Artistes en France, par Laurent PICHAT, sénateur. 4e édit.

Premiers principes des beaux-arts, par J. COLLIER (avec gravures).

Économie politique, par STANLEY JEVONS.

Le Patriotisme à l'école, par JOURDY, colonel d'artillerie.

Histoire du libre-échange en Angleterre, par MONGREDIEN.

Économie rurale et agricole, par PETIT.

La Richesse et le Bonheur, par Ad. COSTE.

Alcoolisme ou épargne, le dilemme social, par Ad. COSTE.

L'Alcool et la lutte contre l'alcoolisme, par les Drs SÉRIEUX et MATHIEU.

Les plantes d'appartement, de fenêtres et de balcons, par A. LARBALÉTRIER.

L'Assistance publique en France, par le Dr L. LARRIVÉ.

La pratique des vins, par A. BERGET.

DROIT

La Loi civile en France, par MO... , 3e édit.

La Justice criminelle en France, par G. JOURDAN. 3e édit.

L.-Imprimeries réunies, rue Saint-Benoît, 7, Paris. — 18234.

9 782016 180464